U0292364

  国家卫生健康委员会"十四五"规划教材

全国高等中医药教育教材

供中医学、针灸推拿学、中西医临床医学、康复治疗学等专业用

神经生理学

第3版

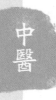

中醫

主　编　郭　健

副主编　朱大诚　徐　颖　高剑峰　韩　曼

编　委　（按姓氏笔画排序）

于　航（哈尔滨医科大学）　　杜　联（成都中医药大学）

王冰梅（长春中医药大学）　　李　育（南京中医药大学）

尤行宏（湖北中医药大学）　　贾　军（首都医科大学）

甘贤兵（安徽中医药大学）　　徐　颖（上海中医药大学）

朱大诚（江西中医药大学）　　高剑峰（河南中医药大学）

刘陶迪（内蒙古医科大学）　　郭　健（北京中医药大学）

刘慧敏（山东中医药大学）　　彭　芳（贵州中医药大学）

关　莉（广州中医药大学）　　蒋淑君（滨州医学院）

汝　晶（云南中医药大学）　　韩　曼（陕西中医药大学）

孙　静（黑龙江中医药大学　　程　薇（北京中医药大学）

　　　　佳木斯学院）　　　　蔡　青（天津中医药大学）

秘　书　陈俞材（北京中医药大学）

人民卫生出版社

·北　京·

图书在版编目（CIP）数据

神经生理学／郭健主编. -- 3 版. -- 北京：人民
卫生出版社，2025. 1. -- ISBN 978-7-117-37561-0

Ⅰ．R338

中国国家版本馆 CIP 数据核字第 2025XF7119 号

人卫智网	**www.ipmph.com**	医学教育、学术、考试、健康、购书智慧智能综合服务平台
人卫官网	**www.pmph.com**	人卫官方资讯发布平台

神经生理学
Shenjing Shenglixue
第 3 版

主　　编：郭　健

出版发行：人民卫生出版社（中继线 010-59780011）

地　　址：北京市朝阳区潘家园南里 19 号

邮　　编：100021

E - mail：pmph@pmph.com

购书热线：010-59787592　010-59787584　010-65264830

印　　刷：中煤（北京）印务有限公司

经　　销：新华书店

开　　本：850×1168　1/16　　印张：15

字　　数：393 千字

版　　次：2012 年 6 月第 1 版　　2025 年 1 月第 3 版

印　　次：2025 年 2 月第 1 次印刷

标准书号：ISBN 978-7-117-37561-0

定　　价：65.00 元

打击盗版举报电话：010 - 59787491　E - mail：WQ@pmph.com

质量问题联系电话：010 - 59787234　E - mail：zhiliang@pmph.com

数字融合服务电话：4001118166　　E - mail：zengzhi@pmph.com

◇◇◇ 修 订 说 明 ◇◇◇

为了更好地贯彻落实党的二十大精神和《"十四五"中医药发展规划》《中医药振兴发展重大工程实施方案》及《教育部 国家卫生健康委 国家中医药管理局关于深化医教协同进一步推动中医药教育改革与高质量发展的实施意见》的要求,做好第四轮全国高等中医药教育教材建设工作,人民卫生出版社在教育部、国家卫生健康委员会、国家中医药管理局的领导下,在上一轮教材建设的基础上,组织和规划了全国高等中医药教育本科国家卫生健康委员会"十四五"规划教材的编写和修订工作。

党的二十大报告指出:"加强教材建设和管理""加快建设高质量教育体系"。为做好新一轮教材的出版工作,人民卫生出版社在教育部高等学校中医学类专业教学指导委员会、中药学类专业教学指导委员会、中西医结合类专业教学指导委员会和第三届全国高等中医药教育教材建设指导委员会的大力支持下,先后成立了第四届全国高等中医药教育教材建设指导委员会和相应的教材评审委员会,以指导和组织教材的遴选、评审和修订工作,确保教材编写质量。

根据"十四五"期间高等中医药教育教学改革和高等中医药人才培养目标,在上述工作的基础上,人民卫生出版社规划、确定了中医学、针灸推拿学、中医骨伤科学、中药学、中西医临床医学、护理学、康复治疗学7个专业155种规划教材。教材主编、副主编和编委的遴选按照公开、公平、公正的原则进行。在全国60余所高等院校4 500余位专家和学者申报的基础上,3 000余位申报者经教材建设指导委员会、教材评审委员会审定批准,被聘任为主编、副主编、编委。

本套教材的主要特色如下:

1. **立德树人,思政教育** 教材以习近平新时代中国特色社会主义思想为引领,坚守"为党育人、为国育才"的初心和使命,坚持以文化人,以文载道,以德育人,以德为先。将立德树人深化到各学科、各领域,加强学生理想信念教育,厚植爱国主义情怀,把社会主义核心价值观融入教育教学全过程。根据不同专业人才培养特点和专业能力素质要求,科学合理地设计思政教育内容。教材中有机融入中医药文化元素和思想政治教育元素,形成专业课教学与思政理论教育、课程思政与专业思政紧密结合的教材建设格局。

2. **准确定位,联系实际** 教材的深度和广度符合各专业教学大纲的要求和特定学制、特定对象、特定层次的培养目标,紧扣教学活动和知识结构。以解决目前各院校教材使用中的突出问题为出发点和落脚点,对人才培养体系、课程体系、教材体系进行充分调研和论证,使之更加符合教改实际、适应中医药人才培养要求和社会需求。

3. **夯实基础,整体优化** 以科学严谨的治学态度,对教材体系进行科学设计、整体优化,体现中医药基本理论、基本知识、基本思维、基本技能;教材编写综合考虑学科的分化、交叉,既充分体现不同学科自身特点,又注意各学科之间有机衔接;确保理论体系完善,知识点结合完备,内容精练、完整,概念准确,切合教学实际。

4. **注重衔接,合理区分** 严格界定本科教材与职业教育教材、研究生教材、毕业后教育教材的知识范畴,认真总结、详细讨论现阶段中医药本科各课程的知识和理论框架,使其在教材中得以凸

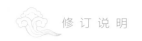

显,既要相互联系,又要在编写思路、框架设计、内容取舍等方面有一定的区分度。

5. 体现传承,突出特色　本套教材是培养复合型、创新型中医药人才的重要工具,是中医药文明传承的重要载体。传统的中医药文化是国家软实力的重要体现。因此,教材必须遵循中医药传承发展规律,既要反映原汁原味的中医药知识,培养学生的中医思维,又要使学生中西医学融会贯通;既要传承经典,又要创新发挥,体现新版教材"传承精华、守正创新"的特点。

6. 与时俱进,纸数融合　本套教材新增中医抗疫知识,培养学生的探索精神、创新精神,强化中医药防疫人才培养。同时,教材编写充分体现与时代融合、与现代科技融合、与现代医学融合的特色和理念,将移动互联、网络增值、慕课、翻转课堂等新的教学理念和教学技术、学习方式融入教材建设之中。书中设有随文二维码,通过扫码,学生可对教材的数字增值服务内容进行自主学习。

7. 创新形式,提高效用　教材在形式上仍将传承上版模块化编写的设计思路,图文并茂、版式精美;内容方面注重提高效用,同时应用问题导入、案例教学、探究教学等教材编写理念,以提高学生的学习兴趣和学习效果。

8. 突出实用,注重技能　增设技能教材、实验实训内容及相关栏目,适当增加实践教学学时数,增强学生综合运用所学知识的能力和动手能力,体现医学生早临床、多临床、反复临床的特点,使学生好学、临床好用、教师好教。

9. 立足精品,树立标准　始终坚持具有中国特色的教材建设机制和模式,编委会精心编写,出版社精心审校,全程全员坚持质量控制体系,把打造精品教材作为崇高的历史使命,严把各个环节质量关,力保教材的精品属性,使精品和金课互相促进,通过教材建设推动和深化高等中医药教育教学改革,力争打造国内外高等中医药教育标准化教材。

10. 三点兼顾,有机结合　以基本知识点作为主体内容,适度增加新进展、新技术、新方法,并与相关部门制定的职业技能鉴定规范和国家执业医师(药师)资格考试有效衔接,使知识点、创新点、执业点三点结合;紧密联系临床和科研实际情况,避免理论与实践脱节、教学与临床脱节。

本轮教材的修订编写,教育部、国家卫生健康委员会、国家中医药管理局有关领导和教育部高等学校中医学类专业教学指导委员会、中药学类专业教学指导委员会、中西医结合类专业教学指导委员会等相关专家给予了大力支持和指导,得到了全国各医药卫生院校和部分医院、科研机构领导、专家和教师的积极支持和参与,在此,对有关单位和个人表示衷心的感谢! 为了保持教材内容的先进性,在本版教材使用过程中,我们力争做到教材纸质版内容不断勘误,数字内容与时俱进,实时更新。希望各院校在教学使用中,以及在探索课程体系、课程标准和教材建设与改革的进程中,及时提出宝贵意见或建议,以便不断修订和完善,为下一轮教材的修订工作奠定坚实的基础。

人民卫生出版社

2023 年 3 月

前 言

　　为了适应深化教育改革和发展高等中医药教育的需求,以培养中医药事业的复合型高等人才为目标,我们在全国高等医药教材建设研究会和全国高等中医药教育教材建设指导委员会的组织下修订了本教材。

　　神经生理学是神经科学的重要组成部分,近年来取得了长足的进展,也推动了相关学科的发展。本教材主要介绍神经系统的基本结构和功能以及中枢神经系统在人体功能调控中的主导作用。通过神经生理学的学习,可帮助中西医药院校的学生掌握神经系统的基本知识,提高神经、精神疾患的预防、诊治和康复水平,并为后续相关课程的学习及从事医疗卫生工作奠定理论基础。

　　在"十四五"规划教材《神经生理学》的修订过程中,我们首先坚持"三基五性",并充分发挥中医院校的特色,将神经生理学领域相关的中西医结合研究成果纳入教材中,以培养学生中西医融合的思维模式;同时简要介绍了与基础知识密切相关的疾病,帮助学生建立从基础到临床的贯通思维。

　　本版教材在上一版的基础上,结合学科的新进展,以及教师和学生的反馈意见,精简、更新了部分教材内容,并对部分教材内容做了修订。同时为了方便学生自主有效地学习,我们在各章正文之前按照掌握、熟悉和了解三级制定了学习目标,以便学生把握学习重点;在各章之中插入知识链接介绍神经生理学的新进展,帮助学生开阔思路;补充了思政元素,以培养学生生命至上,敬畏生命的医者仁心;在各章之后补充了复习思考题,以巩固知识,启发思维。同时,为了满足目前教学多样化的需求,我们在教材数字资源中提供了 PPT 课件和模拟试卷,供学生自测,查漏补缺。

　　本教材是由长期从事神经生理学教学的一线教师编写而成,具体编者如下:第一章:郭健,第二章:韩曼,杜联,王冰梅;第三章:蒋淑君,高剑峰;第四章:彭芳,关莉;第五章:尤行宏,蔡青,孙静;第六章:程薇,汝晶;第七章:李育,于航;第八章:贾军,刘慧敏;第九章:刘陶迪;第十章:朱大诚,甘贤兵;第十一章:徐颖。本教材适用于中医学、针灸推拿学、中西医临床医学、康复治疗学、运动医学等专业的长学制或五年制学生以及其他与神经科学相关专业的学生。在编写过程中,我们力求概念准确清楚、内容简明扼要,重点精炼突出。但由于水平所限,不足之处在所难免,恳请读者在使用过程中及时反馈意见,以便逐步完善教材内容,为再版奠定基础。

编委会

2024 年 6 月

◇◇◇ 目 录 ◇◇◇

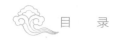

第一章

绪 论

> **学习目标**
>
> 掌握神经生理学研究的不同层次;熟悉神经生理学的概念、任务、研究方法;了解神经生理学的发展史。

第一节 神经生理学的任务

人类的**神经系统**(nervous system)由脑和脊髓及其与之相连的周围神经组成,是人体结构和功能中最复杂的系统,也是自然界中最复杂、最精密的系统。神经系统包含数以万亿计的神经细胞以及彼此之间由大量神经纤维连接而成的极为复杂的神经网络。它们接受外界信号,产生感觉,形成意识,进行思维活动,并发出指令,调控行为,在机体的神经-内分泌-免疫网络的整合中起主导作用,直接或间接地调控体内各系统、器官的功能活动,使之相互联系、相互协调,成为统一的整体。在进化过程中,神经系统经历了由低级向高级的发展,人类的神经系统已发展到了最高级阶段。人类之所以被称为"万物之灵",就是因为人类具有动物所不具备的发达的大脑,及其产生的思想和智慧、语言和文字、学习和记忆、情绪和情感等高级功能。由于人脑的结构和功能极其复杂,需要从分子、细胞、器官、系统、全脑和行为等不同层次进行研究和整合。但直到现在,我们对脑工作原理的认识还十分粗浅,因此研究人类的高级神经活动,揭开人脑的奥秘是一项艰苦卓绝而且长期的工作。

近年来,脑功能的研究在世界范围内受到了极大的关注。科学家通过记录每一个神经元的活动来绘制大脑活动图谱,以此了解脑功能,进而改变神经元的电活动来治疗脑疾病。此外,脑科学与人工智能的交叉融合也正在引发新的科技革命,并深刻地影响人类的思维和行为方式。脑科学为人工智能提供神经生理学原理、数据和机制,而人工智能可为脑科学提供模拟仿真手段、系统与平台等,为其提供广泛的应用前景,也必将促进神经生理学的快速发展。

一、神经生理学及其任务

神经生理学(neurophysiology)是神经生物学的一个分支,也是生理学的一个分支,是研究正常人体神经系统功能活动规律的一门科学。神经生理学与神经解剖学、神经组织学、神经免疫学、神经药理学、神经病理学等共同构成神经生物学,成为临床神经学科(如神经内科学、神经外科学等)的基础。

神经生理学的基本任务是全面系统地阐述神经系统,特别是中枢神经系统(central nervous system,CNS)在人体功能整合调控中的主导作用,及其与内分泌调节和免疫调节的相互关系,从整体水平、器官系统水平和细胞分子水平上阐述神经系统在感知觉、躯体运动及内脏活动调控等方面的活动规律,探索人脑高级功能活动的形式、特点、工作原理及其影响因素。

二、神经生理学和医学的关系

神经生理学是医学科学的重要基础课程之一。神经生理学的知识是在医学实践、科学研究和技术发展的过程中不断积累起来的,另一方面,神经生理学的新理论、新技术和新知识不断涌现,应用于疾病的基础研究和临床实践中,也促进了医学的发展。

神经生理学是临床神经相关学科的重要基础课之一。医学生只有了解和掌握神经系统的各种功能,才能正确认识神经系统疾病的发生、发展规律,理解疾病的病理改变和临床表现。神经生理学为神经系统疾病的预防、诊断和治疗提供必要的理论基础,也为研究中医药理论、继承和发扬中医药科学、加速中医药现代化提供知识与技能支持。

第二节 神经生理学的研究方法

神经生理学是一门实验性科学,神经生理学的知识主要是通过实验获得的。根据研究对象的不同,神经生理学实验分为人体观察实验与动物实验研究。由于人与动物在进化程度上的差异,尽管从动物体上获得的资料与人体具有某些相似性,但不能完全将实验结果视为人体活动的规律,更不能将动物实验资料不加区别地应用于人体。

一、神经生理学动物实验方法

根据实验时间长短可将神经生理学的动物实验分为急性和慢性实验两类。

1. 急性实验 实验周期短,一般在动物麻醉情况下开展,实验后将动物处死。根据实验目的又可分为离体实验和在体实验两种:①离体实验:指从活体或刚处死的动物中取得所需器官、组织、细胞,将其放置于人工控制的实验环境中进行观察,分析其功能活动规律及原理的实验;②在体实验:指将实验动物麻醉后,对动物施加各种干预因素,观察其功能活动规律的实验。

2. 慢性实验 通常是在无菌条件下,对动物施行手术,建立实验动物模型,在动物清醒状态下观察其功能变化,以分析各器官、组织的功能活动规律。慢性实验的优点在于实验动物各器官间保持了整体自然的状态,并可重复进行同一指标的观察和分析,但慢性实验方法复杂,影响因素较多。

ER-1-2

实验动物福利

💙 思政元素

善待实验动物,践行 3R 原则

进行动物实验时一定要强调动物伦理,善待实验动物,感恩实验动物为人类医学及健康事业作出的贡献。实验动物享有的福利包括生理福利、环境福利、卫生福利、心理福利和行为福利。在动物实验设计及过程中,要遵循 3R 原则,即:①减少(reduction):尽量使用较少量的动物获取同样多的实验数据。②替代(replacement):使用其他方法而不用动物实验达到某一实验目的。③优化(refinement):完善实验程序和改进实验技术,避免或减轻给动物造成的无关疼痛和紧张不安。

二、神经生理学现代研究方法

科技的发展和进步使神经生理学得到了迅速的发展。神经生理学的研究方法众多,涉及面广,从形态到功能,从微观到宏观,从分子到细胞再到整体,每种新方法的出现都推动了神经生理学的发展。

1. **神经形态学方法** 神经形态学方法主要包括神经组织学染色、神经束路追踪、免疫组织化学染色、免疫电镜、原位杂交等。

神经组织学染色为19世纪末创建的方法,在神经形态学研究中占有重要地位。高尔基染色法是用硝酸银染色来显示完整的神经元形态;尼氏染色能显示神经元胞体内的碱性结构尼氏体,用以区别神经元和胶质细胞;神经组织学家卡哈尔采用改良的高尔基染色法,确认了神经元及其之间的连接,创立了"神经元学说"。

神经元之间纤维束联系最常用的研究方法是神经束路追踪法。利用辣根过氧化物酶(horseradish peroxidase,HRP)追踪周围神经系统和中枢神经系统之间纤维束的联系,即HRP追踪技术。此方法在神经通路及其功能的研究中具有划时代意义。此后又有放射自显影神经束路追踪法、生物素葡聚糖胺顺行追踪法、荧光素逆行追踪法和变性神经束路追踪法等。此外,神经形态学研究方法还有应用抗原和抗体结合免疫学原理的免疫组织化学法、在超微结构水平进行研究的光学显微技术、观察抗原和抗体结合定位的免疫电镜技术等。

荧光染料和荧光蛋白的出现以及荧光显微成像技术的发展,使利用荧光探针来实时观察神经元结构和电活动的变化成为可能,如荧光显微镜、电压敏感染料与光信号记录技术以及激光扫描共聚焦显微镜等。荧光显微技术的高灵敏、高时间及空间分辨率的特点已成为现代神经生理学研究最强有力的实验工具。

2. **神经生理学方法** 传统的神经生理学方法有脑脊髓横断、损毁或电刺激中枢核团、鞘内注射、核团微量注射等。目前常用的研究技术有推挽灌流法、脑内微透析术、脑片、突触体和抗体微探针等用以测定神经递质释放;微电泳法、抗体微量注射法用以测定神经递质的功能;应用神经行为学手段建立各种动物模型,如经典条件反射和操作式条件反射、空间记忆与工作记忆模型、奖励与惩罚模型等用以研究学习记忆、情绪、脑内奖赏与惩罚系统等。

神经元的电活动是神经信号传导与处理的基本方式,以引导和测量神经元电位及通道电流变化为基础,在不同层次记录并分析各种电活动的神经电生理方法是研究神经系统活动规律最重要的研究手段之一(图1-1)。近代电生理发展有两个重要阶段,一是20世纪40年代出现的微电极细胞内记录技术,用于检测单个神经元的基本电活动规律。二是20世纪70年代膜片钳技术的问世,启动了深入研究神经元离子通道机制的探索过程。神经电生理学方法主要包括细胞内记录、细胞外记录、脑内电刺激、顺行/逆行冲动记录、电压钳、膜片钳、自发电位与诱发电位记录等技术。

3. **神经生物化学与分子生物学方法** 研究神经生理学的生物化学方法主要包括离心、电泳、层析、质谱以及放射性免疫法和放射配体测定受体法等,用于分离和分析神经组织以及与神经功能活动相关的化学组分,如神经递质、激素、生长因子及其受体等。分子生物学技术主要包括聚合酶链式反应、分子杂交、基因芯片、基因表达干扰以及光遗传技术。

4. **现代脑成像技术** 现代脑成像技术的发展极大地推动了神经生理学的发展。脑血管造影可观察脑血管的结构正常与否;计算机断层扫描术(computed tomography,CT)和磁共振成像(magnetic resonance imaging,MRI)能清楚地显示颅脑不同断面的解剖和组织结构;磁共振血管成像(magnetic resonance angiography,MRA)能显示大脑脉管系统,对大脑血管形态

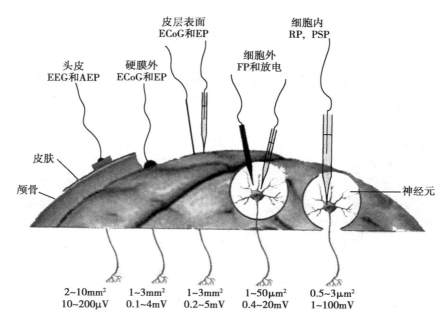

图 1-1 不同层次电活动记录的电极

EEG 和 AEP:记录脑电图和听觉诱发电位;ECoG 和 EP:皮层电图和硬膜外电
图;FP:场电位;RP,PSP:静息电位,突触后电位。

模式图下的数字为电极的记录范围和检测信号的幅度。

进行精确的评估;正电子发射断层显像(positron emission tomography,PET)能检测不同脑区葡萄糖或氧消耗量,观察脑组织的代谢活动;功能性磁共振成像(functional magnetic resonance imaging,fMRI)能够发现活跃的大脑区域的代谢改变,对脑功能活动进行精确定位,属于无创性脑功能检测,已广泛应用于神经基础和临床研究中。

随着现代科学技术的飞速发展,整体无创性检测方法、遥控检测技术、多导生理信号同步检测等一系列技术已应用于神经生理学研究,可以在受试者随意活动的情况下,同步观测在不同状态(觉醒、睡眠、运动等)和空间(高原、潜水、航空、低氧、高压氧环境等)条件下各器官系统的功能状态和人体神经系统功能活动的变化规律。

三、神经生理学研究的不同水平

神经生理学研究需要从不同的角度,用不同的方法或技术,在不同的水平上对机体的功能进行观察和研究,但是不能简单地把某一水平上研究得到的知识用来解释或推论另一水平上的现象或表现。

(一)整体水平的研究

神经生理学整体水平的研究是以完整的机体为对象,研究范围主要包括:①神经系统在整体整合调控中的作用原理,中枢神经系统在神经-内分泌-免疫网络调控中的主导作用及其机制。②不同时空条件下,神经系统在维持机体稳态中的重要作用。③脑的各种高级功能。20 世纪初,俄国生理学家巴甫洛夫(Ivan. P. Pavlov)进行的条件反射研究堪称神经生理学整体水平研究的典范。后来科学家们对猕猴进行的操作式条件反射、学习与记忆以及行为学研究等也属于整体水平研究。

(二)器官、系统水平的研究

器官、系统水平研究的主要任务是研究神经系统的功能特点和具体的调控作用。它以神经解剖学方法为基础,以精确的立体定位技术、微穿刺和微灌注技术、免疫组织化学法以及荧光组织化学法等技术,进行神经束路追踪,发现了脑内大量的神经回路。在此基础上,研究大脑边缘系统、基底神经节、小脑、间脑、脑干和脊髓等脑组织的功能、脑的高级整合功能以及脑在调控躯体运动、感觉、内脏活动中彼此间的相互作用。

迄今为止,器官、系统水平的研究已经基本阐明了中枢神经系统和周围神经系统各结构的主要功能(表 1-1 和表 1-2)。

表 1-1　中枢神经系统各结构的基本功能

结构	主要功能
1. 脑	
（1）大脑皮层	躯体感觉和运动的高级中枢,主导学习与记忆、语言与思维、精神与情感、意识动机与行为等高级功能
（2）边缘系统	参与学习与记忆过程、协调情绪相关的自主性和内分泌反应
（3）基底神经节	躯体运动的皮层下中枢,参与运动的设计与编程、协调随意运动和调节肌紧张
（4）小脑	躯体运动的皮层下中枢,参与运动的设计与编程、协调随意运动、非陈述式记忆（技巧学习记忆）、调节肌紧张、维持姿势平衡
（5）丘脑	躯体感觉的皮层下中枢;参与大脑兴奋的维持和躯体运动的控制（易化与抑制）
（6）下丘脑	神经内分泌和内分泌的高级中枢;内脏功能活动的皮层下中枢;应激反应和防御反应中枢;体温、摄食、饮水等中枢;参与情绪反应调节
（7）中脑	参与感觉（视觉、听觉、痛觉）和运动（眼球运动）的调控
（8）脑桥	参与呼吸（呼吸调整中枢）、睡眠与觉醒（脑干网状结构上行激动/抑制系统）的调节
（9）延髓	心血管、呼吸、消化等内脏活动的基本中枢、生命基本中枢
2. 脊髓	脊髓反射中枢、多种内脏活动的初级中枢

表 1-2　周围神经系统各结构的基本功能

组构层次	主要功能
1. 脑神经	传输视觉、听觉、嗅觉、味觉、面部的感觉信息,支配面部肌肉和内脏、腺体的运动与分泌
2. 脊神经	传输躯体、内脏和腺体等部位的感觉与运动信息
3. 躯体神经	参与躯体感觉与运动的调控
躯体感觉神经	传递躯体温度觉、触-压觉、痛觉、本体感觉信息
躯体运动神经	参与躯体随意运动、肌紧张、姿势反射的调控
4. 自主神经	参与内脏功能活动和腺体分泌调控
交感神经	参与运动、情绪紧张、紧急情况下对广泛器官的调节,以适应紧急状态
副交感神经	促进消化,积蓄能量,加强排泄与生殖活动

（三）细胞、分子水平的研究

神经元是神经系统最基本的结构和功能单位,神经元的生理特性是由构成神经元的各种分子的理化特性决定的。神经生理学的细胞、分子水平研究主要研究神经细胞内各微细结构的功能和生物分子的变化过程,从细胞、分子水平阐明神经元和神经胶质细胞的功能特点、功能联系、与其他细胞之间的联系及其活动规律,研究突触传递的机制和可塑性改变,研究神经纤维的网络联系及其传输信息的模式等(图 1-2)。

随着细胞、分子水平研究的进一步深入,人们对神经系统控制自身活动方式的多样性

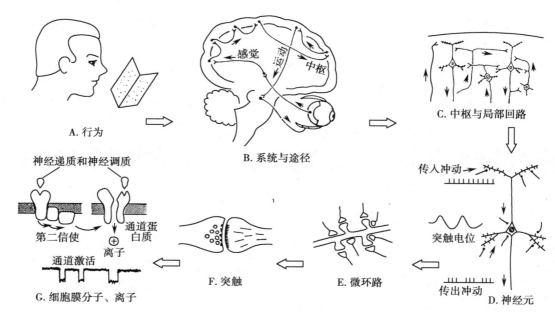

图 1-2 神经系统研究的层次举例

A. 读书的行为；B. 视觉通路、中枢通路和支配眼睛的运动通路示意；C. 神经元及其突起在皮层内组成局部回路功能单位；D. 神经元是一个功能单位，沿轴突传来的冲动引起兴奋性或抑制性突触电位，经神经元整合，以控制传出冲动；E. 突触连接形成微环路的模式；F. 单个突触是一个复杂的传入-传出单位；G. 突触后膜对神经递质发生反应的分子机制，包括接受递质、信息传递和放大作用以及离子流的控制等。

将形成更完整的认识，使寻找和诠释机体神经系统高级功能活动的"细胞-分子-基因"机制成为可能。神经生理学的最终目标是破译人脑工作原理，阐明人脑是如何有序地控制整个机体活动，解析和翻译人类行为与心理活动，增强人类的体质和智能，提高神经、精神疾患的预防与诊治水平。

第三节 神经生理学的发展史

一、神经生理学的发展简史

神经生理学的科学研究始于 18 世纪末。1791 年，意大利解剖学家伽伐尼（Galvani）发现了生物电现象。19 世纪更多的科学家在神经生理学的研究中取得了大量的成果。自 1901 年首次颁发诺贝尔生理学或医学奖以来的 120 余年中，与神经科学有关的奖项近 20 项，可以粗略地展示神经科学发展的历程。

1. 神经元学说的创立 意大利神经解剖学家高尔基（C. Golgi）将脑组织切成薄片，用铬酸盐-渍银法染色，在显微镜下看到了神经元和神经胶质细胞。西班牙神经组织学家卡哈尔（R. Y. Cajal）改进了这一方法，建立了还原硝酸银染色法，显示了最细的神经末梢，发现各个神经元之间是有连接点的。高尔基和卡哈尔共同分享了 1906 年的诺贝尔生理学或医学奖。

2. 发现反射活动规律和神经元功能 中枢神经反射活动的规律和神经元功能的发现是神经科学领域卓越的成就之一。英国生理学家谢灵顿（C. S. Sherrington）通过研究膝跳反射发现，反射是神经系统的基本活动形式。他首先提出了突触的概念，认为传入神经末梢在脊髓中与运动神经元的树突或胞体形成突触，完成一个脊髓反射，并指出脊髓中支配伸肌的运动神经元发生兴奋时,支配屈肌的运动神经元必然发生抑制,以保证运动的顺利进行。英国生理学家艾德里安(E. D. Adrian)在单根神经纤维上记录到电活动,即神经冲动,证明了传入神经冲动可以到达大脑,引起脑电的变化,也可以通过中枢联系经传出神经支配肌肉的收缩。两位科学家共同获得了1932年的诺贝尔生理学或医学奖。

3. 发现神经递质和神经冲动的化学传递　　德国科学家洛伊(O. Loewi)做了一个极为巧妙的实验,第一次发现并证明了神经递质的存在。在实验中,他使用了两个蛙心,将蛙心甲放置在一个充满生理溶液的容器里,并与迷走神经相连,刺激迷走神经,蛙心跳动减慢。将其溶液排到蛙心乙(去掉迷走神经)所在容器中,蛙心乙跳动也随之减慢(图1-3)。洛伊猜测,电刺激蛙心甲的迷走神经时,它释放了某种化学物质,减缓了蛙心乙的跳动。他将这种化学物质称为"迷走神经素(vagusstoff)",就是现在我们熟知的乙酰胆碱(acetylcholine,ACh)。英国生理学家戴尔(H. H. Dale)后来证明副交感神经(包括迷走神经)末梢能分泌ACh,而且证明交感神经节前纤维和运动神经的末梢也都能分泌ACh,这样就把神经化学研究方法与神经生理学研究结合起来,建立了突触的化学传递学说。两位科学家分享了1936年诺贝尔生理学或医学奖。

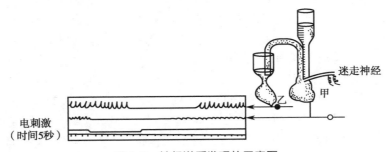

迷走神经

电刺激
(时间5秒)

图1-3　神经递质发现的示意图

4. 实验方法学的里程碑　　由于方法学的进步,神经科学发展速度大大加快。两位美国科学家厄尔兰格(J. Erlanger)和加塞(H. S. Gasser)发展了阴极射线示波器,能记录神经纤维微小的电位变化,并证明纤维越粗,传导冲动的速度越快。根据冲动传导速度将神经纤维分为A、B、C三类。这一方法学的进步,为电生理学研究打下了坚实基础,从而获得1944年诺贝尔生理学或医学奖。瑞士科学家赫斯(W. R. Hess)和葡萄牙研究者莫尼兹(A. C. Moniz)发明了脑立体定位仪,根据三维坐标将电极插入动物脑的特定核团进行刺激或损毁,从而开启在动物活动状态下进行深部脑组织研究的大门,他们分享了1949年的诺贝尔生理学或医学奖。德国电生理学家内尔(E. Neher)和萨克曼(B. Sakmann)发明了膜片钳技术,能够记录细胞膜上单个离子通道电流,为从分子水平阐明神经元的功能活动打下基础,他们获得了1991年诺贝尔生理学或医学奖。

5. 神经元信号传递领域的新突破　　瑞典药理学家卡尔森(A. Carlsson)发现,多巴胺不仅是儿茶酚胺的前体,也是独立的神经递质,在中枢的运动控制和精神活动方面有重要作用。脑内某些部位多巴胺功能不足或过剩可导致帕金森病或精神分裂症。美国科学家格林加德(P. Greengard)发现,多巴胺作用于细胞膜受体后,激活胞内第二信使,使蛋白质磷酸化而发挥生理效应。美国科学家坎德尔(E. Kandel)发现,细胞内蛋白质的磷酸化可加强突触传递效率,是短期记忆的基础。多次强烈的突触传递活动可影响神经元蛋白合成,改变突触结构,是构成长时程记忆的基础。三位科学家共同获得2000年诺贝尔生理学或医学奖。

6. 发现神经生长因子和气味受体　　意大利神经生物学家蒙塔尔奇尼(L. Montalcini)

和美国科学家科恩(S. Cohen)由于发现了神经生长因子而荣获1986年的诺贝尔生理学或医学奖。这一发现不仅有助于神经缺陷的修复,而且带动了许多新的神经营养因子的发现。美国科学家阿克塞尔(R. Axel)和巴克(L. B. Buck)发现嗅觉系统是一个包含约1 000种不同基因的嗅觉受体基因群,它们可以表达等量的嗅觉受体类型,以检测不同的气味分子。他们在人体气味受体和嗅觉系统的结构和功能研究中杰出的贡献,将对新药研制等多个领域的研究产生重大影响。两位科学家获得2004年诺贝尔生理学或医学奖。

7. 发现大脑中形成定位系统的细胞　1971年美国科学家欧基夫(J. O' Keefe)发现海马体内存在一种特殊的神经细胞,当小鼠在房间的不同位置时会激活不同的细胞群。这些位置细胞并非简单的视觉信息输入,而是构建了一张关于周围环境的内部地图。2005年,挪威科学家莫索尔夫妇(M. B. Moser和E. Moser)发现大脑内嗅皮层存在一种网格细胞,这些细胞产生坐标系,可对特定的空间模式作出反应,它们与海马体的位置细胞相互协调,构成一条完整的神经回路。这一回路系统构成了复杂而精细的定位体系,使我们大脑的"内置GPS"的定位与导航成为可能。欧基夫和莫索尔夫妇由于发现了大脑中的定位系统细胞,揭示了空间定位的细胞层面机制,获得了2014年诺贝尔生理学或医学奖。近年来,大脑成像技术和对神经外科手术病人的研究已经证实,位置细胞与网格细胞同样存在于人类大脑中。阿尔茨海默病患者的海马体和内嗅皮层常常在患病早期受到影响,所以他们经常迷路。

8. 解密生物钟运作机制　生物节律是众多生物都有的现象,也称为生物钟。在大脑的控制下,睡眠、血压、体温、激素分泌、代谢活动等都呈现昼夜节律的变化。早在20世纪70年代,美国分子生物学家西摩尔·本泽(Seymour Benzer)和他的学生罗纳德·克纳普卡(Ronald Konopka)发现,果蝇体内一种未知基因的突变会扰乱其昼夜节律,这个基因被称作"周期基因"。1984年美国科学家罗斯巴殊(M. Rosbash)和霍尔(J. C. Hall)成功克隆出了周期基因,拿到了该基因附近的基因组DNA。同年,美国科学家迈克尔·杨(Michael Young)得到了同样的结果。之后他们发现果蝇生物钟的核心组成大约有十个基因,通过转录和翻译等生物学过程形成环路,以一种负反馈模式进行生物节律的自我调节。这三位遗传学家因成功鉴定了大脑生物钟的关键基因而获得2017年的诺贝尔生理学或医学奖。

9. 发现温度、触觉感受器　人类如何感知疼痛、温度和机械刺激并作出反应,一直是神经系统感觉功能未解决的问题。美国科学家戴维·朱利叶斯(David Julius)利用辣椒素来识别皮肤神经末梢中对热有反应的感受器。美国科学家阿登·帕塔普蒂安(Ardem Patapoutian)利用压力敏感细胞发现了一种对皮肤和内部器官的机械刺激产生反应的感受器。他们通过创建可对疼痛、温度和触觉作出反应,包含数百万个DNA片段的文库,经过大量的基因筛查和搜索,确定了对这些刺激敏感的基因及其编码的TRPV1/TRPM8、Piezo1/Piezo2等新型离子通道蛋白。这些离子通道被痛觉信息和机械力激活后转化为电脉冲,是神经系统感觉功能形成的重要外周机制。两位科学家也因此共同分享了2021年诺贝尔生理学或医学奖。

二、神经生理学在我国的发展

我国的神经科学研究,特别是神经生理学研究与一些发达国家相比较,在发展深度和广度上存在很大差距。我国几代科学家一直在为缩短这种差距而努力,并在许多方面取得了长足的进步。

20世纪30年代,我国生理学奠基人林可胜进行了延髓心血管中枢(加压区和减压区)定位及其调节功能的研究。冯德培在1936—1941年间进行了三个方面的实验研究:①神经肌肉接头信息传递的研究;②Ca²⁺对信息传递作用的研究;③发现强直性增强作用,研究成果国际领先。

自 20 世纪 40 年代起,张香桐致力于树突功能研究,是世界上最早阐述神经元树突和树突上突触连接在中枢神经系统活动中功能意义的科学家之一,他发展了中枢神经系统内两种突触兴奋理论。

自 20 世纪 60 年代起,韩济生开始从事针刺镇痛原理研究。从观察人体针刺镇痛现象时空规律开始,建立针刺镇痛动物模型,阐明针刺镇痛基本神经通路,找出与针刺镇痛有关的中枢神经递质(5-HT 等)和神经肽(内啡肽等),初步阐明针刺镇痛的神经化学原理。他发现不同频率的电针刺激可引起不同种类神经肽的释放,发现电针时间过长可导致针刺镇痛耐受,初步阐明了其生理机制和分子机制。从 1990 年开始,他将针刺镇痛研究成果应用于戒除海洛因依赖和可卡因依赖,并应用脑影像技术研究人对毒品的渴求欲及神经机制。

三、中医与神经生理学

神经生理学的研究涉及神经、精神、思维、心理、意识等多个方面,当属于中医"神""神明"的研究范畴。中医所谓"神"有狭义和广义之分。狭义之神,是指人的精神、意识、思维活动;而广义的神,是人体生命活动的外在表现,如整个人体的形象以及面色、眼神、言语、应答、肢体活动、姿态等。中医所谓"明"是指意识状态。中医以五行学说为基础,把人的某些神经系统的功能、精神活动直接寄寓于内脏本身。人体的神、魂、魄、意、志五神分属于五脏,"心藏神、肝藏魂、肺藏魄、脾藏意、肾藏志"以及"心在志为喜,肝在志为怒,肺在志为忧,脾在志为思,肾在志为恐"的中医理论系统地阐明了五脏与神经系统功能的密切联系。而"心主神明"的理论说明人的神志活动主要是以"心"为主导进行的调节。

经络学说是中医理论的重要组成部分,贯穿中医学的生理、病理、诊断和治疗各方面,涉及针灸、推拿、气功等诸多领域;经络的生理功能就是中医对于神经系统生理功能的深入认识。两千多年前,我国古代医书就有关于经络系统的详细记载,说经络"内居于腑脏、外络于肢节",把经络看作运行气血的通道,维系体表之间、内脏之间以及体表与内脏之间的枢纽。20 世纪 50 年代,有学者提出经络与神经系统的关系密切,认为中国古代医家所发现的经络系统和现代医学调控内脏活动的自主神经系统走向是一致的。针灸可通过刺激自主神经的生理功能来达到阴阳平衡,治疗疾病。此后不久,我国医务工作者首创针刺麻醉术,震惊世界医坛。针刺镇痛是针刺调动了机体的内源性镇痛机制,通过中枢神经系统内相互作用、加工和整合的结果。

总之,对神经生理学的深入研究有望解决许多神经科学方面的重大课题,揭示神经系统(尤其是脑)的工作原理,可能对新一代的计算机技术、仿生学等产生前所未有的影响,神经系统及脑研究的成果将成为下一轮新技术革命的源泉和动力,将为人类战胜各种神经精神疾病,开发大脑潜能及人工智能科学创造条件。

(郭 健)

复习思考题

试述神经生理学与医学的关系及其地位。

◇◇◇ 第二章 ◇◇◇

神经细胞的结构与功能

📝 学习目标

掌握神经元的跨膜物质转运功能,轴质运输,神经元静息电位、动作电位的机制和特点,局部电位的特点。

熟悉神经元的分类,神经胶质细胞的功能,血-脑屏障的跨膜转运,神经的营养性作用。

了解神经元的一般结构和功能,神经营养因子的作用。

神经系统内主要含神经细胞和神经胶质细胞。**神经细胞**(neurocyte)又称**神经元**(neuron),是神经系统的基本结构与功能单位。神经元具有接受刺激、整合信息、传递信息的功能;还具有分泌细胞的功能,能够合成和分泌神经激素、神经因子等,参与机体广泛的调控功能。**神经胶质细胞**(neuroglial cell)简称胶质细胞,是神经系统内除神经元外的另一大类细胞。它们分布在神经元和神经纤维之间,数量是神经元的 10~50 倍,终身具有分裂增殖的能力。神经胶质细胞有许多树状突起,但没有轴突,对神经元起保护、支持和营养等作用,并与神经元之间进行物质、能量和信息的交流,保证了脑微环境稳态和功能活动正常进行。

第一节 神经元的结构特点

一、神经元的基本结构

人的**中枢神经系统**(central nervous system,CNS)内约有 10^{11} 个神经元。不同部位的神经元形态各异,但其基本结构都包括胞体和突起两部分,突起分为**树突**(dendrite)和**轴突**(axon)(图 2-1)。树突和胞体接受信息,胞体对信息进行整合,并通过轴突将信息传递给另一个神经元或效应器。

(一)神经元胞体

神经元**胞体**(cell body)大小不一,形状多样,可呈圆形、锥体形和多角形,胞体直径在 4~150μm 之间,是神经元代谢活动的中心。胞体结构和其他组织细胞相似,包括细胞膜、细胞核和细胞质。细胞质中包含线粒体、内质网、核糖体、高尔基复合体、溶酶体等细胞器,还有大量细胞骨架成分以及脂褐素等(图 2-2)。

神经元胞体主要功能是进行合成代谢。它能摄取葡萄糖、氨基酸和无机离子等,并以这些物质作为原料和能源,在核糖体内合成细胞功能活动所需要的蛋白质、酶类以及神经递质等,再将合成的递质和酶在高尔基复合体内进行浓缩,成为一定形态的分泌颗粒,最后通过轴质运输到神经末梢。

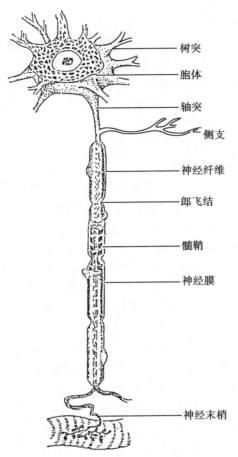

图 2-1　神经元结构模式图

卡哈尔与神
经元学说

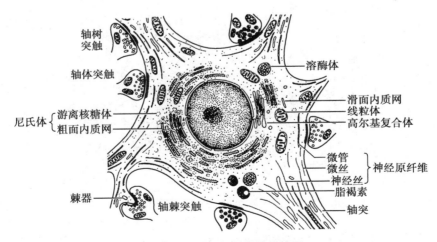

图 2-2　神经元超微结构模式图

1. 细胞膜　细胞膜是神经元的重要组成部分,作为屏障把细胞质包裹于神经元内,并阻止细胞外某些物质进入细胞内。通过细胞膜可进行跨膜物质转运与能量转换、信号转导与代谢调控以及产生和传导神经冲动。

神经元细胞膜的化学组成与一般细胞膜基本相同,主要包括脂质(40%~50%)、蛋白质(30%~40%)以及糖类(2%~10%),其分子构型为"**液态镶嵌模型**"(fluid mosaic model),即以脂质双分子层为基架,其中镶嵌着结构与功能不同的蛋白质。

(1)脂质:神经元细胞膜脂质有磷脂、胆固醇和糖脂,以磷脂为主。磷脂主要是甘油磷脂和鞘磷脂。胆固醇可调节膜中脂类的物理性状,使膜具有某种程度的流动性。脂质双分子层的稳定性及其流动性使细胞膜可以承受相当大的张力,在外形改变时不易破裂。水和亲水性溶质以及大分子物质不能自由通过神经元膜,因此,脂质双分子层既是细胞膜的基架,也是物质跨过细胞膜的主要屏障。

(2)蛋白质:膜蛋白几乎都是由肽链折叠卷曲成球状,有的贯通全膜,两端外露,属于整合蛋白;有的一端外露,一端嵌入,属于表面蛋白。膜蛋白具有多种重要生理功能,如构成神经递质受体、离子泵、离子通道或载体等。

(3)糖类:糖与蛋白质或脂类相结合,构成糖蛋白或糖脂。糖蛋白和糖脂的糖链伸向神经元膜外表面,参与化学信息的识别和细胞黏附,参与膜的抗原性和受体构成等。

2. 细胞核　多数神经元只有一个细胞核,位于细胞中央,内含核仁和染色质。核膜上有核孔,是细胞核与胞质之间物质双向运输的通道。许多蛋白质、核糖体或 RNA 可在核转运蛋白的帮助下通过核孔。核仁主要含蛋白质与 RNA,参与蛋白质的合成。染色质的主要化学成分是 DNA 和蛋白质。细胞核既是遗传信息储存、复制和表达的主要场所,又是将 DNA 转录成 RNA 的部位。DNA 不离开细胞核,由 mRNA 将遗传信息携带到细胞质中蛋白质合成部位合成蛋白质。在一个细胞中究竟要表达何种蛋白质,主要是通过结合到 DNA 上的转录因子来调控,这些因子在细胞质内合成,通过核孔摄入到细胞核内。

3. 细胞质　神经元细胞核周围的细胞质也称**核周质**(perikaryon),是一种半液态的黏性物质。光镜下可见尼氏体、神经原纤维(图 2-3)和少量脂褐素等。

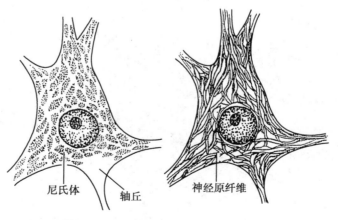

图 2-3　尼氏体和神经原纤维结构模式图

(1)尼氏体:德国神经解剖学家 Nissl 于 1892 年首先发现并将其命名为**尼氏体**(Nissl body)。尼氏体光镜下呈嗜碱性颗粒或团块,分布于胞体和树突,轴突和轴丘中未见尼氏体。通过尼氏染色观察尼氏体可以区分神经组织中的神经元与胶质细胞。电镜下,尼氏体由粗面内质网和游离核糖体构成,因此,尼氏体是神经元合成蛋白质最活跃的地方。它合成的蛋白质有两类：一类为结构蛋白质，即细胞本身代谢生长所需要的蛋白质，如膜上的通道、受体等镶嵌蛋白质；另一类为神经递质、神经激素和各种分泌酶等分泌蛋白质。

（2）高尔基复合体：意大利细胞学家 Camillo Golgi 于 1898 年首次发现并命名。**高尔基复合体**（Golgi complex）是一种网状结构，存在于细胞核的周围和树突的近端。高尔基复合体的主要功能是将内质网合成的蛋白质进行加工、分类与包装，完成细胞的分泌功能。

神经元具有高度发达的高尔基复合体。电镜下高尔基复合体由扁平囊及大、小囊泡共同组成。在高尔基复合体的边缘有大而明亮的空泡，可能与某些神经递质（如儿茶酚胺类等）的储存有关，胆碱乙酰转移酶也是在高尔基复合体上聚集后被运输至轴突末梢的。因此神经元内高尔基复合体参与递质和调质的合成与释放。

（3）线粒体：**线粒体**（mitochondria）是神经元的氧化供能中心。线粒体通过呼吸链，将细胞摄取的物质进一步氧化，并将氧化产生的能量转变为化学能储存起来，为细胞活动提供能量。在神经元内线粒体几乎分布于整个胞体、树突和轴突中。

（4）溶酶体：神经元胞体中除含有合成大分子的细胞器外，还含有对细胞碎片和代谢废物进行降解的**溶酶体**（lysosome）。溶酶体内含一系列降解酶，包括蛋白酶、核酸酶、磷脂酶、磷酸酶及糖苷酶等，溶酶体可以主动输送 H^+ 入内，故溶酶体内呈酸性。

（5）内质网：神经元的**内质网**（endoplasmic reticulum）十分发达，它是一种多变的管状、扁囊状的膜结构，分布于神经元胞体、树突和轴突末梢。内质网分为粗面内质网和滑面内质网。粗面内质网表面附有核糖体，主要功能是合成蛋白质。滑面内质网具有运输蛋白质、合成脂肪和胆固醇的功能，还作为可调控的钙库缓冲神经元胞质中 Ca^{2+} 的浓度。

（6）细胞骨架：光镜下神经元的胞体和突起中含有能被硝酸银镀染的 $2\sim3\mu m$ 丝状纤维结构，称为**神经原纤维**（neurofibril）。神经原纤维实质上是**细胞骨架**（cytoskeleton）。细胞骨架由微管、微丝和神经丝（中间丝）构成。细胞骨架并非静止的，而是不断进行着动态调节，呈持续运动的状态，如细胞骨架一直在缩短、伸长或移动，以此来帮助细胞完成许多重要功能。

1）微管：**微管**（microtubule）是存在于包括神经元在内的所有真核细胞中的一种细胞器，由许多蛋白质亚单位装配成不分支的长管，直径为 $25\sim28nm$。微管的基本化学成分是**微管蛋白**（tubulin），包括 α 微管蛋白和 β 微管蛋白。α 和 β 微管蛋白单体首尾相连形成微管蛋白原丝。微管蛋白原丝呈螺旋状围绕，形成透明的圆柱状空腔。微管作为支架维持神经元的形态，还作为物质转运和运输的轨道，参与胞质内物质（包括细胞器）的转运活动，如快速轴质运输。抗肿瘤药物如秋水仙碱、长春新碱等能抑制微管蛋白的聚合而影响纺锤体的形成，干扰肿瘤细胞的代谢。

神经元内还存在一种非微管蛋白质，称**微管相关蛋白**（microtubule-associated protein）。它们附着于微管上，参与微管的组装和功能调控。微管相关蛋白分布于胞体、轴突、树突和树突棘中。其中 Tau 微管相关蛋白的过度磷酸化导致微管不稳定，与**阿尔茨海默病**（Alzheimer's disease，AD）的发病机制相关。

2）微丝：**微丝**（microfilament）是三种细胞骨架成分中最细的一种，直径为 $3\sim5nm$。微丝由肌动蛋白组成，肌动蛋白单体聚合成双螺旋，构成纤维状肌动蛋白，形成微丝。微丝分布在神经元周边以及胞膜下，与肌动蛋白结合蛋白结合形成致密网。另外，微丝还分布于生长锥的丝状伪足中，生长锥含有**片状伪足**（lamellipodium）（扇形膨大的部分）和**丝状伪足**（filopodium）（细小的指状突起），它们是微丝的不同排列形式。生长锥在神经元发育或再生时对轴突生长有重要的导向性作用。微丝还参与突触囊泡的移动和内容物的排出，并对细胞膜特殊结构（如突触前膜、突触后膜）的形成有重要作用。

3）神经丝：**神经丝**（neurofilament）也称神经元中间丝，是神经元细胞骨架的主要成分，也是大直径的有髓神经纤维轴突中最丰富的细胞骨架成分，它们沿轴突平行排列。神经丝直径约为10nm，介于微管和微丝之间。神经丝由属于细胞角蛋白的中间丝蛋白组成。神经丝在神经元内主要起支持作用，控制神经轴突直径，影响神经轴突动作电位的传导速度，与微管、微丝相连，参与细胞内的物质运输。

（7）脂褐素：**脂褐素**（lipofuscin）是存在于神经元胞质中的一种棕黄色颗粒，随着年龄增长而增多。电镜下脂褐素是一种含有未被消化物质的次级溶酶体，内含致密颗粒和脂滴。脂褐素沉积在细胞中，导致细胞代谢减缓，活性下降，人体功能减退和衰老。

知识链接

Tau 蛋白与阿尔茨海默病

阿尔茨海默病（AD）是一种主要在老年期发生的，以进行性痴呆为主要特征的神经退行疾病，其主要临床表现为进行性认知功能障碍、记忆力衰退、失语、性格和行为异常等。病理学上以神经细胞内**神经原纤维缠结**（neurofibrillary tangles，NFTs）和脑中形成大量老年斑以及出现弥漫性脑萎缩为主要特征。NFTs 由许多互相缠绕细丝形成的成对螺旋状结构组成，其主要成分是过度磷酸化的微管相关 Tau 蛋白。Tau 蛋白是一种神经元微管结合蛋白，正常情况下广泛存在于神经元内，轴突含量很高。Tau 蛋白通过 C 末端的微管结合区与微管结合，促进微管的组装，并参与轴突运输。N 末端从微管表面外伸出来，与其他细胞骨架成分和细胞膜接触，维持轴突的稳定。Tau 蛋白的磷酸化受蛋白激酶（催化磷酸化反应）和磷酸酯酶（催化去磷酸化反应）的双重调控。AD 病人脑中 Tau 蛋白过度磷酸化促使 Tau 蛋白聚集形成成对螺旋状纤维丝，并使 Tau 蛋白及其他微管相关蛋白从微管释放，导致细胞骨架异常，轴浆运输障碍。因此，Tau 蛋白过度磷酸化在 AD 神经细胞退变中起着重要作用。

（二）神经元突起

神经元突起分为树突和轴突两种。

1. 树突　**树突**（dendrite）从胞体延伸出的一个或多个突起，树突在向外生长的过程中不断发出分支，以增大接受信息的面积。神经元胞体内多数细胞器，如尼氏体、线粒体、高尔基复合体、滑面内质网、微管等，也伸入树突中，因此难以划分胞体和树突的界限，但从树突的近端向远端延伸，细胞器逐渐减少。树突的全长都可以与其他神经元形成突触，是神经元信号传入的主要部位。

树突表面发出多种短小突起称为**树突棘**（dendritic spine）。电镜下棘突中含有数个光壁囊状结构，囊间含有电子致密物质，称为棘器，是树突棘的主要特征。树突棘的形态、数目和分布处在不断变化中。例如，在培养的海马神经元中少量、短时间加入谷氨酸可使树突棘伸长。此外，小脑浦肯野细胞的树突棘为兴奋性突触所在部位，对神经元的兴奋具有调控作用。树突棘的形态改变可能与神经元的功能及学习和记忆过程相关。树突棘还参与局部钙信号的调控，在突触可塑性调节中发挥重要作用。

2. 轴突　**轴突**（axon）由神经元的胞体或树突的根部发出，负责神经系统内信息传递。轴突从轴丘发出，逐渐变细，形成轴突主干的起始段。轴丘是轴突从神经元起始处的锥形隆起。轴突长度从几个 μm 到 1m 左右，在延长途中很少分支，若有分支常从主干呈直角发出，形成侧支。轴突末端常会发出许多细小的分支,称为终末,可与其他神经元或效应细胞形成突触,进行信息传递。轴突的质膜称为**轴膜**(axolemma),轴突内的胞质称为**轴质**(axoplasm)。轴质内有细胞骨架、滑面内质网,但没有核糖体和高尔基复合体,故轴突内不能合成蛋白质,其蛋白质来源于胞体。

二、神经元的分类

神经元形态上的不对称和细胞结构的特点使神经元具有极性。神经元的极性有两层涵义,一是形态学上的极性即不对称性,一个神经元有一根轴突和多根树突;二是结构组分的极性,作为细胞骨架的微管或微丝呈现明显的极性。在轴突中,微管的极性分布有特殊的生理意义。

(一) 神经元的分类及特征

根据神经元的形态、突起的数目和功能特征将神经元进行以下分类。

1. 根据神经元突起数量　将神经元分为假单极神经元、双极神经元和多极神经元三种(图 2-4)。

(1) **假单极神经元**(pseudounipolar neuron):这类神经元只有一个突起,即轴突。脊神经节和颅神经节内的神经元大多是假单极神经元。神经节内的神经元先发出一个突起,这个突起离开胞体分成两支,一支由背根进入神经中枢,称为中枢突;另一支抵达感受器,称为周围突。二者在结构上与轴突一样,没有树突和轴突的区别,但功能不同。中枢突是将神经

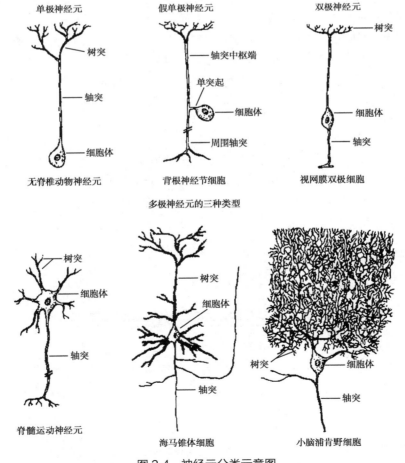

图 2-4　神经元分类示意图

15

冲动由胞体传入中枢,周围突是将神经冲动由感受器传向胞体。

（2）**双极神经元**（bipolar neuron）:这类神经元具有一条树突和一条轴突,一个是到感受器的周围突,一个是进入中枢部的中枢突。双极神经元见于视网膜、嗅黏膜以及前庭和耳蜗螺旋神经节内。

（3）**多极神经元**（multipolar neuron）:这类神经元有多个树突和一个轴突,是最典型的神经细胞,数目很多。它们的形态在很大程度上依赖于树突的数目和形式,如大型星形运动神经元见于脊髓的腹侧灰质柱中,锥体神经元位于大脑皮层中,浦肯野细胞为小脑皮层所特有。

2. 根据神经元的功能　将神经元分为三类,即**感觉神经元**（sensory neuron）、**运动神经元**（motor neuron）和**中间神经元**（interneuron）。

（1）感觉神经元:又称传入神经元,多为假单极神经元,胞体主要位于脑神经节和脊神经节内,其周围突分布在皮肤、肌肉等处的感受器中,接受刺激并将刺激传向中枢。

（2）运动神经元:又称传出神经元,多为多极神经元,胞体主要位于脑、脊髓和自主神经节内,将神经冲动传递给肌肉或腺体产生效应。

（3）中间神经元:多为多极神经元。动物越进化,中间神经元越多。人类神经系统中的中间神经元约占神经元总数的 99%,构成中枢神经系统内复杂的网络。

3. 根据神经元形态　分为长轴突大神经元（即 Golgi Ⅰ型神经元）、短轴突小神经元（即 Golgi Ⅱ型神经元）。

4. 根据神经元对后续神经元的影响　分为兴奋性神经元（如脊髓前角运动神经元）和抑制性神经元（如脊髓前角闰绍细胞）。

5. 根据神经元所含神经递质　分为①胆碱能神经元:突触末梢释放乙酰胆碱;②单胺能神经元:突触末梢释放单胺类递质,又可分为肾上腺素能神经元、多巴胺能神经元和 5-羟色胺能神经元等;③氨基酸能神经元:突触末梢释放氨基酸类递质:又可分为谷氨酸能神经元、γ-氨基丁酸能神经元和甘氨酸能神经元等;④肽能神经元:突触末梢释放神经肽类物质,如 P 物质、脑啡肽等。

（二）神经纤维的基本结构与类型

1. 神经纤维的基本结构　神经纤维由神经元轴突及包绕它的神经胶质细胞构成。根据神经胶质细胞是否形成髓鞘,可将其分为有髓神经纤维和无髓神经纤维。有髓神经纤维是轴索表面包绕髓鞘,外层包绕着神经内膜;无髓神经纤维由轴索及包绕其外面的神经膜构成。典型的有髓神经纤维包括以下结构（图 2-5）。

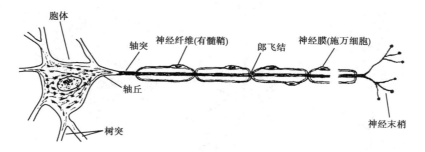

图 2-5　神经纤维模式图

（1）轴突:轴突是胞体向外伸出的突起,外包有轴膜,与神经兴奋时离子的通透性有关。轴突内轴质经常在流动,称为轴质流。轴质流具有运输多种物质的作用。

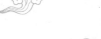

（2）髓鞘：由施万细胞的胞膜沿着轴索的轴心螺旋缠绕形成的多层脂质结构。主要成分为髓磷脂，具有高度绝缘性。结构完整的有髓神经纤维，每隔一定距离，髓鞘出现数毫米的间断，轴突呈半裸露状态，称为**郎飞结**（node of Ranvier），此处是 Na^+ 通道、K^+ 通道和其他分子特异性分布的区域，易于激活。轴突的侧支也常从此处发出。

（3）神经内膜：是一层精致的疏松结缔组织，为神经束膜向内延伸之隔膜的延续，具有支持和保护神经纤维的功能。

2. 神经纤维的类型　神经纤维的主要功能是传导兴奋。神经纤维的髓鞘、直径等直接影响神经纤维的传导功能。神经纤维直径越粗，传导速度越快；有髓神经纤维以跳跃式传导的方式传导兴奋，因此比无髓神经纤维快；有髓神经纤维的髓鞘在一定范围内增厚，传导速度将随之增快。神经传导速度的测定有助于诊断神经纤维的疾患和预估神经损伤的预后。

（1）根据传导速度和动作电位的特点分类：Gasser 将神经纤维分为 A、B、C 三类。其中 A 类纤维又分 α、β、γ、δ 四种亚类（表 2-1）。

表 2-1　神经纤维分类（一）

纤维分类	来源	纤维直径/μm	传导速度/（m·s⁻¹）	锋电位时程/ms	绝对不应期/ms
A（有髓）Aα	初级肌梭传入纤维和支配梭外肌的传出纤维	13~22	70~120	0.4~0.5	0.4~1.0
Aβ	皮肤的触-压觉传入纤维	8~13	30~70	0.4~0.5	0.4~1.0
Aγ	支配梭内肌的传出纤维	4~8	15~30	0.4~0.5	0.4~1.0
Aδ	皮肤痛觉、温度觉传入纤维	1~4	12~30	0.4~0.5	0.4~1.0
B（有髓）	自主神经节前纤维	1~3	3~15	1.2	1.2
C（无髓）sC	自主神经节后纤维	0.3~1.3	0.7~2.3	2.0	2.0
drC	后根传导痛觉传入纤维	0.4~1.2	0.6~2.0	2.0	2.0

（2）根据神经纤维的直径和来源分类：Lloyd 将神经纤维分成 Ⅰ、Ⅱ、Ⅲ、Ⅳ 四类。其中 Ⅰ 类又分为 Ⅰₐ 和 Ⅰᵦ 两种亚类（表 2-2）。比较上述两种分类法之间的相互关系，一般认为 Ⅰ 类纤维相当于 Aα、Ⅱ 类纤维相当于 Aβ、Ⅲ 类纤维相当于 Aδ、Ⅳ 类纤维相当于 C 类纤维。

表 2-2　神经纤维分类（二）

纤维分类	来源	直径/μm	电生理分类
Ⅰₐ	肌梭的传入纤维	12~22	Aα
Ⅰᵦ	腱器官的传入纤维	12 左右	Aα
Ⅱ	皮肤的机械感受器传入纤维（触-压觉、振动觉）	5~12	Aβ
Ⅲ	皮肤痛觉、温度觉、肌肉的深部压觉传入纤维	2~5	Aδ
Ⅳ	无髓的痛觉、温度觉、机械感受器的传入纤维	0.1~1.3	C

第二节 神经胶质细胞

神经胶质细胞(neuroglial cell)是神经系统内数量众多的一大类细胞群,由德国病理学家 Virchow 于 1846 年发现并命名。神经胶质细胞的数量为神经元的 10~50 倍。神经胶质细胞形态多样,体积较神经元小。不产生动作电位,分裂增殖的能力很强,是神经系统不可缺少的组成部分。

一、神经胶质细胞的结构特点

(一)神经胶质细胞的分类

中枢神经系统内的神经胶质细胞可分为两大类(图 2-6)。一类为**大胶质细胞**(macroglia):包括星形胶质细胞和少突胶质细胞,起源于外胚层;另一类为小胶质细胞:包括小胶质细胞、室管膜细胞和脉络丛上皮细胞,起源于中胚层。周围神经系统中的胶质细胞主要有形成髓鞘的**施万细胞**(Schwann cell),也称**神经膜细胞**(neurilemmal cell)和脊神经节的**卫星细胞**(satellite cell),也称被囊细胞。

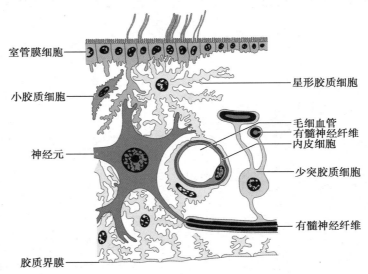

图 2-6 神经胶质细胞模式图

(二)神经胶质细胞的形态特征

神经胶质细胞的直径为几十到几百微米,由细胞膜发出多个突起,向四周辐射,但不分树突和轴突。常规染色标本上只能看到细胞核。电镜下,胶质细胞之间没有突触性接触,而是一种膜性接触——**缝隙连接**(gap junction),这是胶质细胞和神经元的区别所在。

1. 星形胶质细胞 **星形胶质细胞**(astrocyte)的形态呈星形,是体积最大的胶质细胞,约占全部胶质细胞的 20%。星形胶质细胞胞体发出许多长而分支的突起,伸展并填充在神经元之间,起支持和分隔神经元的作用。星形胶质细胞胞核较大,呈圆形或卵圆形,染色浅淡,核仁不明显。胞质清亮,含游离核糖体、粗面内质网、高尔基复合体和线粒体,突起内含糖原,无尼氏体。胞质中含有大量交错排列的原纤维,伸入到突起中,是构成细胞骨架的主要成分。原纤维是一种中间丝,称为**神经胶质细胞原纤维酸性蛋白**(glial fibrillary acidic protein,GFAP),是星形胶质细胞的标志分子。

根据胶质纤维的含量和突起的形态可将星形胶质细胞分为两种：①**纤维性星形胶质细胞**（fibrous astrocyte）：多分布在脑脊髓的白质，突起细长，分支较少，胞质内富含胶质纤维；②**原浆性星形胶质细胞**（protoplasmic astrocyte）：多分布在灰质，细胞突起粗短，分支多，胞质中胶质纤维含量较少。

星形胶质细胞是脑内分布最广、功能最复杂的胶质细胞。星形胶质细胞在损伤后出现增生、肿胀、糖原聚集并纤维化，形成神经胶质瘢痕，妨碍神经组织的再生。

2. 少突胶质细胞　　**少突胶质细胞**（oligodendrocyte）占全部神经胶质细胞的70%左右，细胞呈圆形或椭圆形，突起较少，故名少突胶质细胞。它是一种较小的胶质细胞，常规染色可见核小而圆，色深，能形成髓鞘。少突胶质细胞存在于脑、脊髓白质的神经纤维之间，成行排列。少突胶质细胞是中枢神经系统内的髓鞘形成细胞，其突起末端扩展成扁平薄膜，可围绕多条神经纤维反复包绕形成髓鞘结构。除形成髓鞘外，少突胶质细胞还与神经元的存活、轴质运输的调节、离子通道沿神经元轴突的分布等有关，而且还可以影响神经元轴突的直径大小。

3. 小胶质细胞　　**小胶质细胞**（microglia）是中枢神经系统中最小的一种胶质细胞，约占胶质细胞的7%。灰质内的小胶质细胞胞体呈梭形，从胞体发出少量具有棘突状的小分支。常规染色见核细小而染色深。小胶质细胞具有吞噬功能，以前认为是血液中的单核细胞迁移演化而成，但现在很多研究认为小胶质细胞与其他胶质细胞一样，也起源于神经外胚层。其来源至今尚无定论。

4. 室管膜细胞　　是衬附在脊髓中央管和脑室内面的上皮细胞。其功能是防止脑脊液进入脑脊髓组织中，协助神经组织和脑脊液进行物质交换。

5. 施万细胞　　又称神经膜细胞，是周围神经系统的主要胶质细胞。施万细胞排列成串，包裹着有髓神经纤维的轴突形成髓鞘。

6. 卫星细胞　　是周围神经节内包裹神经元胞体的一层扁平或立方细胞，故又称被囊细胞，对神经元有支持保护作用。

二、神经胶质细胞的功能

过去认为，神经胶质细胞只起支持、营养和保护作用，不参与信息传递。随着研究的深入，发现神经胶质细胞在维持神经元形态和功能的完整性以及神经系统微环境的稳定性等多个方面都起着重要作用。

（一）支持绝缘屏障作用

中枢神经系统内没有结缔组织，神经元及其突起的空隙主要由星形胶质细胞填充。星形胶质细胞可为神经元发育与构筑提供基本支架，并起支持神经元作用。神经胶质细胞还可分隔神经元起到绝缘作用。少突胶质细胞与施万细胞分别形成中枢与周围神经纤维的髓鞘，避免神经元活动的相互干扰。神经胶质细胞还参与中枢血-脑屏障的形成。星形胶质细胞的部分突起末端膨大形成血管周足，与毛细血管的内皮紧密相接，是血-脑屏障的重要组成部分。

（二）修复与再生作用

神经胶质细胞具有终身分裂增殖的能力。当神经元因疾病、缺氧或损伤而变性或死亡时，小胶质细胞能转变成巨噬细胞，清除变性的神经组织或神经损伤碎片；神经组织损伤后的缺损由增殖的星形胶质细胞充填，起到修复与再生的作用，细胞过度增生将形成胶质瘢痕。

（三）物质代谢和营养作用

神经元几乎全被胶质细胞包围，这两种细胞之间的间隙十分狭窄，其中充满的细胞外液是神经元直接生存的微环境。星形胶质细胞的少数长突起形成的血管周足终止在毛细血管壁上,其余的突起则穿行于神经元之间,贴附于神经元的胞体与树突上,为神经元运输营养物质与排出代谢产物,构成神经元和毛细血管之间的桥梁。星形胶质细胞还能产生神经营养因子,以维持神经元的生存、生长和发育,并保持其功能的完整性。

（四）维持神经元外液 K^+ 稳定

Na^+ 与 K^+ 的跨膜运动是神经元跨膜电位的形成机制。当细胞外液中 K^+ 浓度升高时,星形胶质细胞可加强膜上 Na^+-K^+ 泵的活动,将细胞外液中积聚的 K^+ 泵入细胞内,并通过细胞之间的缝隙连接迅速扩散到其他神经胶质细胞,从而缓冲了细胞外液中过多的 K^+,避免细胞外高 K^+ 干扰神经元的正常活动。如果神经元损伤而导致胶质瘢痕形成,神经胶质细胞膜 Na^+ 泵活动减弱,泵 K^+ 的能力减弱,细胞外液 K^+ 持续增高,可导致神经元去极化,兴奋性增高,从而诱发癫痫放电。

（五）参与神经免疫调节

某些神经胶质细胞在中枢神经系统起免疫调节作用,主要表现在三个方面。

1. 产生细胞因子和补体　活化的星形胶质细胞与小胶质细胞能产生神经营养因子、白细胞介素、巨噬细胞集落刺激因子和干扰素-α 等细胞因子以及补体分子、补体受体和补体调控分子等,它们在神经免疫调节通路中发挥重要作用。

2. 抗原呈递作用　在机体的免疫系统中 T 淋巴细胞识别外来的抗原需要依赖抗原呈递细胞的帮助,引起免疫应答反应。研究表明,小胶质细胞和星形胶质细胞在中枢神经系统内起抗原呈递细胞作用,外来抗原可与胶质细胞上特异的复合物结合,后者能与被处理过的外来抗原结合,从而将抗原呈递给 T 淋巴细胞并使之激活,产生免疫反应,破坏或排斥入侵的外来物质。

3. 吞噬作用　小胶质细胞作为吞噬细胞是抵御神经组织感染或损伤的一线细胞。发育阶段的小胶质细胞呈阿米巴样,吞噬中枢神经系统内一些自然退变的残余物。当中枢神经系统发育成熟后,它们变成静止的、分支状的小胶质细胞。当中枢神经系统有损伤时,静止的小胶质细胞被激活,重新变为阿米巴样,吞噬细胞碎片和退化变性的髓鞘。损伤痊愈后,它们又恢复为静止状态。

（六）参与信息传递和神经递质代谢

神经元与神经胶质细胞之间不断进行双向的信息交流。神经元向胶质细胞传递信息,同时胶质细胞反馈调节神经元活动。

尽管神经胶质细胞不能产生动作电位,但对各种信息,如神经递质、神经激素的刺激均能发生反应。星形胶质细胞常产生某些神经活性物质,参与信息传递,反馈调节神经元活动。星形胶质细胞膜上具有氨基酸类递质的转运体,可摄取或清除突触间隙的氨基酸类递质(如谷氨酸及 γ-氨基丁酸等)(图 2-7)。星形胶质细胞还具有调节神经递质或神经活性物质释放的作用。

（七）引导神经元的迁移

在人、猴的大脑和小脑发育过程中,可观察到发育中的神经元沿胶质细胞的突起方向迁移到它们最终的定居部位。此外,它还能指引轴突生长,促进神经元与其他细胞建立突触联系。

三、神经胶质细胞与神经系统疾病

1. 少突胶质细胞与多发性硬化　**多发性硬化**(multiple sclerosis,MS)是一种免疫介导的中枢神经系统慢性脱髓鞘疾病。病变累及脑和脊髓,形成弥散性斑块和脑脊髓炎,临床上以

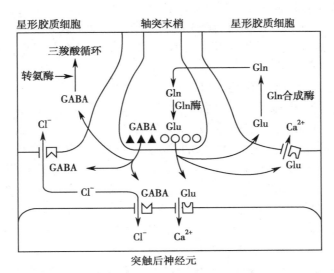

图 2-7 星形胶质细胞参与递质谷氨酸及 γ-氨基丁酸转运示意图
GABA：γ-氨基丁酸；Glu：谷氨酸；Gln：谷氨酰胺。

语言、视力、运动、感觉障碍和颅神经病变为主要表现，病程中常有缓解与复发。遗传因素、环境因素、病毒感染等多种因素相互作用，由致敏 T 细胞、自身抗体或两者共同作用于抗原导致中枢神经系统产生自身免疫性损伤，引起髓鞘的少突胶质细胞损害和继发性轴突损伤，影响神经元的信息传递。MS 早期的脱髓鞘与 T 细胞直接攻击少突胶质细胞无关；后期可因 T 细胞直接攻击少突胶质细胞，导致少突胶质细胞死亡而脱髓鞘；若免疫反应使少突胶质细胞的祖细胞分化受阻，则会导致髓鞘形成障碍型的脱髓鞘改变。

2. 胶质细胞与脑缺血 脑缺血是以脑循环血流减少为特征的脑血管病。体内外研究显示，脑缺血后早期星形胶质细胞数量减少，呈空泡状。随后，星形胶质细胞增生、肥大、肿胀、突起增多，表达特异性标志物——胶质原纤维酸性蛋白（GFAP），并通过分泌生长因子，如胶质细胞源性神经营养因子（GDNF）、神经生长因子（NGF）、细胞因子等修复损伤的神经元；通过细胞表面分子的增加，如细胞黏附分子和细胞外基质分子，诱导轴索发芽，促进轴突再生；诱导再生神经元迁移，使紊乱的神经连接得以修复，恢复神经功能。

脑缺血损伤后小胶质细胞迅速活化、增殖，发挥巨噬细胞样的吞噬作用，并通过产生神经毒性分子和神经营养因子发挥神经毒性和神经保护双重作用。小胶质细胞活化后释放神经毒性分子，如 IL-1β、TNF-α、基质金属蛋白酶（MMP）和 NO 等，引起神经元毒性；MMP 降解细胞外基质成分，对局部神经元膜结构和功能产生损害。活化的小胶质细胞还分泌神经营养因子如转化生长因子 β（TGF-β）、GDNF、血小板衍生生长因子（PDGF）、脑源性神经营养因子（BDNF）和胰岛素样生长因子-1（IGF-1）等，抑制星形胶质细胞反应，减少胶质瘢痕形成，促进神经元分化和存活。

3. 小胶质细胞与帕金森病 帕金森病（Parkinson disease，PD）又称"震颤麻痹"，是一种多发于中老年期缓慢进展的神经系统退行性疾病。其主要病理改变是中脑黑质多巴胺能神经元变性坏死、路易小体（Lewy body）形成及黑质致密部胶质细胞反应，临床主要表现为静止性震颤、肌强直、运动迟缓、姿势步态异常。研究表明，小胶质细胞在 PD 病程进展中起关键作用。PD 患者尸检发现，黑质致密部有大量活化的小胶质细胞聚集。外源性神经毒素如 MPTP，被小胶质细胞产生的单胺氧化酶代谢成有毒的阳离子 MPP+。MPP+能杀死黑质致密部多巴胺能神经元；同时，还能干扰线粒体的呼吸链导致神经元死亡。而死亡的神经元激活小胶质细胞产生超氧化物、前列腺素 E_2 等多种神经毒性物质,继续损伤神经元。此过程反复进行,形成恶性循环。内源性物质如路易小体主要成分聚集或突变的 α 突触核蛋白,除对神经元造成直接损伤外,还可激活小胶质细胞,产生大量氧自由基和促炎性细胞因子,进一步引起神经元死亡。

4. 小胶质细胞与阿尔茨海默病　阿尔茨海默病(Alzheimer's disease,AD)是老年人常见的神经系统退行性疾病,临床上主要表现为进行性记忆减退和认知障碍,病理上以脑内神经原纤维缠结和老年斑形成为特征。细胞外聚集的老年斑主要由 **β 淀粉样蛋白**(β-amyloid protein,Aβ)组成。研究表明,Aβ 沉积激活小胶质细胞引起的炎症反应在 AD 的病程进展中发挥双重作用。一方面,小胶质细胞可吞噬 Aβ,分泌具有神经保护作用的细胞因子,减缓AD 的发生发展;另一方面,Aβ 可激活小胶质细胞,产生大量氧自由基和细胞毒性物质,导致神经元死亡。在疾病的慢性进展过程中,由于患者脑内氧化水平的不断升高和促炎性细胞因子的逐渐释放,削弱了由 Aβ 激活的小胶质细胞的吞噬作用,最终导致 AD 患者脑内 Aβ 的大量沉积和临床症状的进行性恶化。

5. 星形胶质细胞与癫痫　癫痫是大脑神经元突发性异常放电,导致短暂大脑功能障碍的一种慢性疾病。研究发现,癫痫病人的脑组织内星形胶质细胞和小胶质细胞大量增生形成胶质瘢痕,是诱发癫痫的主要原因之一。生理状态下,星形胶质细胞通过其膜上的钠泵活动将细胞外液中过多的 K^+ 泵入细胞内,以此维持细胞外液 K^+ 浓度的稳定及神经元的兴奋性。星形胶质细胞增生导致细胞外间隙 Na^+/K^+ 浓度失衡,使神经元兴奋阈值下降,神经元过度兴奋而引发癫痫。在正常脑中,星形胶质细胞可以接受来自谷氨酸、ATP 等信号的传入,通过钙信号传递释放有限的谷氨酸。癫痫发病早期,星形胶质细胞的兴奋性氨基酸转运体明显增加,对谷氨酸的摄取增加,以此缓和癫痫发作。但长期反复癫痫发作导致星形胶质细胞内的谷氨酸饱和及星形胶质细胞对谷氨酸的摄取能力降低,使细胞外液谷氨酸浓度升高,可以极大地激活其胞内的钙信号传递,从而导致更多的谷氨酸释放,谷氨酸作用于神经元的 NMDA 受体,加强神经元的放电活动,成为癫痫发作的重要原因。另外,GABA 是脑内主要的抑制性神经递质,作用于其 $GABA_A$ 和 $GABA_B$ 受体,产生抑制性突触后电位。星形胶质细胞过量摄取 GABA,使抑制性的超极化突触后电位减低,导致癫痫发作的持续发生。

第三节　神经元的物质转运和轴质运输

神经元的物质转运与轴质运输是神经元维持稳态、新陈代谢与信号转导的基础。神经元不断进行着新陈代谢,各种物质出入细胞。少数脂溶性的物质能自由通过细胞膜脂质双分子层,大部分物质需与细胞膜上的各种整合蛋白(如载体蛋白、通道蛋白、离子泵等)结合而转运。中枢神经系统有效地执行其功能也需要一个稳定的内环境,而血-脑屏障中高度特化的内皮细胞对物质转运进行精确的调控,选择性地将物质转运入脑,并将脑内有害或过剩物质泵出脑外,保持脑的内环境稳定。除此之外,神经元胞体和轴突之间也进行着物质转运和交换,称为轴质运输。

一、神经元的跨膜物质转运

(一)脂溶性物质

小分子脂溶性物质通过单纯扩散的方式顺浓度梯度出入神经元。如参与神经元新陈代谢的脂肪酸、O_2 和 CO_2,参与信息传递的信号物质如 NO、CO 等。类固醇也是脂溶性的,它们既可以以单纯扩散方式被转运,也可以与细胞膜上受体结合,通过第二信使产生快速效应。

（二）葡萄糖、氨基酸

脑组织代谢旺盛,又缺乏无氧代谢机制,基本没有氧和葡萄糖储备,只能依赖葡萄糖供能。因此,及时通过血液供给脑组织代谢所需要的葡萄糖极为重要。神经元通过载体介导的易化扩散来摄取葡萄糖和氨基酸,进行生物氧化和生物大分子的合成,以提供脑代谢所需要的能量。

（三）各种离子

神经元的细胞内、外液中存在着各种带电离子如 Na^+、K^+、Ca^{2+}、Cl^- 等,这些离子均为高度极化的亲水性物质,需借助膜蛋白来实现细胞膜内外的离子转运。这些膜蛋白包括离子通道、离子泵和离子交换体等。离子的跨膜移动将产生神经元的静息电位、动作电位、递质释放、信息传递、腺体分泌、细胞分裂增殖乃至学习和记忆等重要生理功能。

1. 离子通道　由离子通道介导的易化扩散是离子跨膜转运的重要途径。膜两侧离子浓度差和电位差是离子跨膜转运的动力;膜对离子的通透性取决于通道开放的数目和程度。通道的开放引起带电离子的跨膜移动,形成跨膜电流。

离子通道具有门控特性,即离子通道的开放和关闭是由膜电位、化学物质或机械力等刺激因素引起分子内"闸门"样结构的改变来实现的。多数离子通道大部分时间处于关闭状态,只有在特殊信号刺激下,通道蛋白构象发生变化,开放的概率才会倍增。少数离子通道如参与静息电位形成的钾通道则始终处于开放状态,离子可以不受外界信号的影响随时进出细胞,这种通道称为**非门控通道**（non-gated channel）。神经元门控离子通道包括:①电压门控离子通道:膜去极化到一定电位时开放的离子通道,例如,神经纤维膜上的电压门控性 Na^+ 通道在去极化达阈电位水平时,通道开放,产生动作电位。②配体门控离子通道:通道受某些化学物质的影响而开放,如神经递质、激素以及细胞因子等。③机械门控离子通道:当膜的局部受牵拉或者挤压发生变形时,通道被激活,如触觉神经末梢、听觉的毛细胞等都存在这类通道。

2. 离子泵　神经元细胞膜上的离子泵可通过本身的耗能过程介导离子逆浓度差或电位差的主动转运,属于原发性主动转运。

（1）钠-钾泵:**钠-钾泵**（sodium-potassium pump,简称钠泵）是哺乳动物细胞膜上普遍存在的蛋白质分子。当神经元内 Na^+ 浓度升高或神经元外 K^+ 浓度升高时,均可激活钠泵。钠泵活动时,每分解 1 分子 ATP,可泵出 3 个 Na^+,同时泵入 2 个 K^+。神经元钠泵活动的重要意义有:①维持神经元容积与渗透压的稳定,防止细胞水肿和崩解,维持神经元稳定;②维持神经元正常兴奋性:钠泵逆浓度差转运 Na^+ 和 K^+,形成和保持了细胞内外 Na^+ 和 K^+ 离子的不均匀分布,这是维持神经元正常兴奋性的基础;③为继发性主动转运提供能量:钠泵活动建立的细胞外高 Na^+ 的势能贮备,是继发性主动转运的能量来源,如葡萄糖、氨基酸的主动转运以及 Na^+-H^+ 交换和 Na^+-Ca^{2+} 交换等;④为细胞代谢提供必需的条件:钠泵活动造成的胞内高 K^+ 是许多代谢过程所必需的,如核糖体合成蛋白质就需要高 K^+ 环境;⑤钠泵为生电性泵:神经元膜钠泵启动后,Na^+、K^+ 转运比通常是一个正电荷净外流,使膜超极化。

钠泵在脑缺血缺氧中的作用越来越受到重视。由于大脑本身不能储存能量,缺血缺氧使得脑内能量代谢障碍,ATP 供应不足,导致谷氨酸的释放增加,引起神经元死亡。过多的谷氨酸激活谷氨酸受体,使 Na^+ 和 Ca^{2+} 内流过多而引起膜内外离子失衡。细胞内 Na^+ 浓度升高,引起神经元细胞内水钠潴留,神经元水肿;Ca^{2+} 过度内流,引起细胞内 Ca^{2+} 超载,使神经细胞结构与功能受损,导致神经元产生不可逆性损伤,称为神经元**兴奋性毒性**（excitotoxicity）。

（2）钙泵：**钙泵**（calcium pump）是哺乳动物细胞膜上广泛存在的另一种离子泵，又称 Ca^{2+}-ATP 酶，可逆浓度梯度转运 Ca^{2+}。神经元膜上钙泵的功能是维持神经元内有效的 Ca^{2+} 浓度，以实现钙稳态。胞内钙浓度的变化在许多神经元功能中起重要作用，如突触前梢神经递质的释放、细胞膜上离子通道的激活以及许多胞质酶的调节等。所有这些功能均与胞质内钙浓度的瞬时升高有关，因此细胞内 Ca^{2+} 浓度在静息时保持低水平很重要。钙泵按分布的部位不同分两类：①细胞膜钙泵：细胞膜钙泵在结构和功能上与内质网膜上钙泵的不同之处是，钙泵在细胞膜中分布少，转运能力相对较低；②钙库钙泵：指神经元内质网膜钙泵，它们将 Ca^{2+} 从胞质逆浓度梯度转运到内质网中。

神经元内 Ca^{2+} 的生理功能有以下几种：①结构作用：Ca^{2+} 与磷脂结合维持膜的流动性和完整性。②协同作用：Ca^{2+} 与细胞内许多酶和蛋白质起协同作用，以维持细胞的各种生化功能。神经元兴奋时，Ca^{2+} 由细胞外和胞内钙库流入胞质，使胞质内游离 Ca^{2+} 短暂升高，并与钙调蛋白结合，形成 Ca^{2+}-钙调蛋白复合体，触发一系列生理应答反应。③第二信使作用：Ca^{2+} 作为第二信使，发挥细胞内的调节作用，参与神经递质的合成和释放，并通过活化脑内的某些蛋白激酶、胸腺嘧啶合成酶等，影响蛋白质和核酸的合成。

3. 离子交换体　**离子交换体**（ion exchanger）是膜上一类能在帮助某种离子顺电化学梯度转运的同时，也带动另一种离子同向或反向跨膜转运的蛋白质，如 Na^+-Ca^{2+} 交换体、Cl^--HCO_3^- 交换体等。在神经元膜、线粒体膜和内质网膜上存在 **Na^+-Ca^{2+} 交换体**（sodium-calcium exchanger, NCX）（图 2-8），每 3 个 Na^+ 进入胞内的同时，NCX 将 1 个 Ca^{2+} 运出胞外。Ca^{2+} 对 NCX 的亲和性比钙泵低，但由于 NCX 的分布密度高，其转运能力比钙泵约高 50 倍。当电活动引起的由钙通道内流的 Ca^{2+} 超过了钙泵的转运能力时，则 NCX 便开始工作。NCX 参与神经分泌和光感受器活动的调节。

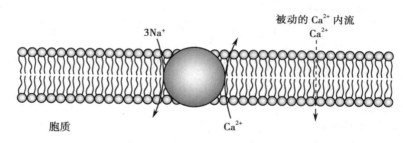

图 2-8　Na^+-Ca^{2+} 交换体示意图

（四）水通道和水的跨膜转运

水通道蛋白（aquaporins, AQPs）是一组影响水跨膜转运和调节细胞内外水平衡的膜转运蛋白，分子量为 28kD，广泛分布于动植物及微生物的细胞膜上。AQPs 在细胞中以四聚体的形式存在，每一个亚单位在功能上可作为一个单水通道。研究证实，AQPs 存在于脉络膜上皮的微绒毛中，AQP4 在成熟脑中的含量最高，对脑组织水的转运和水平衡调节有重要作用。它是一种双向水转运通道，是水进出脑组织的主要通路，对脑内多余水分的清除起重要作用。AQP4 主要分布在星形胶质细胞上，星形胶质细胞可能通过 AQP4 参与调节脑组织水平衡。

（五）神经元的出胞和入胞

神经元膜通过更为复杂的结构和功能变化跨膜转运大分子物质或物质团块，此转运过程需要耗能，是一种主动转运。

1. 出胞　**出胞作用**（exocytosis）是指物质由细胞排出的过程，如神经末梢释放神经递质、神经激素等。各种分泌物大多在粗面内质网中合成,然后在高尔基复合体中加工,在输送过程中逐渐被膜性结构包被形成分泌囊泡,囊泡再逐渐移向特定部位的质膜内侧暂时贮存。当膜外的特殊化学信号或膜两侧电位改变时,局部膜中 Ca^{2+} 通道开放,引起 Ca^{2+} 内流,触发囊泡逐渐向质膜内侧移动,囊泡膜和质膜接触、融合、破裂,释放出囊泡内容物。

2. 入胞　入胞作用(endocytosis)是指某些物质团块(如细菌、病毒、异物、血浆中脂蛋白颗粒、大分子营养物质等)进入神经细胞的过程。

二、物质跨血-脑屏障转运

血液中的激素、氨基酸以及各种离子等经常处于不断变化之中,尤其在进食、运动或应激以后,其中的许多因素会影响神经元的兴奋性,以致影响神经元的功能。而血-脑屏障是存在于脑和脊髓内的毛细血管与神经组织之间的一个动态调节界面,通过对物质转运进行精细的调节,保证脑内环境的高度稳定性,从而保障中枢神经系统功能活动的正常进行,同时阻止微生物、毒素等异物的入侵。

(一) 血-脑屏障的概念与结构

1. 血-脑屏障的概念　血液和脑组织之间选择性地阻止某些物质通过的屏障称为**血-脑屏障**(blood-brain barrier,BBB),可以防止血液中的有害物质进入脑组织。血液和脑脊液之间也存在类似的屏障,称为**血-脑脊液屏障**(blood-cerebrospinal fluid barrier,B-CSF-B)。血-脑脊液屏障位于脉络丛组织中,将外周血与脑脊液分为两个相对独立的循环系统,并负责两者之间的物质转运,此外还有脑-脑脊液屏障。但这些屏障并不完整,在中枢神经系统的某些区域,如下丘脑正中隆起、松果体、垂体神经部、视神经前隐窝等部位缺乏血-脑屏障。

2. 血-脑屏障的结构基础　血-脑屏障的结构有三层:①脑毛细血管的内皮细胞:脑毛细血管的内皮细胞之间无窗孔,呈重叠的、无缝的紧密连接,血液中某些物质不易通过,也无细胞旁路途径转运物质,这是血-脑屏障最重要的特征;②基膜:位于脑毛细血管内皮细胞外连续的膜;③星形胶质细胞的血管周突构成血-脑屏障(图 2-9),或脉络丛上皮细胞构成血-脑脊液屏障(图 2-10)。

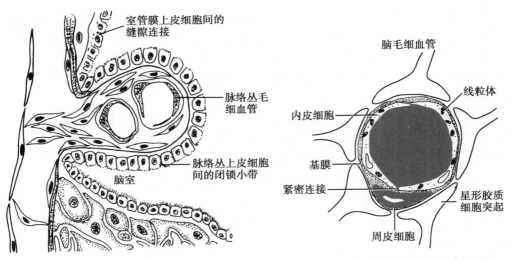

图 2-9　血-脑屏障结构模式图　　　图 2-10　血-脑脊液屏障结构示意图

(二) 物质通过血-脑屏障的方式

物质可以通过**扩散**(diffusion)或**载体转运**(carrier transport)的方式由血液进入脑组织,

或从脑组织排出进入血液。

1. 以扩散方式通过血-脑屏障　构成血-脑屏障的内皮细胞膜具有亲脂性,因此脂溶性物质容易通过,如 O_2、CO_2、N_2 等气体分子以及挥发性麻醉剂可迅速扩散进入脑组织,扩散最快的物质是乙醇。溶质的脂溶性高低决定其通过屏障的难易和快慢。根据这一规律可将某些药物加以改造,使之更容易进入脑组织发挥作用。例如,巴比妥是一种中枢麻醉药,但其亲脂性弱,故进入脑组织很慢,但将其改造成苯巴比妥,亲脂性增强,故能更容易通过血-脑屏障进入脑组织,从而能更快地发挥其催眠麻醉效应。蛋白质和多肽不能通过血-脑屏障,凡与血浆蛋白结合的脂溶性或水溶性物质也不能通过血-脑屏障。例如,正常人红细胞破坏后产生的胆红素与血浆蛋白结合后不能通过血-脑屏障,但新生儿由于血-脑屏障发育尚未成熟,若发生高胆红素血症,游离的胆红素可通过血-脑屏障而进入基底神经节、丘脑底核、苍白球等部位而引起**核黄疸**(kernicterus)。

水可以根据血浆渗透压的改变而自由进出脑组织。临床上采用静脉注入低通透性的复合物,如甘露醇一类的物质,提高血浆渗透压,可使脑组织中的水进入血液中,起到脱水,降低颅内压的作用。

2. 以载体转运方式通过血-脑屏障　载体介导的转运使脂溶性低的物质能跨血-脑屏障转运。脑毛细血管内皮细胞上有多种载体蛋白,能将血液中物质运出内皮细胞。载体蛋白有较高的选择性,一种载体蛋白通常只能转运一种物质,脑血管内皮细胞的特异性载体蛋白可使一些难于通过血-脑屏障的物质顺利转运入脑。

(1) 葡萄糖的转运:葡萄糖是脑唯一的能量来源,但它不能直接进入神经元为其所利用,99% 的葡萄糖通过血-脑屏障内皮细胞转运到脑,进入星形胶质细胞,被酵解生成乳酸为神经元所利用。**葡萄糖转运体**(glucose transporter, GLUT)介导葡萄糖的转运,目前发现葡萄糖转运体家族有 13 个成员,其中 GLUT1 以异构体的形式表达在血-脑屏障的毛细血管内皮细胞中,是介导葡萄糖经过血-脑屏障的主要转运体,可将 D-葡萄糖和甘露糖转运入脑,不转运 L-葡萄糖。GLUT1 是由 492 个氨基酸组成的 12 次跨膜的转运体,由于它不耗能,因此不能逆葡萄糖浓度梯度转运。GLUT1 缺陷引起脑脊液中葡萄糖水平降低,而血中葡萄糖水平正常,此类病人有严重的学习困难症状。

(2) 氨基酸的转运:脑和其他组织一样不能合成必需氨基酸,它们来源于食物或蛋白质降解,依靠氨基酸转运体转运入脑。例如苯丙氨酸、亮氨酸、赖氨酸、异亮氨酸、缬氨酸、色氨酸、甲硫氨酸和组氨酸等必需氨基酸以及非必需氨基酸中的谷氨酰胺、半胱氨酸、精氨酸、酪氨酸、丙氨酸依靠大分子中性氨基酸转运体 L 型转运体转运入脑,转运速速快,且不依赖 Na^+。

(3) 离子的转运:血-脑屏障内皮细胞腔膜侧的 Na^+ 转运体和非腔膜侧的 Na^+-K^+-ATP酶协助 Na^+ 从血液转运入脑,脑毛细血管内皮细胞膜的 Na^+-K^+-ATP 酶活性是外周毛细血管内皮细胞膜上同类酶的 500 倍,同时脑血管内皮细胞内 ATP 酶活性明显高于其他部位的血管内皮细胞,且线粒体内皮细胞内 ATP 酶活性是其他部位血管内皮细胞 5~6 倍,表明其代谢十分活跃,这是物质转运的基础。各种离子的转运快慢也不同,但都比进出其他组织的速度慢得多。可扩散入脑的物质一旦解离形成离子,穿过血-脑屏障的速度则减慢,例如 NH_3、水杨酸、CO_2 分别较 NH_4^+、水杨酸根、HCO_3^- 进入脑组织快。H^+ 的转运也很慢,与 CO_2 的迅速扩散呈鲜明对比。

(4) 铁的转运:在脑毛细血管内皮细胞管腔面有转铁蛋白受体,介导脑外的铁转送入脑。脑对铁摄取的可能机制是:血清转铁蛋白被运送至血-脑屏障,然后与血-脑屏障内皮细胞上的转铁蛋白受体结合,通过转铁蛋白受体介导的内吞作用形成内吞小体,把铁送入内皮细胞,转铁蛋白-转铁蛋白受体复合物再回到细胞表面,二者解离后又回到血液循环中。

3. **神经递质的转运** 正常情况下神经递质几乎不能通过血-脑屏障,这有利于维持脑内中枢递质水平的稳定,排除脑外刺激因素的干扰。脑毛细血管内皮细胞中的酶系统限制了神经递质入脑。例如,脑毛细血管内皮细胞中含有单胺氧化酶、儿茶酚氧位甲基转移酶、芳香胺酸脱羧酶、γ-氨酰转肽酶等,可降解相应的递质,减少血液循环中有强烈生物活性的物质对脑组织内环境的干扰。

三、神经元的轴质运输

轴质运输(axoplasmic transport)是指神经元将线粒体、脂类、囊泡、蛋白质和其他细胞器通过轴突的轴质运送至或运离神经元胞体的过程。神经元胞体内的营养物质通过轴突内轴质流动被输送到轴突的末梢,而轴突末梢的内含物亦能由轴质的逆向流动回输到胞体。

（一）轴质运输的类型

轴质运输是双向的,有顺向运输和逆向运输,以顺向运输为主(表2-3)。

表2-3 轴质运输的主要速率及成分

成分	速率/（mm·d⁻¹）	运输的物质
快速运输		
顺向	200~400	递质囊泡、分泌颗粒、膜蛋白、膜脂质
逆向	200~300	溶酶体、囊泡与酶
慢速运输		
慢成分a	0.1~1.0	神经微丝与微管
慢成分b	2.0~4.0	微丝、代谢酶

1. **顺向轴质运输**（anterograde axoplasmic transport） 是神经元胞体向轴突末梢转运物质的过程。顺向运输的物质有神经递质、神经激素以及内源性神经营养物质。这些物质是由神经元胞体合成,通过轴质流运输至轴突末梢。顺向运输可分为快速运输和慢速运输两类。

（1）**快速运输**（fast transport）:主要转运有膜的细胞器,如递质囊泡、分泌颗粒等囊泡结构及线粒体等,其运输速度可达200~400mm/d。

（2）**慢速运输**（slow transport）:主要转运的有微管、微丝等细胞骨架以及相关蛋白质,其速度可慢至1~12mm/d。它对神经纤维的维持、生长和再生过程有重要作用。

2. **逆向轴质运输**（retrograde axoplasmic transport） 是指将轴突末梢物质向胞体转运的过程。这种逆向运输可能与反馈控制胞体蛋白质合成、递质的回收以及异物的处理有关。一些神经毒素和病毒,如破伤风毒素、狂犬病病毒、单纯疱疹病毒、麻疹病毒等,也可借助逆向运输进入神经元内,自外周侵犯中枢神经系统。

（二）轴质运输的机制

轴质运输机制与微管和微丝等细胞骨架的功能有关。微管是轴质运输的主要结构基础,微管蛋白多聚体起着运输通道的作用,而微管运动蛋白为快速转运提供动力。与微管结合进行物质运输的运动蛋白有两类:**驱动蛋白**（kinesin）和**动力蛋白**（dynein）(图2-11)。

驱动蛋白是一种四聚体蛋白质,有两个球形的头部,一个螺旋状的杆部和两个扇形尾部,头部具有ATP酶活性。它与物质结合的方式很像肌球蛋白,但转运的方向只能是朝向

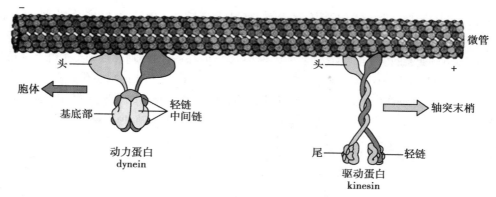

图 2-11　驱动蛋白和动力蛋白结构示意图

轴突的远心端,即微管正端。驱动蛋白通过分解 ATP 导致构象改变,沿微管"行走",将尾部结合的"货物"(如突触囊泡或细胞器)转运到轴突末梢。

动力蛋白是一种具有 ATP 酶活性的巨型蛋白复合体。动力蛋白可以分为两类,即胞质动力蛋白和轴丝动力蛋白,轴丝动力蛋白也被称为纤毛动力蛋白。胞质动力蛋白驱动轴质中物质沿微管逆向转运,即转运的方向朝向轴突的近心端,即微管负端,介导逆向轴质运输。依靠这种方式,动力蛋白可持续移动很长距离而不与微管分离。胞质动力蛋白有助于高尔基体和其他细胞器的定位,帮助内质网、溶酶体等进行运输。

第四节　神经元的生物电现象

机体的组织细胞不论在安静还是在活动时都具有电变化的现象,称为生物电现象。生物细胞以膜为界,膜内外存在的电位差称为**跨膜电位**(transmembrane potential),简称**膜电位**(membrane potential),包括**静息电位**(resting potential,RP)和**动作电位**(action potential,AP)两种表现形式。神经细胞的基本特征是有兴奋性。动作电位的产生是神经细胞兴奋的标志,也是神经细胞传导兴奋的必要条件。

一、生物电现象的观察和记录方法

生物电现象的常用观测方法主要有细胞外记录、细胞内记录以及电压钳(膜片钳)等。早期记录动作电位的方法为细胞外记录,所记录的动作电位是许多神经纤维电变化的复合反应,称为**复合动作电位**(compound action potential)。细胞内记录是利用**微电极**(microelectrode)刺入细胞内,另一电极作为参考电极放在细胞外,这种微电极可以测定细胞在安静或活动时细胞膜内外的电位差及其兴奋时的电位变化。**电压钳**(voltage clamp)技术是一种记录离子通道电流的技术,可以反映全细胞或多个离子通道的活动。**膜片钳**(patch clamp)技术是电压钳技术的进一步改进,用玻璃微电极把只含 1 个或几个离子通道、面积为几个平方微米的细胞膜片通过负压吸引形成高阻封接,破膜后可记录到单一离子通道电流。

利用膜片钳技术可以直接观察、记录和分辨单离子通道电流及其开闭时程,区分离子通道的离子选择性,寻找新的离子通道阻滞剂,发现新的离子通道及亚型,能在记录单通道电流和全细胞电流的基础上计算出细胞膜上的通道数和开放概率,还可用于细胞信号的跨膜转导和细胞分泌机制的研究。膜片钳技术的建立对生物科学特别是神经科学的研究具有划时代的意义。

二、神经元的静息电位

安静时存在于细胞膜内外两侧的电位差称为静息电位。体内不同的神经元有其各自相对稳定的 RP 值,如交感神经节细胞的 RP 为$-40\sim-60mV$,脊髓运动神经元的 RP 约为$-60\sim-80mV$,海马 CA1 区的锥体细胞或大脑皮层锥体细胞的 RP 约为$-60\sim-90mV$,视网膜视杆细胞的 RP 约为$-30\sim-40mV$。对 RP 形成机制的认识是理解神经元膜兴奋性和突触传递的基础。

(一)神经元静息电位的产生原理

1. 静息电位产生原理 RP 形成的基本原因是离子的跨膜扩散。产生离子跨膜扩散有两个条件:①神经元膜内外两侧离子分布。膜内含高浓度的 K^+,而膜外含高浓度的 Na^+、Cl^-等,此外,胞内含有相当浓度的有机阴离子(A^-)。②神经元膜对各种离子的通透性。在安静时,神经元膜中存在持续开放的非门控钾通道,故细胞膜对 K^+的通透性最大,对 Cl^-次之,对 Na^+的通透性很小,而对带负电的大分子有机物则几乎无通透性。因此,K^+顺浓度梯度从膜内流向膜外,而膜内带负电荷的蛋白质分子不能跟随外流,造成膜内电位偏负而膜外电位偏正,形成 RP。

2. K^+平衡电位 20 世纪初 Bernstein 提出了关于 RP 产生的"膜学说",认为 RP 是由细胞内外 K^+的不均匀分布和细胞膜对 K^+的选择性通透引起的。由 K^+外流形成的内负外正的电位差限制 K^+进一步外流,这种电势梯度的对抗作用最终与浓度梯度的驱动作用达到平衡,此时膜两侧的电位差称为 K^+的平衡电位。根据 Nernst 公式计算得到的 K^+平衡电位的数值与实际测得的 RP 数值相近,表明 K^+外流达 K^+平衡电位是形成 RP 的主要原因。

3. Na^+和 Cl^-的通透性与静息电位 静息时,胞膜对 Na^+、Cl^-也有一定的通透性。在胞外 K^+浓度较低的情况下静息电位偏离理论预期值,表明 Na^+和 Cl^-的浓度和通透性变化也会影响 RP 的数值。

4. Na^+-K^+泵在静息电位形成中的作用 由于 Na^+-K^+泵对 Na^+、K^+的不等量转运(Na^+:$K^+=3:2$),即 Na^+的泵出多于 K^+的泵入,因而 Na^+-K^+泵运转的结果就会造成膜内电位偏负,膜外电位偏正,导致生电作用。如果 K^+外流或 Na^+内流增加,Na^+-K^+泵的运转加速,则生电作用加大。Na^+-K^+泵的生电作用对 RP 的作用因细胞的种类和状态有很大的差异,可在 $2\sim16mV$ 之间。

(二)神经元静息电位的变化

生理条件下大多数神经元的 RP 是稳定的(图 2-12a)。但有些神经细胞如运动神经元的 RP 可呈双稳定状态,即细胞受到一个短暂的兴奋性刺激后,可从原 RP 稳定状态进入另一个去极化稳定状态(图 2-12b)。还有一些神经元如脑干和下丘脑的某些神经元不能维持稳定的 RP 状态,呈周期性的去极化,并在此基础上自发产生动作电位(图 2-12c),这些细胞

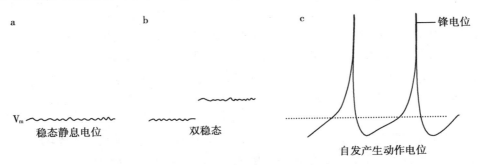

图 2-12 神经元的静息电位示意图

也称为自发放电细胞。

三、神经元的动作电位

AP 是指可兴奋细胞在受到一次有效刺激后,膜电位在静息电位的基础上产生的一个快速、可传播的电位波动,是一切可兴奋细胞兴奋的标志。只有阈刺激或阈上刺激才能使可兴奋细胞产生动作电位。阈刺激是指刺激时间不变的条件下使细胞产生 AP 的最小刺激。阈上刺激是大于阈刺激的刺激。AP 的产生还与阈电位有关。阈电位是触发细胞产生动作电位的临界膜电位,其本质是引起细胞膜上电压门控 Na^+ 通道大量开放的膜电位。只有阈刺激和阈上刺激才能使细胞静息电位去极化到达阈电位,是 AP 产生的有效刺激。神经元 AP 同其他可兴奋细胞的 AP 一样,也是一个连续的膜电位瞬态变化过程。从膜内为负的 RP 在极短的时间内反转为膜内为正,然后又恢复到膜内为负的 RP 水平。AP 的上升支是膜电位的去极化过程,下降支是膜电位的复极化过程。

根据 AP 波形特征和形成机制的差异,可将神经元动作电位分为钠依赖性动作电位、钙依赖性动作电位和钠/钙依赖性动作电位三种。

(一) 钠依赖性动作电位

钠依赖性动作电位(Na⁺-dependent action potentials)是指 AP 的去极化相主要是由 Na^+ 参与形成。神经元的胞体和轴突处所发生的 AP 是钠依赖性动作电位,其功能是以 AP 的形式将胞体产生的信息传导到轴突末梢。

1. 钠依赖性动作电位的波形特点　钠依赖性 AP 幅度高,去极化速度快(图 2-13)。

(1) 去极化相:AP 初始上升速度缓慢,当去极化到达阈电位水平时,去极化速度突然加快,形成锋电位的上升支。快速去极化过程中的超过 0mV 的部分称为超射。

(2) 复极化相:AP 复极相最初是快速复极化部分,形成锋电位的下降支。当复极化下降至动作电位振幅约 70% 处,紧接锋电位有一复极化缓慢的后电位。后电位包括两部分:①**负后电位**(negative after-potential),也称**去极化后电位**(depolarizing after-potential);②**正后电位**(positive after-potential),也称**超极化后电位**(hyperpolarizing after-potential),最后达 RP 水平。

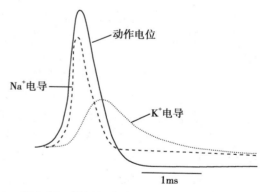

图 2-13　神经纤维动作电位和膜电导改变的关系

锋电位是由去极相陡峭的上升支和复极相快速下降的部分共同构成。锋电位是 AP 的标志。

2. 钠依赖性动作电位的形成机制　用**河鲀毒素**(tetrodotoxin,TTX)阻断 Na^+ 通道,AP 完全消失;用**四乙胺**(tetraethylammonium,TEA)阻断 K^+ 通道,则影响复极化过程(图 2-14),提示 AP 的去极化、复极化分别与 Na^+、K^+ 跨膜流动有关。经枪乌贼巨大神经轴突电压钳实验发现,AP 处于去极化相时,细胞膜有内向 Na^+ 电流;当膜电位处于复极化相时,细胞膜有外向 K^+ 电流。

(1) 参与去极相形成的主要离子通道:参与去极相形成的是**电压门控钠通道**(voltage-gated Na^+ channels)。单通道钠电流是全细胞钠电流的基本单位。如果膜电位去极化水平没有到阈电位水平,就不会有钠电流出现。当膜电位从静息电位去极化达到阈电位时,即可激

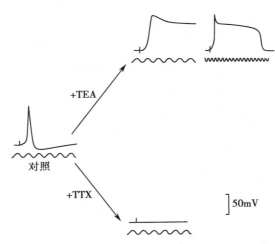

图2-14　TTX和TEA对枪乌贼巨大神经轴突动作电位的影响

活钠通道,引起单通道钠电流的出现。一个钠通道开放产生的电流不足以产生AP的去极相,至少上千个钠通道开放才能产生AP的去极化相。多通道钠电流具有快速激活和快速失活的特性,使产生的AP去极化相形成出现快但持续短的特点。

（2）参与复极相形成的离子通道:复极相是由**电压门控延迟整流钾通道**（voltage-gated delayed rectifier K⁺ channels）形成的。当一定的去极化电压作用于单通道后,离子流需要经过一个延迟过程才开始出现,持续时间长,可长达数秒不失活,且可反复开放。

3. 钠依赖性动作电位的特性

（1）"全或无"特性:当给予单个神经元的刺激强度未达到一定数值时,不能引起AP;一旦刺激强度达到阈值时就能引起一个幅度达到最大值的AP,并且不会因再增加刺激强度而增加AP幅度,这一特性称为**"全或无"**（all or none）特性。

（2）不衰减传导:AP在扩布过程中其幅度和波形不因传导距离的增加而减小。

（3）连续产生的动作电位不会发生融合:给予神经一串连续刺激可使神经产生多个AP,而每两个相邻的AP之间总有一定的间隔,表现为一个个分离的脉冲式发放。即连续产生的AP不会互相叠加在一起,这是因为有绝对不应期的存在。

4. 钠依赖性动作电位产生后兴奋性的变化　神经细胞接受一次有效刺激产生AP后,其兴奋性将会产生周期性的改变（图2-15）。在这些变化之后,细胞的兴奋性才完全恢复正常。周期性改变的机制与Na⁺通道处于备用、激活、失活的状态及膜电位与阈电位之间的距离有关。

（1）绝对不应期:在细胞受刺激发生兴奋后的较短时期内,无论给予多么强大的刺激,都不能使其再次发生动作电位,称为**绝对不应期**（absolute refractory period）,此时兴奋性为零。

（2）相对不应期:绝对不应期之后的一段时间内,大于阈强度的刺激才能引起新的动作电位,称为**相对不应期**（relative refractory period）,此时细胞的兴奋性低于正常。

（3）超常期:相对不应期之后,细胞的兴奋性又稍高于正常水平,此时若给予一个小于阈强度的刺激就可能引起新的动作电位,称为**超常期**（supranormal period）,此时细胞的兴奋性高于正常。

（4）低常期:超常期之后,细胞的兴奋性又转入低于正常的时期,需用大于阈强度的刺激才能引起新的动作电位,称为**低常期**（subnormal period）。

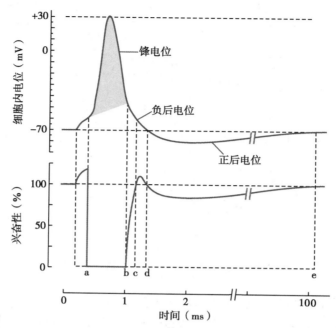

图 2-15　兴奋性变化与动作电位的时间关系示意图

ab：绝对不应期；bc：相对不应期；cd：超常期；de：低常期。

（二）钙依赖性动作电位

钙依赖性动作电位（Ca^{2+}-dependent action potentials）是发生在神经细胞树突处的 AP，其功能是引起局部细胞内 Ca^{2+} 浓度的瞬态增加，从而触发一系列由 Ca^{2+} 介导的细胞内效应。钙依赖性动作电位的主要特点如下。

1. 动作电位波形特点　AP 的振幅较低，持续时间较长。

2. 动作电位产生机制　AP 的去极相是在去极化达到 Ca^{2+} 通道的激活值后，Ca^{2+} 通道开放引起的 Ca^{2+} 内流所致；复极相是由延迟外向整流钾通道和钙依赖性钾通道开放引起的 K^+ 外流所致。

（三）钠/钙依赖性动作电位

钠/钙依赖性动作电位（Na^+/Ca^{2+}-dependent action potentials）是发生在神经元轴突末梢的动作电位，其功能主要是在动作电位期间引起细胞外 Ca^{2+} 内流增多，参与触发轴突末梢释放神经递质。

1. 钠/钙依赖性动作电位的特点　去极相振幅较大，而复极速度较慢。

2. 动作电位产生机制　动作电位的去极相是在去极化达到钠通道的激活值后，Na^+ 迅速内流导致快速去极化；复极相是由延迟外向整流钾通道和电压门控 Ca^{2+} 通道开放，引起的 K^+ 外流和 Ca^{2+} 内流。

四、电紧张电位和局部电位

（一）神经元膜的电学特性

神经元生物电现象的复杂性与其诸多电学特性密切相关，其中被动电学特性对神经细胞生物电的产生过程和信号传递影响很大。

1. 神经元膜的被动电学特性

（1）**膜电容**（membrane capacitance，C_m）：由于神经元膜脂质双层的绝缘作用，细胞内液与细胞外液相当于两块金属板（导体），二者形成典型的平行板电容器。神经元的电容一般

为 $10^{-6}\mathrm{F/cm^2}$ 膜面积。但膜上有离子通道,带电离子可以通透,被隔离的电荷会慢慢漏掉,因此它又是一个不完善的电容器。

（2）**膜电阻**（membrane resistance，R_m）：神经细胞膜虽然很薄但电阻很高。这是由于离子在膜脂质双层结构中溶解度低,脂质双层又是一个电绝缘体。即使膜两侧电位差很大,离子电流也不能通过。细胞膜电阻往往用单位面积膜电阻乘以膜面积（即 $R_m \times S$）来表示,单位为 $\Omega \cdot \mathrm{cm^2}$。生物膜的电阻大约在 $10^3 \Omega \cdot \mathrm{cm^2}$ 左右,决定和影响电阻大小的因素是脂质双分子层中插入的离子通道、转运体数量以及它们的活动状态。

2. 神经元膜等效电路 神经元膜可以等效为由电池、电阻、导体、电容和电流发生器组成的电路。特定膜面积中的 K^+、Na^+、Cl^- 等离子通道各自的**膜电导**（membrane conductance，G）（膜对离子的通透性）与电池 E 串联并汇总,可以得到如图 2-16 所示的等效电路。给这种等效电路施加一个恒定电流,其电位的变化与实验中测得的结果非常接近。因此等效电路反映了膜的电学特征。神经纤维中细胞质电阻、膜电阻和膜电容的组合对于膜电流和膜电位的影响具有依距离而衰减以及在时间上延缓的作用,即具有类似电缆的被动电学特点。在一定条件下如给予神经纤维阈下刺激,这种性质遵循欧姆定律。

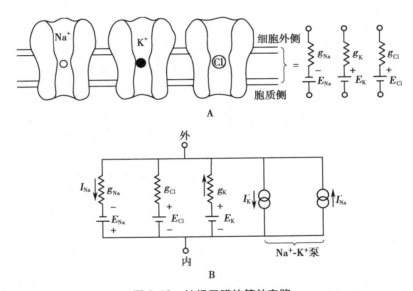

图 2-16 神经元膜的等效电路
A. 神经元膜离子通道可用电池与电导串联表示；B. 静息状态神经元膜的等效电路。稳态条件下,通过 Na^+、K^+ 通道的 I_{Na} 和 I_K 由 Na^+-K^+ 泵驱动的 I'_{Na} 和 I'_K 所平衡。

3. 膜的被动电学特性对神经信号传导的影响 神经元之间的信号传导是以**局部电流**（local current）的形式进行的。动作电位通过局部电流在细胞膜上进行传导,使整个细胞膜都依次发生动作电位。其传导速度主要受以下因素的影响。

（1）轴突直径：由于轴质纵向电阻 r_i 与轴突直径的平方成反比,单位轴突长度的 C_m 却与轴突直径成正比,则轴突直径增大的最终效应是使 $r_i C_m$ 值降低。时间常数 $\tau = r_i C_m$,当 $r_i C_m$ 减小,τ 也减小,τ 越小传导越快,故而轴突直径增大可使神经信号传导速度加快。

（2）髓鞘结构：神经纤维的髓鞘结构可使轴突膜厚度增大 100 倍。平行板电容器的电容与绝缘物质的厚度成反比,因而髓鞘结构使 C_m 降低,从而降低 $r_i C_m$ 值。髓鞘结构导致有髓纤维轴突直径比同样直径的无髓纤维轴突更能减少 $r_i C_m$ 值,故有髓鞘纤维的传导速度比无髓鞘纤维快得多。

（3）郎飞结：有髓纤维通过郎飞结内流的电流将使前方有髓鞘纤维电容放电。由于郎

飞结的电压门控性 Na^+ 通道密集,对轴突传来的去极化的被动扩布可产生强大的 Na^+ 内流,使动作电位的振幅得到增强,防止信号依赖距离(长度)衰减,形成从结到结的快速**跳跃式传导**(saltatory conduction)。

（二）电紧张电位和局部反应

1. 电紧张电位　膜的被动电学特性决定了电紧张电位的形成。研究表明,如果从神经纤维的某一点向轴质内注入电流,该电流将沿轴质向该点的两侧流动(轴向电流),由于轴向电阻的存在以及沿途不断有电流跨膜流出(跨膜电流),所以不论是轴向电流还是跨膜电流都随着距离的增加而逐渐衰减。由于膜本身的电学特性,跨膜电流通过时必然产生膜电位的变化,随着跨膜电流的逐渐衰减,膜电位也逐渐衰减,形成一个有规律的膜电位分布(图 2-17C),即注入电流处的膜电位最大,其周围一定距离外的膜电位将依距离的增加而发生衰减。这种由膜的被动电学特性决定其空间分布的膜电位称为**电紧张电位**(electrotonic potential)。

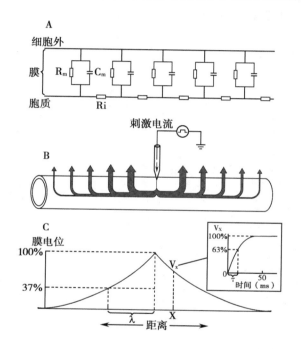

图 2-17　膜的被动电学特性和电紧张电位
A. 膜的等效电路图;B. 经微电极向神经纤维轴质内注入的电流沿轴质纵向流动并跨膜流出胞外,由于辐轴向电阻(A 图中的 Ri)的存在和沿途不断跨膜漏出,电流密度(由图中箭头的宽度表示)随流动距离的延长而逐渐衰减;C. 随距离增加而逐渐衰减的跨膜电流引起的膜电位变化,即电紧张电位。C_m:膜电容;Rm:膜电阻;Ri:轴向电阻;λ:空间常数;V_x:X 点处的膜电位;右侧插图显示 V_x 形成的时间过程,τ 为时间常数。

电紧张电位也可由外加电流刺激引起。如图 2-18 所示,当两个与直流电源相连的电极与神经纤维相接触时,电极可从正极通过膜外的溶液流向负极;另一方面,电流也可从正极流向膜内,从膜内流向负极处,再从膜内流向膜外而到达负极。这些穿过膜的电流,不仅在电极下的细胞膜流动,而且还会扩散到电极附近的一定区域,进行穿膜流动。通常在电极下的该点上,电流密度最大;离电极愈远,电流密度愈小。这种电流的流动,即**电容电流**(capacitive current),将伴随膜电位的改变而改变。

在正极下方,增加的膜外正电荷使膜电容充电,增加了膜外的正电位,形成超极化;在负极下方,相当于在膜内通正电流,使膜电容放电,减少了膜外的正电位,形成去极化;这种外加电流所引起的膜电位的改变,称为电紧张电位,前者称为超极化电紧张电位,又称阳极电紧张电位;后者称为去极化电紧张电位,又称阴极电紧张电位。在电紧张电位产生过程中,没有离子通道的激活和膜电导的改变,完全是由膜固有的电学特性所决定的。

2. 局部反应　由于神经纤维膜本身的整流特性,使得阴极下的电流密度要比阳极下大20 多倍。给予神经纤维阈下刺激,在阳极和阴极刺激下分别产生超极化和去极化的电紧张变化,并随刺激强度的增加而加大。在刺激强度较小时,阳极和阴极刺激下的电紧张电位大小相等、方向相反,两者呈镜像式关系(图 2-19)。当刺激强度进一步增加并接近于阈值时,

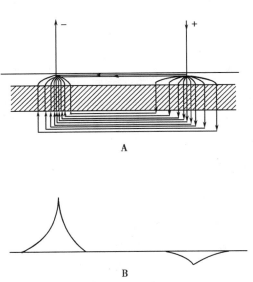

图 2-18　在阴极、阳极下电流分布示意图
A:电流方向与密度;B:相应部位的膜电位
变化。

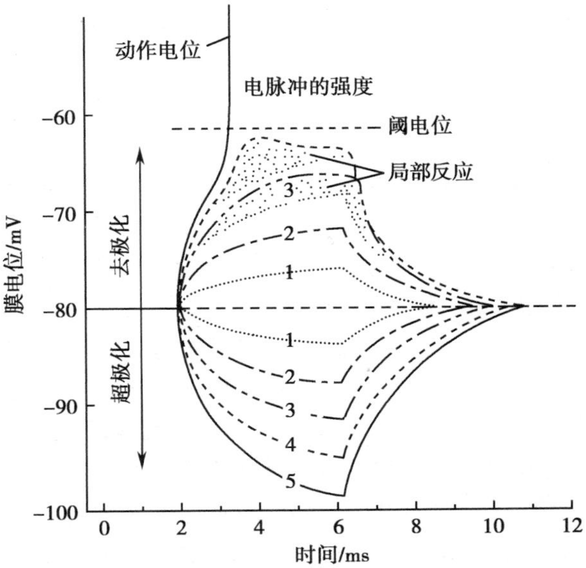

图 2-19　电紧张电位、局部反应与动作电位示意图

阴极刺激下的去极化电位变化大于阳极刺激下的超极化电位。这是因为当刺激强度较小时,无论阳极刺激还是阴极刺激下都可产生电紧张电位。但刺激强度较大时,阴极下的膜在产生电紧张电位的基础上,能激活某些离子通道时,就会引起由于离子通道开放而产生的跨膜离子流和膜电位的变化,并叠加于电紧张电位之上,称为**局部反应**(local response)或**局部兴奋**(local excitation)。局部反应未达到阈电位水平,则不能爆发动作电位,但它与阈电位的差值减小,此时如果细胞膜再受到刺激,经过总和后更容易到达阈电位而发生兴奋,爆发动作电位,可见局部反应可以提高细胞膜的兴奋性。

局部反应具有如下特点:①不具有"全或无"特性:在阈下刺激范围内,随刺激的增强而增大。②呈电紧张式扩布:由于电位波幅较小,因而在电位向周围扩布时,随着传导距离的增加而电位的幅度逐渐减小甚至消失,这种衰减式传导方式称为电紧张式扩布。③总和现象:局部反应是可以叠加的,局部反应没有不应期,并能持续短暂时间(若干毫秒)。因此,阈下刺激所引起的局部反应可以叠加起来,即发生总和,包括**时间总和**(temporal summation)和**空间总和**(spatial summation)。

综上所述,细胞的兴奋可由两种方式引起:一种是给予一个阈刺激或阈上刺激,就能使膜电位值减小到阈电位,从而爆发动作电位;另一种是受到多个阈下刺激,通过局部反应发生总和,从而使静息电位值减小到阈电位水平,导致动作电位的爆发。总之,总和现象的生理意义就在于使局部兴奋有可能转化为可远距离传导的动作电位。

第五节　神经的营养性作用和神经营养因子

神经营养因子是指一类对神经细胞起营养作用的多肽物质。对于神经营养因子的研究可追溯至神经生长因子的发现。20 世纪 50 年代神经科学家 Montalcini 分离纯化出一种能促进神经生长的可溶性蛋白质,并将这种物质命名为**神经生长因子**(nerve growth factor, NGF)。NGF 的发现,不仅有助于神经缺陷的修复,而且带动了许多新神经营养因子的发现,推动了神经科学的发展。

一、神经的营养性作用

神经对所支配的组织能够发挥两方面的作用:一方面通过传导神经冲动释放神经递质作用于突触后膜快速地改变所支配组织的功能活动,这一作用称为神经的**功能性作用**(functional action);另一方面神经末梢还能经常性持续释放一些物质,持久地调整被支配组织的内在代谢活动,影响其结构、生化和生理功能,称为神经的**营养性作用**(trophic action)。神经的营养性作用在正常情况下不易被觉察,但在神经被切断后能够明显地表现出来。损伤或切断运动神经后,神经轴突,甚至胞体可发生变性,神经所支配的肌肉内糖原合成减慢,蛋白质分解加速,肌肉萎缩。这是由于肌肉失去了神经营养性作用的缘故。如将两侧断端神经缝合,经过神经再生,肌肉内糖原和蛋白质合成重新加速,肌肉萎缩逐渐恢复,这是肌肉重新得到神经营养性作用的结果。脊髓灰质炎患者受损的前角运动神经元丧失功能,所支配的肌肉因失去运动神经的营养性作用而发生萎缩。持续应用局部麻醉药阻断神经冲动的传导并不能使所支配的肌肉发生内在代谢改变,表明神经的营养性作用与神经冲动无关。

二、神经营养因子

20 世纪 80 年代以来,一系列具有神经营养作用的因子陆续被发现,如**脑源性神经营养因子**(brain-derived neurotrophic factor,BDNF)、**神经营养因子-3**(NT-3)、**神经营养因子-4/5**(NT-4/5)、**神经营养因子-6**(NT-6)、**睫状神经营养因子**(ciliary neurotrophic factor,CNTF)、**胶质细胞源性神经营养因子**(glial cell line-derived neurotrophic factor,GDNF)等,统称**神经营养因子**(neurotrophic factors,NTF)。

(一)神经营养因子的概念

Montalcini 建立的"神经营养因子理论"提出,神经元的生长发育必须有来自靶组织的 NTF 逆向性地、专一地作用于支配神经元。NTF 是神经细胞发生过程中细胞存活、分化的依赖因子,是发育成熟神经元功能的调控因子,也是神经元受损害时保护其存活和促进其生长的必需因子。目前对神经营养因子较为一致的认识是:①NTF 是一类为神经系统提供营养微环境的可溶性多肽;②NTF 不仅来源于靶细胞,也来源于传入的神经细胞和神经胶质细胞,甚至来源于神经元本身;③在执行其功能过程中,NTF 多个结构不同的分子能协同地发挥效能,具有多样性和多效性;④不同的 NTF 可以结合同一受体或亚单位。

实际上 NTF 的分布与作用并不限于成熟神经元,甚至也不限于神经系统,非神经元(如胶质细胞)产生的生长因子也有许多在脑内存在,并对胚胎发育阶段或成熟后的神经组织有作用。

(二)神经营养因子的分类

NTF 包括很多家族,至今也无普遍接受的分类。根据 NTF 的结构、受体类型和功能的不同,将其分为神经营养因子家族和其他神经营养因子两类。

1. 神经营养因子家族 神经营养因子家族又称神经生长因子家族,主要包括 NGF、BDNF、NT-3、NT-4/5 等,它们都来源于同一基因家族,氨基酸序列同源性大于 50%,其活性形式均为二聚体。NTF 的生物学活性是通过相应的**酪氨酸激酶受体**(tyrosine kinase receptor,Trk-R)介导实现的(图 2-20)。

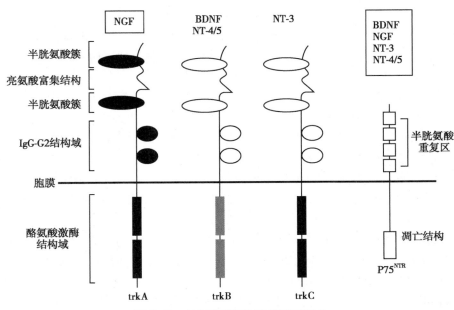

图 2-20 神经营养因子家族及其受体

2. 其他神经营养因子 其他 NTF 主要包括 CNTF 和 GDNF,属于细胞因子受体家族。

(1) 睫状神经营养因子:CNTF 从结构上看与以往的神经营养物质及 NGF 均不相同。二级结构中富含 α 螺旋结构,此结构为维持其活性所必需。

(2) 胶质源性营养因子:GDNF 在神经系统的不同脑区均有分布,其来源包括 I 型胶质细胞、神经元和松果体细胞。在成人脑内 GDNF 在尾状核中分布较多,壳核中分布较少,还见于海马、皮层和脊髓等处。GDNF 对交感神经元、感觉神经元都具有良好的营养作用,还能促进中脑多巴胺能神经元和运动神经元的生长。

(三) 神经营养因子的生理作用

1. 神经生长因子家族的生理作用 神经中枢合成的内源性 NGF 既可以影响其上级传入神经元,也可通过轴突顺行转运影响其远端的靶细胞,还可通过旁分泌、自分泌影响周围的细胞及组织。

(1) 神经生长因子的生理作用:NGF 对神经系统发育期和成熟期作用不同。发育期对 NGF 的依赖更大:①促进胚胎发育期神经元的分化:诱导神经纤维的定向生长,促进胚胎早期细胞有丝分裂,促进神经元胞体代谢,调控神经元存活的数量,促进微丝微管蛋白合成,微管磷酸化。②维持成熟神经元的存活:部分交感神经元及胆碱能神经元需依赖 NGF 存活,也有利于感觉神经元的再生。体外培养的交感神经元中,若不加入 NGF,或者加入 NGF 之后再撤掉 NGF,大部分神经细胞会在 24 小时内死亡。

(2) 脑源性神经营养因子的生理作用:BDNF 可以促进神经元的存活和分化。包括:①胆碱能神经元:促进体外培养或体内切断轴突的胆碱能神经元的存活。②多巴胺能神经元:BDNF 能促进胚胎中脑腹侧神经元的存活,提高多巴胺能神经元摄取多巴胺的能力,显著降低神经毒素 6-羟基多巴胺对多巴胺能神经元的毒性,促进多巴胺能神经元突起的形成。③运动神经元:促进受损伤的运动神经元的存活和轴突再生。④感觉神经元:感觉神经元内存在 BDNF 的自分泌和旁分泌环路,可防止感觉神经元死亡。

(3) 神经营养因子-3 的生理作用:①维持神经元的存活,促进其分化与增殖。体外研究表明 NT-3 促进交感神经元、感觉神经元、大脑皮层的上运动神经元、脊髓前角运动神经元以及大脑基底部的胆碱能神经元的存活,可维持三叉神经核和中脑核神经元 90% 以上、脊神经节神经元 60% 以及睫状神经节 30% 的神经元存活。②诱导神经元轴突生长：NT-3 能促进背根神经节感觉神经元和交感神经节细胞轴突的生长，但不能促进睫状神经节轴突的生长。③促进损伤神经的修复：NT-3 和髓磷脂相关突起生长抑制蛋白抗体协同作用，可增加横断的皮层脊髓束再生出芽。

（4）神经营养因子-4/5 的生理作用：①维持神经元的分化和存活。NT-4/5 能减少发育中运动神经元的丧失，提高轴突切断的神经节细胞的存活。体外实验表明，NT-4/5 对胚胎期海马神经元、胆碱能神经元、去甲肾上腺素能神经元、纹状体 γ-氨基丁酸能神经元、感觉神经元、交感神经元和小脑颗粒细胞、蓝斑核神经元等有营养作用。NT-4/5 还促进脊髓前、后角神经元存活。②促进视觉中枢发育：NT-4/5 及其受体在视皮层内有特定的分布，可影响眼优势柱和外侧膝状体分层结构的发育。③促进周围神经损伤的修复：在离断大鼠坐骨神经的实验中，在离断处加入 NT-4/5，坐骨神经元的退变显著减缓。

2. 睫状神经营养因子的生理作用　包括：①促进神经细胞的存活：CNTF 能有效地防止面神经轴突切断后面神经核神经元的变性死亡，参与神经损伤后的修复和再生。②促进神经元的分化：CNTF 可促使神经细胞向胆碱能神经元分化并合成乙酰胆碱作为神经递质。③对非神经组织的作用：CNTF 能够抑制外周血单核细胞产生 IL-8 和前列腺素 E_2，抑制胚胎多能干细胞的分化，诱导肝细胞表达急性反应蛋白。

3. 胶质细胞源性神经营养因子家族的生理作用　胶质细胞源性神经营养因子家族是由 GDNF、neurturin（NTN）、persephin（PSP）、artemin（ART）等一类结构相似、功能相关的分泌型蛋白组成，其一级结构都具有 7 个半胱氨酸残基，有较高同源性。其作用有：①促进多巴胺能神经元的存活。GDNF、NTN、PSP 促进多巴胺能神经元分化，使神经元胞体增大、轴突延长。在黑质-纹状体系统中，GDNF 与 NTN 均能促进多巴胺神经元的存活，但二者的生理功能有区别，NTN 只选择性地促进多巴胺神经元存活，而 GDNF 除广泛的促进存活效应外，还能促进神经元轴突纤维的生长。②促进周围神经系统神经元存活。对颈上神经节交感神经元具有营养与支持作用，也能促进脊髓背根神经节、三叉神经节感觉神经元的存活。③防止运动神经元退行性病变，保护脊髓运动神经元。

三、与神经营养因子相关的神经系统疾病

神经系统疾病主要包括**神经系统变性疾病**（neurodegenerative diseases）和神经损伤等。神经退行性疾病如**肌萎缩侧索硬化**（amyotrophic lateral sclerosis，ALS）、**帕金森病**（Parkinson disease，PD）、**亨廷顿病**（Huntington disease，HD）、**阿尔茨海默病**（Alzheimer's disease，AD）等，目前治疗手段有限。

1. 运动神经元疾病　ALS 简称渐冻症，是一种渐进性的运动神经元退行性疾病，目前尚无有效治疗手段。研究表明，发育中的以及成熟运动神经元对 BDNF、NT-3、NT-4/5 有反应。BDNF、NT-3 可增加培养的胚胎大鼠运动神经元的活性。BDNF 还可防止运动神经元的自然死亡，并对损伤的新生大鼠面部运动神经元有保护作用，当神经切断后，BDNF、NT-3 逆行运输到运动神经元的量会急剧增加。外源性 BDNF 能延迟运动神经元病中的运动失能，减轻神经肌肉萎缩和运动轴突消失，这些研究为应用 BDNF 治疗 ALS 提供了理论基础。

CNTF 能改善运动神经元退变的小鼠的行为、功能并延长其生命。GDNF 也可防止面部神经运动神经元的萎缩退变，鸡、小鼠局部或全身给予 GDNF，可阻止面神经核的胆碱乙酰转移酶（ChAT）活性下降，防止切断脊神经后，运动神经元的萎缩退变。

2. 基底神经节疾病　PD 是一种基底神经节疾病，是由黑质纹状体多巴胺能神经元的进行性退化引起的运动失调症。其神经元退化进程远在临床症状出现之前。BDNF 对多巴

胺神经元有特殊营养作用,并对神经毒素6-羟基多巴胺(6-OHDA)等损伤的神经元有保护作用。另外,BDNF对基底神经节的非多巴胺能系统(如中脑GABA能神经元,纹状体内5-HT能神经元)也有营养作用,也可用于HD等的治疗。GDNF是目前发现对多巴胺能神经元作用最强的因子之一,在PD动物模型中,单次脑内注射100μg和450μg GDNF,能扭转多巴胺能神经元变性,且不会出现运动障碍,效果好于左旋多巴。

3. 阿尔茨海默病 AD的病理变化为广泛的大脑皮层神经元丧失,尤其是海马和基底前脑胆碱能神经元退化。NGF能防止前脑胆碱能神经元的萎缩,提高认知损伤的老年大鼠的ChAT水平,促进胆碱能神经元的功能,提高记忆。神经营养素家族其他成员如BDNF、NT-3、NT-4/5均能维持胆碱能神经元存活,上调其ChAT表达,且有比维持神经元存活更为广泛的作用,这些广泛作用与AD尤其有关。

4. 外周感觉神经病 外周感觉神经元退化是外周神经病的常见病症,往往由糖尿病、抗肿瘤药(如顺铂)、酒精中毒、获得性免疫缺陷综合征(AIDS)、遗传因素等引发。NGF用于外周感觉神经病的临床试验已经开始,长期治疗可延缓感觉功能减弱并能使部分丧失的功能恢复。除上述疾病以外,BDNF、NT-3、NT-4/5对听神经损伤、视神经损伤也有保护作用,NTFs在神经胶质瘤、成神经细胞瘤等疾病治疗中也有应用前景。

5. 急性神经系统损伤和脑缺血 机械损伤或脑缺血引起的急性神经系统损伤目前尚无有效的药物治疗。NGF脑室注射可抑制沙土鼠脑缺血后引起的海马神经元死亡;BDNF和NT-4/5则可明显减少因大鼠大脑中动脉结扎而引起的梗死面积;动物实验表明NTFs可减少因缺血中风引起的神经元变性并改善症状;BDNF、NT-3和NT-4/5均能增加皮层神经元对葡萄糖和氧的利用;NTFs还可通过调节细胞内超氧化物歧化酶和谷胱甘肽过氧化物酶的水平及活性达到抗缺氧、缺血的损害。

6. 癫痫 癫痫发作可诱导海马内BDNF水平上调,进而激活海马门区及CA3区腔隙层的TrkB受体,通过促进兴奋性神经递质释放等效应,加强海马通路尤其是苔状纤维的兴奋性突触传递,从而导致持续的高度兴奋状态,阻断BDHF信号转导通路则可抑制癫痫的发生。可见BDNF的上调和TrkB受体的激活在癫痫发作过程中起关键作用。

7. 其他相关疾病 神经营养因子还与抑郁以及精神分裂症有关。抑郁可能会导致海马神经元的萎缩、变性以及死亡,同时会降低BDNF的水平。5-HT含量降低也是抑郁产生的原因之一,BDNF是5-HT能神经元的生长因子,低水平的BDNF可能会影响5-HT的含量从而导致抑郁的产生。有研究报道精神分裂症患者与正常人相比,海马的BDNF水平存在差异。实验动物研究发现,抗精神药物会改变BDNF的表达。

案例分析

患者,男性,22岁,间断性抽搐发作5年,加重1年入院。

1. 现病史 患者5年前无诱因出现抽搐发作,脑CT未见异常,诊断为癫痫大发作,曾服用其他药物,但发作未完全控制。表现为意识丧失,牙关紧闭,眼球上翻,有时咬破舌头,颈部后仰,四肢强直,阵挛性抽搐,有时伴有大小便失禁,发作持续3~5分钟后自行缓解,发作后感到头痛头晕,全身疼痛无力,发作时间无规律。曾以"癫痫"给予口服"苯妥英钠""卡马西平""丙戊酸钠""扑米酮"治疗,症状时有缓解,近一年来患者症状发作频繁,为进一步治疗住院。

2. 既往史 既往体健。否认心脏病、高血压病、糖尿病、肾病病史。否认肝炎、结核及近期接触史。否认输血史,否认药物、食物过敏史。否认头部外伤病史。遗传史家族中无相似病史。

笔记栏

3. 入院查体：T 36.2℃，P 70 次／min，R 18 次／min，BP 120/80mmHg。专科查体：神志清楚，言语流利，智力正常，无神经系统阳性体征。

4. 辅助检查脑电图检查右侧颞部可见尖波、棘-慢波。

头颅 CT 可见右颞部蛛网膜囊肿 3cm×3cm×4cm。

诊断：根据患者临床表现诊断症状性癫痫成立，对于患者右颞部蛛网膜囊肿考虑与癫痫发作相关，脑电图检查定位诊断病灶位于右侧颞叶部位。

（韩 曼 杜 联 王冰梅）

复习思考题

1. 简述神经元尼氏体和神经原纤维的基本结构及其功能。
2. 试列举不同类型神经胶质细胞在病理情况下所引起的神经系统疾病。
3. 简述神经元的跨膜物质转运功能。
4. 简述局部反应与电紧张电位的区别。
5. 什么是神经的营养性作用？举例说明此作用与神经冲动无关。

第三章

神经元之间的信息传递

📝 学习目标

　　掌握定向突触的结构、分类及传递过程与原理；神经肌肉接头传递；反射活动与反射中枢的概念；中枢神经元的联系方式；神经中枢内兴奋传递的特征。

　　熟悉非定向突触传递；电突触传递；突触的长时程增强，长时程压抑；突触后抑制与突触前抑制。

　　了解临床常用的反射检查，突触后易化与突触前易化。

　　人大脑中数百亿的神经元通过突触形成复杂的神经环路进行信息交流。突触是神经元与神经元、神经元与效应器之间进行信息传递的特定区域。中枢神经系统存在数量巨大的突触连接，最为常见的是化学突触。周围神经系统也存在突触连接，比如自主神经系统的轴突投射至腺体、平滑肌和心脏，运动神经与骨骼肌形成神经-肌肉接头等。

第一节　突触传递

　　突触在神经元之间建立功能联系，经过多种形式的复杂组合，使神经系统具有纷繁多样的生理功能。

一、突触的分类与结构

　　突触（synapse）原意为"连接"之意，用于描述神经元的轴突末梢与另一神经元形成功能联系的部位，是神经元之间信息传递的关键结构。每个神经元与其他神经元形成的突触在数百个到数十万个之间，因此，中枢内数量巨大的突触联系也从侧面反映了神经元之间信息传递的极端复杂性。

（一）突触的分类

　　根据突触的结构、功能和传递方式的不同，突触可有多种分型方法。

　　1. 根据突触接触的部位　分为轴突-树突突触、轴突-胞体突触、轴突-轴突突触，以及树突-树突突触、树突-胞体突触、胞体-树突突触、胞体-轴突突触、胞体-胞体突触（图 3-1）。

　　2. 根据突触传递信息的基本方式　分为电突触和化学突触。电突触是依靠突触前神经末梢的生物电和离子交换传递信息；化学突触是依靠突触前神经元末梢释放特殊化学物质来影响突触后神经元。在哺乳类动物神经系统中化学突触传递最普遍、研究也最为深入。

　　（1）电突触：**电突触**（electrical synapse）是以电流为传递媒质的突触，其结构基础是**缝**

笔记栏

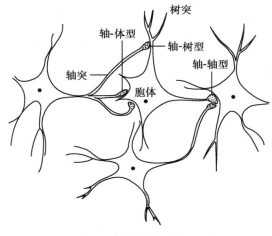

图 3-1 突触的主要类型示意图

轴-体型:轴突与胞体相接触;轴-树型:轴突与树突
相接触;轴-轴型:轴突与轴突相接触。

隙连接(gap junction)。如图 3-2 所示,6 个连接蛋白形成一个通道,称之为**连接子**(connexon),分别来自相邻细胞的两个连接子对接形成一个缝隙连接通道,许多这样的通道构成了缝隙连接。通道的孔相对较大,允许带电离子和许多有机小分子顺浓度梯度从一个细胞的胞质直接扩散进入另一个细胞的胞质,同时形成细胞间的导电通道。在两个通过缝隙连接相连的神经元中,当其中一个神经元发生局部电位或动作电位变化时,已发生电位变化的神经元与另一个神经元之间都瞬间产生电势梯度。在该电势梯度或电场的驱动下,两个神经元胞质中的带电离子在神经元内和神经元间移动,产生跨神经元的电紧张电流。两个细胞之间以电突触相连

接的关系称为**电紧张耦联**(electrotonic coupling)。当一个神经元发生动作电位时,如果使与其耦联的另一个神经元去极化到阈电位,则可在此基础上爆发动作电位。由于电势梯度是瞬间产生的,电突触的电导又较大,所以电突触传递具有以下特征:①双向性传递;②通道低电阻,传递速度极快;③不存在潜伏期。

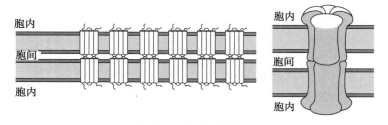

图 3-2 电突触模式图

电突触传递普遍存在于无脊椎动物的神经系统中,在逃避反射中,参与介导感觉神经元与运动神经元之间的信号传递。在成年哺乳动物的中枢神经系统和视网膜中,电突触主要分布于那些需要高度同步化活动的同类神经元之间。

(2)化学突触:**化学突触**(chemical synapse)是以神经元释放的神经递质为信息传递媒质,是最常见的突触类型。化学突触由一个神经元的轴突末梢(突触前成分)与另一个神经元或效应细胞相接触(突触后成分)而形成。根据突触前、后两部分之间有无紧密的解剖学关系,将化学突触分为**定向突触**(directed synapse)和**非定向突触**(non-directed synapse)两种类型。定向突触被认为是经典的突触形式。

1)定向突触:其信息在典型的突触结构中进行,是中枢神经系统内传递信息的主要方式。周围神经系统中的神经肌肉接头也是典型的定向化学突触传递。

2)非定向突触:其信息传递不在典型突触结构中进行,这种无特定突触结构的化学信息传递,也被称为非突触化学传递。如在中枢神经系统内,单胺类神经纤维存在非定向突触传递;在周围神经系统中,自主神经-平滑肌接头和自主神经-心肌接头是典型的非定向突触传递。例如以去甲肾上腺素为递质的自主神经平滑肌接头,其接头前神经元的轴突末梢有许多分支,分支上布满了呈念珠状的**曲张体**(varicosity),内含有高浓度去甲肾上腺素递质的

囊泡。曲张体沿着神经末梢分支分布于平滑肌细胞近旁(图3-3)。当神经冲动抵达曲张体时,递质从曲张体的囊泡内释放出来,通过细胞外液扩散到邻近的靶细胞发挥生理效应。

与定向突触化学传递相比,非定向突触化学传递的特点是:①不存在突触前膜与后膜的特化结构。②不存在突触一对一的支配关系。③曲张体与效应器细胞之间的距离较远,传递所需时间长。④释放的递质能否产生效应,取决于效应细胞上有无受体及受体数量和活性。因此,自主神经对靶器官的作用较缓慢而弥散。

3. 根据突触后神经元功能活动的不同　分为兴奋性突触和抑制性突触。

（二）化学突触的结构

经典化学突触的基本结构由**突触前膜**(presynaptic membrane)、**突触间隙**(synaptic cleft)和**突触后膜**(postsynaptic membrane)构成(图3-4)。

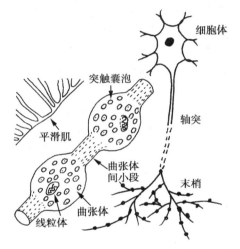

图3-3　非定向突触传递的结构示意图

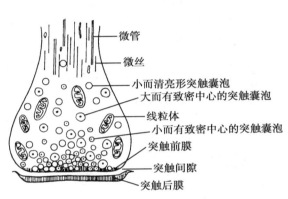

图3-4　经典的化学突触结构模式图

1. 突触前膜　突触前神经元的轴突末梢分出许多小支,每个小支的末梢膨大呈球状,形成突触小体。突触小体的末梢膜即为突触前膜。突触前膜和突触后膜比一般的神经元膜稍厚,为7.5nm,在突触小体的轴质内,含有大量的线粒体与**突触囊泡**(synaptic vesicle)。囊泡内含有高浓度的神经递质。递质释放仅限于突触前膜上特定的膜结构区域-**活性区**(active zone)。活性区是突触前膜增厚的圆盘状特殊结构。电镜下观察到,突触活性区面积为0.1μm²,是具有规则六边形网格的细胞骨架,囊泡被限定在网格内。活性区是突触囊泡进行锚定、激活和融合的主要部位。在突触前膜上还存在大量离子通道(主要是Ca^{2+}通道)和受体(即突触前受体)。在突触小体的胞质内,含有少量的滑面内质网和微丝、微管,以及大量线粒体和突触囊泡。

突触囊泡(synaptic vesicle)是突触小体的特征性结构,内含数百种特殊化学物质组成的神经递质。突触囊泡可由神经元胞体的高尔基体合成,经轴质运输到达突触小体,也可在神经末梢合成。

（1）突触囊泡的分类

1）按囊泡形状、大小和所含递质分类:①透明小囊泡。具有均匀透明中心的小囊泡,直径<60nm,含有乙酰胆碱和氨基酸类神经递质。②致密小囊泡。具有致密核心的小囊泡,直径40~60nm,含有儿茶酚胺类神经递质。③致密大囊泡。具有致密核心的大囊泡,直径120~200nm,含有神经肽类神经递质。

2）按囊泡的功能特性分类：①可释放囊泡。这部分囊泡在神经冲动传来时，可与突触前膜融合，将其包含的神经递质释放到突触间隙。②储存库囊泡。这部分囊泡通常锚定在细胞骨架上，当需要时可从细胞骨架上游离出来，补充到可释放囊泡中。

3）按囊泡状态和空间分布分类：①未锚定囊泡也称为储存囊泡；②已锚定但未激活的囊泡；③已激活的可释放囊泡。这些不同类型的囊泡归属于不同的囊泡库。

（2）囊泡的状态：储存囊泡库（大约 2 000 个囊泡）中的部分囊泡首先被转运并锚定到细胞膜上。锚定的囊泡大约为 850 个，分为未激活囊泡库（大约 650 个囊泡）和激活囊泡库。激活囊泡库又根据递质释放的速度分为缓慢释放囊泡库和即刻释放囊泡库（各约 100 个囊泡）。

各种神经递质在胞体内合成并形成囊泡，然后通过轴突的快速顺向运输到达轴突末梢。在一个突触小体内可同时存在两种或两种以上不同形态的突触囊泡，因此，一个突触小体内可有两种或两种以上神经递质共存。

2. 突触后膜　为与突触前膜相对应的突触后神经元的胞体膜或突起膜。在突触后膜上分布着特异性受体和化学门控的离子通道。突触后膜对电刺激不敏感，直接电刺激后膜不易出现去极化。突触后膜内侧面有一层高致密物质积聚的网状结构，称为**突触后致密区**（postsynaptic density），它与突触后膜相连，位置正对着突触前膜的突触活性区，其作用是使受体分子锚定在突触后膜上。

3. 突触间隙　是位于突触前、后膜之间的细胞外间隙，宽为 20～40nm，间隙中含黏多糖、糖蛋白和唾液酸等，这些化学成分能和神经递质结合，促进递质由前膜移向后膜，使其不向外扩散或消除多余的递质。

二、化学突触传递的过程

化学突触传递是一个电-化学-电的过程。通过突触前神经元的生物电活动，诱发突触前神经末梢化学递质的释放，最终导致突触后神经元的电活动变化（图 3-5）。

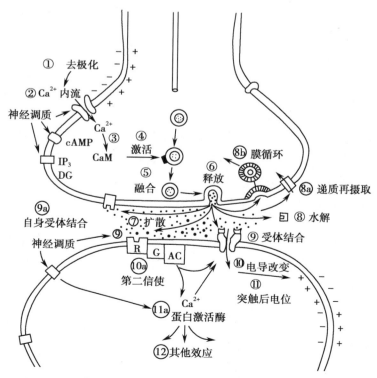

图 3-5　化学突触传递的主要步骤模式图

（一）化学突触传递的基本过程

1. 突触前过程　主要步骤包括：①突触前神经元兴奋，产生动作电位抵达神经末梢，引起突触前膜去极化（过程1）；②去极化引起前膜结构中的电压门控式Ca^{2+}通道开放，产生Ca^{2+}内流（过程2）；③Ca^{2+}触发突触前膜释放神经递质。突触囊泡前移，与前膜锚定、融合，囊泡内递质以胞裂外排方式释放进入突触间隙（过程3~6）。

2. 突触后过程　主要步骤包括：①神经递质从突触间隙扩散到达突触后膜（过程7），作用于突触后膜的特异性受体或化学门控通道；②触发突触后膜的受体激活或离子通道开放/关闭（过程9），引起离子跨膜活动；③导致突触后膜电位发生相应改变，引起突触后神经元兴奋性变化（过程10~12）；④神经递质与受体或通道作用后立即被相应的酶水解或通过再摄取、膜循环方式移除（过程8）。

（二）神经递质的释放

突触前膜去极化是诱发神经递质释放的关键因素，而Ca^{2+}经突触前膜内流则是导致神经递质释放的触发因子。

1. 突触前膜去极化　通过研究枪乌贼的巨大突触发现（图3-6），电压门控Na^+通道在**河鲀毒素**（tetrodotoxin，TTX）的阻断下，突触前动作电位进行性减小，突触后电位也相应减小。当突触前电位低于40mV时，突触后电位即消失。用TTX完全阻滞Na^+通道，然后通过胞内微电极注入适当强度和方向的电流，人为造成突触前膜去极化时，也可引发突触后电位；若同时用TTX和钾通道阻断剂四乙胺（TEA）完全阻滞Na^+、K^+通道后，人为造成突触前膜去极化，同样也能引发突触后电位。上述实验表明，突触前膜去极化在递质的释放过程中具有重要作用，诱发递质释放的不是Na^+、K^+流动，而是突触前膜去极化。

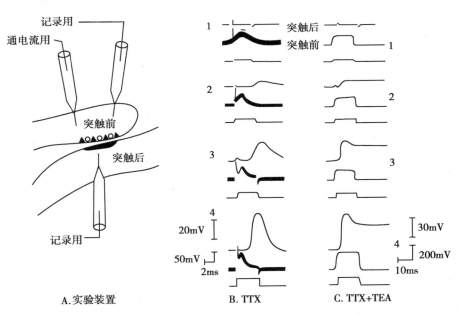

图3-6　突触前膜的递质释放与去极化关系的实验示意图

2. 囊泡释放的Ca^{2+}依赖性　实验表明，增加细胞外Ca^{2+}浓度可增强递质的释放，降低细胞外Ca^{2+}浓度则减少甚至完全阻断递质释放。已证明枪乌贼突触前末梢确实存在电压门控钙电流。用TTX和TEA分别阻滞Na^+、K^+通道后，突触前膜不同程度的去极化可以激活不同程度的内向钙电流，继而引起不同程度的递质释放。递质释放对Ca^{2+}内流的依赖性并非线性关系，Ca^{2+}内流增加2倍，递质释放可增加16倍。

突触前膜活化带附近存在大量 Ca^{2+} 通道(约 1 500 个/μm^2),但不同部位的突触前膜 Ca^{2+} 通道亚型不同。电压门控 Ca^{2+} 通道分为 L、P/Q、N、R 和 T 型五种。除了 T 型 Ca^{2+} 通道具有低电压激活的特征参与动作电位形成外,其余四种 Ca^{2+} 通道均与递质释放有关。其中,P/Q、N、R 三种 Ca^{2+} 通道参与经典神经递质(在透明小囊泡中)快速释放,而 L 型 Ca^{2+} 通道参与肽类神经递质(在致密大囊泡中)缓慢释放。

神经递质释放须经历突触囊泡的动员、摆渡、着位、融合和出胞等步骤(图 3-7)。神经元处于静息状态时,突触囊泡被其膜上的**突触蛋白**(synapsin)锚定于细胞骨架上。进入前膜内的 Ca^{2+} 不仅是电荷的携带者,而且在触发囊泡释放过程中还起着信号转导作用。轴质内 Ca^{2+} 浓度升高时,Ca^{2+} 与轴质中的**钙调蛋白**(calmodulin,CaM)结合为 Ca^{2+}-CaM 复合物,激活 Ca^{2+}-CaM 依赖的蛋白激酶 II(Ca^{2+}-CaM K II)。活化的 Ca^{2+}-CaM K II 可促使突触蛋白磷酸化,使其与细胞骨架的结合力减弱并使突触囊泡从骨架上游离,这一步骤称为**动员**(mobilization)。游离的突触囊泡在一类小分子 G 蛋白 Rab3/Rab27 的帮助下向活性区**摆渡**(trafficking)。被摆渡到活性区的突触囊泡随后**着位**(docking)于突触前膜。着位需要囊泡膜上的囊泡蛋白(v-SNARE 或 synaptobrevin)和突触前膜上的靶蛋白(t-SNARE)参与。目前已鉴定的脑内靶蛋白有**突触融合蛋白**(syntaxin)和 SNAP-25 两种。着位完成后,在囊泡膜上作为 Ca^{2+} 传感器的**突触结合蛋白**(synaptotagmin,或称 p65)与 Ca^{2+} 结合并发生变构,其对融合的钳制(阻碍)作用被消除,于是突触囊泡膜和突触前膜发生**融合**(fusion),在突触囊泡膜和突触前膜上形成暂时的融合孔(fusion pore),神经递质便从突触囊泡释出,即**出胞**(exocytosis)。

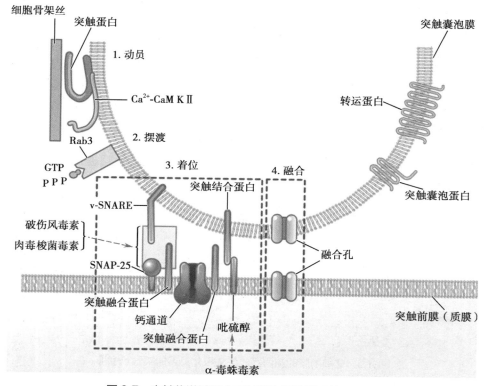

图 3-7 突触传递过程中突触囊泡释放递质的示意图

图示突触囊泡在 Ca^{2+} 的触发下所经历的动员、摆渡、着位和融合等一系列步骤。突触囊泡借助于突触蛋白附着于细胞骨架丝上,在激活的 Ca^{2+}-CaM 依赖的蛋白激酶 II(Ca^{2+} CaM K II)的作用下被动员,然后在小 G 蛋白 Rab3/Rab27 的帮助下完成摆渡。着位和融合分别两个虚线框分开;虚线箭头表示多种神经毒素(如破伤风毒素、肉毒杆菌毒素、α-蛛毒素等)的作用靶点。

出胞时,融合孔的孔径迅速由 1nm 左右扩大到 50nm 左右。在中枢神经系统,自 Ca^{2+} 进入突触前末梢至递质释放仅需 $0.2\sim0.5ms$。囊泡释出递质后,囊泡膜既可以**完全坍塌**(full collapse)方式融入突触前膜,也可以**触-弹**(kiss-and-run)方式迅速脱离突触前膜回到轴质,并装载递质成为新的突触囊泡。

神经递质释入突触间隙后,经扩散抵达突触后膜并作用于其上的特异性受体或门控通道,即可引起后膜对某些离子通透性的改变,使某些带电离子进出突触后膜,或使进出量发生改变。突触后膜便由此发生去极化或超极化的电位变化。这种发生在突触后膜上的电位变化称为**突触后电位**(postsynaptic potential)。

3. 神经递质的快速与慢速释放　Ca^{2+} 触发的神经递质释放包括快速释放与慢速释放:①同步快速释放:释放速度为 $0.1\sim5ms$,需要的 Ca^{2+} 浓度较高;②非同步慢速释放,释放速度为 $5\sim500ms$,需要的 Ca^{2+} 浓度低。当动作电位去极化完成后,Ca^{2+} 通道即关闭,突触活性区部位的 Ca^{2+} 在钙泵和 Na^+/Ca^{2+} 交换体等作用下浓度迅速下降,于是神经递质的释放迅速终止。

4. 神经递质的清除　递质与受体作用之后立即被分解或移除,从而及时终止突触传递。主要机制有两种:①酶解作用。通过酶解使递质失活,如胆碱酯酶降解乙酰胆碱使其失活。②重摄取。由神经递质转运体迅速将递质重新摄取到突触小体再利用,或转运到胶质细胞中储存备用。

(三) 突触后神经元的电活动

突触后神经元的电活动即突触后电位,根据其电位时程的长短可分为**快突触后电位**(fast postsynaptic potential)与**慢突触后电位**(slow postsynaptic potential)。

1. 快突触后电位　在哺乳动物神经系统中介导快突触后电位的通道多数属于氨基酸类递质门控通道,如谷氨酸(Glu)开启阳离子通道,产生**兴奋性突触后电位**(excitatory postsynaptic potential,EPSP);GABA 和甘氨酸(Gly)开启阴离子通道,产生**抑制性突触后电位**(inhibitory postsynaptic potential,IPSP)。

(1) 兴奋性突触后电位:兴奋性突触在兴奋时,突触前膜释放的某种兴奋性递质作用于突触后膜上的特异性受体,提高了后膜对 Na^+、K^+ 的通透性,特别是对 Na^+ 的通透性,由于 Na^+ 的内流量大于 K^+ 的外流,导致突触后膜发生局部去极化,使该突触后神经元的兴奋性提高,故称为 EPSP(图 3-8)。

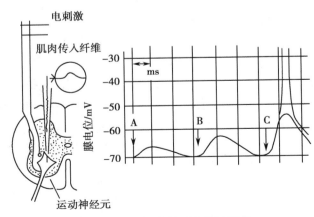

图 3-8　兴奋性突触后电位示意图
A、B、C 表示刺激强度逐步增大。

EPSP 是局部电位,它的大小取决于突触前膜释放递质的数量。当突触前神经元活动增强或参与活动的突触数目增多时,递质释放的数量增加,所形成的 EPSP 通过总和,可使电位幅度增大,当增大达到阈电位水平时,便可在突触后神经元轴突始段处产生动作电位,引起突触后神经元兴奋,从而实现兴奋性突触的兴奋传递;如果未能达到阈电位水平,虽不能产生动作电位,但该局部电位也能提高突触后神经元的兴奋性,使之容易发生兴奋,此现象被称为**突触后易化**(postsynaptic facilitation)。

Glu 是中枢神经系统内的兴奋性递质,在突触后膜上有 Glu 受体介导 EPSP 的产生。Glu 受体分两类,即 NMDA(N-甲基-D-门冬氨酸)受体和非 NMDA 受体。NMDA 受体介导慢时程 EPSP,而非 NMDA 受体介导快时程 EPSP。

(2)抑制性突触后电位:抑制性突触兴奋时,突触前膜释放某种抑制性递质作用于突触后膜上的特异性受体,提高了后膜对 Cl^-、K^+ 的通透性,特别是对 Cl^- 的通透性,由于 Cl^- 的内流、K^+ 的外流,导致突触后膜发生局部超极化,使该突触后神经元的兴奋性降低,称为 IPSP(图 3-9)。

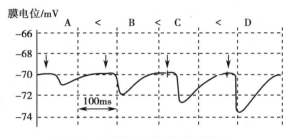

图 3-9 抑制性突触后电位示意图

IPSP 与 EPSP 的电位变化在时程上是相似的,但极性相反,故可降低突触后神经元的兴奋性,使动作电位难以产生,从而发挥其抑制效应。

2. 慢突触后电位 在自主神经节和大脑皮层神经元细胞内除了能观察到快突触后电位以外,还可记录到发生缓慢,历时长久的慢突触后电位。慢突触后电位包括慢 EPSP 和慢 IPSP,它们的潜伏期为 100~500ms,持续可达几秒。慢突触后电位是递质调制离子通道形成的,通常有细胞内第二信使参与,G 蛋白也可直接参与。慢突触后电位不一定直接引起神经元的兴奋或抑制,但具有影响神经元兴奋性和调制突触传递的作用。

3. 突触后电位总和 在中枢神经系统内,每个神经元的表面都会积聚着大量来自其他神经元的突触小体,从而构成许多兴奋性和抑制性突触。突触后神经元不断地接受不同性质和强度的 EPSP 和 IPSP,每一瞬间发生的所有 EPSP 和 IPSP 不断地进行空间和时间总和,经精确平衡之后,才能决定是否输出动作电位。当 EPSP 占优势并达到阈电位水平时,突触后神经元即产生兴奋,相反,当 IPSP 占优势,则突触后神经元即处于抑制状态。可见,突触后神经元的活动取决于突触后电位的总和。

三、神经肌肉接头的兴奋传递

躯体运动神经轴突末梢与骨骼肌之间形成的功能性联系部位称为骨骼肌**神经肌肉接头**(neuromuscular junction)。该处的信息传递过程与兴奋性突触的传递相似。

(一)神经肌肉接头的结构

运动神经元胞体位于脊髓腹侧(图 3-10A),运动神经元轴突支配肌肉纤维(图 3-10B),当运动神经元到达肌细胞膜上的运动终板时,躯体运动神经轴突末梢在接近骨骼肌细胞处脱去髓鞘,发出几条细小的分支,形成许多末端膨大的突触末梢(图 3-10C)。这些裸露的轴突末梢直接嵌入到骨骼肌细胞膜的凹陷内,轴突末梢的膜形成**接头前膜**(prejunctional membrane),与之相对应的骨骼肌细胞膜组成一些特化的区域为**接头后膜**(postjunctional membrane),又称**终板膜**(endplate membrane),终板膜进一步向内凹陷形成许多皱褶以扩大其面积(图 3-10D),在接头前膜和终板膜之间有宽为 15~50nm 的**接头间隙**(junctional cleft),其中充满细胞外液。

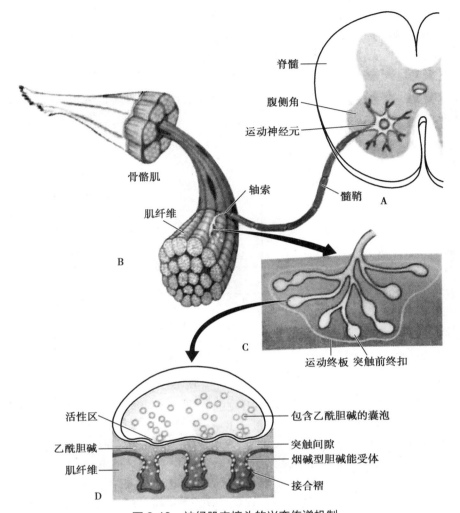

图 3-10　神经肌肉接头的兴奋传递机制

A. 运动神经元胞体；B、C. 运动神经元的有髓鞘轴突支配骨骼肌纤维，当运动神经元轴突到达肌肉膜的特殊区域（运动终板），其失去髓鞘发出若干分支；D. 神经肌肉接头处的超微结构示意图。

躯体运动神经轴突末梢中有许多线粒体和囊泡。囊泡内含有大量 ACh。据测定，一个运动神经元的轴突末梢大约含 30 万个囊泡，每个囊泡中储存有 5 000~10 000 个 ACh 分子。囊泡中 ACh 递质的释放是以单个囊泡为单位通过出胞作用倾囊而出，这种方式称为**量子式释放**（quantal release）。在终板膜上有 N_2 型胆碱能受体阳离子通道，集中分布在皱褶的开口处；终板膜上还有胆碱酯酶分布，能将 ACh 分解为胆碱和乙酸。

（二）神经肌肉接头的兴奋传递

在安静状态时，接头前膜内突触囊泡可发生约每秒 1 次的自发性量子式释放，并引起终板膜电位发生微小变化，产生**微终板电位**（miniature endplate potential，MEPP）。安静状态下的这种自发性递质释放通常不足以引起骨骼肌细胞产生兴奋，但可能是神经控制骨骼肌张力及其活动的基础，同时也是神经对肌肉发挥营养性作用的一种方式。

当神经冲动到达运动神经末梢时，接头前膜立即进行量子式释放 ACh。首先是神经冲动到达接头前膜使前膜发生去极化，引起该处特有的电压门控式 Ca^{2+} 通道开放，Ca^{2+} 进入前膜，促使大量囊泡向前膜靠近，并触发囊泡释放机制。囊泡通过胞裂外排进行量子式释放。ACh 经过接头间隙扩散至终板膜，便与终板膜上的 N_2 型受体结合并激活阳离子通道，使终板

ER-3-2

冯德培在
神经肌肉
接头的开
创性研究

膜对 Na^+、K^+ 的通透性增高,使 Na^+ 内流入细胞、K^+ 流出细胞外。由于 Na^+ 的内流远远超过 K^+ 的外流,导致终板膜电位发生去极化,产生**终板电位**(endplate potential,EPP)。EPP 通过电紧张扩布的形式激活邻近肌膜上的电压门控式 Na^+ 通道,使邻近肌细胞膜发生去极化,当去极化达到阈电位水平时,则引起邻近肌细胞膜产生动作电位,动作电位传向整个肌细胞,从而引起肌细胞兴奋(图 3-11)。ACh 在 EPP 产生后即被胆碱酯酶迅速水解为胆碱和乙酸。神经肌肉接头兴奋传递是一对一的关系,即运动神经纤维每兴奋一次,它所支配的肌细胞也兴奋一次。

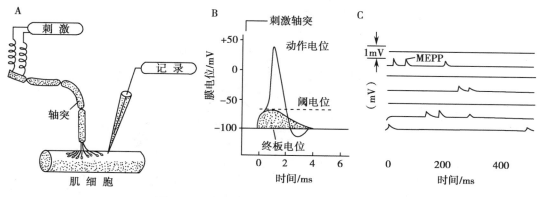

图 3-11　终板电位和微终板电位记录示意图

A. 实验布置;B. 终板区附近记录到的终板电位和动作电位;C. 不施加刺激时,自发出现的微终板电位(MEPP)。

MEPP 是指由一个囊泡释放 ACh 量所引发的终板膜电位变化,单个 MEPP 的幅度平均仅有 0.4mV。EPP 是指当接头前膜进行量子式释放 ACh 时,引起终板膜发生的去极化电位。据测算,一次动作电位到达神经末梢,能够引起大约 200～300 个囊泡几乎同步释放 ACh,从而产生一个正常的 EPP,其振幅可达 60mV。EPP 属于局部电位,具有局部电位的所有特征,其大小与神经末梢释放的 ACh 量成正比,无不应期,没有"全或无"现象,以电紧张方式扩散,不能远距离传导,可表现为总和现象。ACh 在刺激终板膜产生 EPP 的同时,可被终板膜表面的胆碱酯酶迅速分解,所以 EPP 持续时间仅几毫秒,EPP 的迅速消除可使终板膜继续接受新的刺激。

(三)神经肌肉接头与临床

当骨骼肌神经肌肉接头的信息传递发生障碍时,会出现神经肌肉接头疾病,临床上主要包括肌无力综合征和重症肌无力两种。

兰伯特-伊顿肌无力综合征(Lambert-Eaton myasthenic syndrome,LEMS)是一种累及神经肌肉接头前膜电压门控式 Ca^{2+} 通道,造成接头前膜囊泡释放机制功能紊乱,进而影响兴奋-收缩过程的自身免疫性疾病。其主要临床表现是进展性肌无力,通常不累及呼吸肌及面部表情肌。电镜观察发现 LEMS 患者接头前膜释放区结构异常。临床通过血浆置换疗法对 LEMS 治疗有效,提示本病发病机制与抗体介导有关。目前认为,LEMS 患者血清中存在一种抗体,这种抗体经鉴定与接头前膜的 Ca^{2+} 通道十分相似,能与自身接头前膜发生反应,从而影响了接头前膜 ACh 的释放,造成神经肌肉接头兴奋传递障碍。

重症肌无力(myasthenia gravis,MG)是一种神经肌肉接头部位因乙酰胆碱受体(AChR)减少而出现兴奋传递障碍的自身免疫性疾病。主要侵犯骨骼肌,其次是心肌,也可累及平滑肌。临床特征为骨骼肌易疲劳,活动后加重,休息后减轻。MG 患者少数可有家族史(家族性遗传重症肌无力)。有人从电鳗鱼的放电器官中提取 AChR 并加以纯化后注入家兔体内,造成实验性 MG,并可从家兔血清中测出 AChR 抗体,从而确认 MG 是自身免疫病。进一步研究发现,MG 患者三角肌接头后膜上的 AChR 仅为正常人的 11%～30%,证实了 MG 患者接头后膜上的 AChR 数量大大减少，因此不能引起骨骼肌有效收缩。在 90% 的 MG 患者血清中检测到 AChR 抗体。电镜观察发现其接头后膜上还有 IgG 和补体 C_3 的免疫复合物沉积，这可能是导致 AChR 变性引起其数量进一步减少的原因。同时，接头后膜的皱褶变少，接头间隙增宽，从而造成不可逆的病理损害。

（四）药物对骨骼肌神经肌肉接头兴奋传递的影响

凡是能影响运动神经末梢动作电位产生和传导的因素，影响神经递质合成、储存、释放、消除和与受体作用的因素，以及影响肌细胞的生物电活动的药物，均可影响神经肌肉接头的兴奋传递。通常所说的药物对神经肌肉接头兴奋传递的影响，主要是指通过影响 ACh 及 N_2 型 ACh 受体阳离子通道的药物。

影响 N_2 型 ACh 受体阳离子通道的药物主要有两类：①筒箭毒碱（tubocurarine）、阿曲库铵（atracurium），以及 α-银环蛇毒等，可特异性阻断终板膜上的 N_2 型 ACh 受体阳离子通道，抑制神经肌肉接头的兴奋传递而松弛肌肉。筒箭毒碱和阿曲库铵等不仅常用作实验研究中的工具药，也在临床上作为非去极化肌松药使用。这类药物虽能与 ACh 竞争结合 N_2 型 ACh 受体阳离子通道，但没有激活该受体通道的作用。进一步研究表明筒箭毒碱是降低了 N_2 型 ACh 受体阳离子通道的开放频率。②去极化肌松药，包括临床上使用的琥珀胆碱（suxamethonium）、氨酰胆碱（imbretil）等肌松药，它们与筒箭毒碱不同，具有类似 ACh 的 N_2 型 ACh 受体阳离子通道激动作用，激活受体通道后可引起终板膜去极化。作用初始可出现不协调的肌纤维成束收缩，甚至痉挛，可持续作用于 N_2 型 ACh 受体阳离子通道，产生持续的明显去极化（可达 40mV），导致 Na^+ 通道失活，肌细胞兴奋性降低，不能产生动作电位，运动神经末梢释放的 ACh 不能发挥兴奋传递作用，最终阻断神经肌肉接头的兴奋传递，导致肌肉松弛。此外，乙醇可通过缩短离子通道的开放时间影响 N_2 型 ACh 受体阳离子通道；局麻药能阻断离子通道；而蛇毒类、贝类、甲壳类等中毒亦可阻滞 N_2 型 ACh 受体阳离子通道。

影响 ACh 的药物中最主要的是胆碱酯酶抑制剂，如新斯的明等可通过抑制胆碱酯酶，减少 ACh 的水解，进而增加 ACh 在接头间隙的浓度，改善肌无力病人的症状。而有机磷农药、毒扁豆碱、神经毒气等中毒则是由于 ACh 被强烈抑制，如有机磷农药使胆碱酯酶酸化而丧失活性，造成 ACh 在接头间隙内大量蓄积，引起中毒症状。此外，通过影响 ACh 而阻滞神经肌肉接头兴奋传递的还有红霉素等多种抗生素、奎尼丁、维拉帕米等药物。肉毒素主要抑制 ACh 的释放，密胆碱（hemicholinium）则干扰胆碱的摄取而降低 ACh 的合成，均可阻滞神经肌肉接头的兴奋传递。

四、突触传递的可塑性

化学突触信号的传递效率并不是固定不变的，可受自身已进行过的突触活动的影响，从而使其传递功能发生较长时程的增强或减弱。此外，突触形态和数量的变化使突触后反应的改变呈现可持续性。这种突触的形态和功能可发生较持久改变的特性称为**突触可塑性**（synaptic plasticity）。突触可塑性可分为**短时程突触可塑性**（short-term synaptic plasticity）和**长时程突触可塑性**（long-term synaptic plasticity）。突触可塑性普遍存在于中枢神经系统，与神经系统的发育以及学习、记忆等脑的高级功能活动密切相关。

（一）短时程突触可塑性

短时程突触可塑性的突触后电位变化一般只持续数十秒以内，其类型有突触易化、突触压抑和突触强化。短时程突触可塑性可能与输入信号的识别和处理有关。

1. 突触易化　在突触前膜接受一短串刺激期间，突触后电位的幅度逐步增加，而且该作用在串刺激停止后仍然存在，这种现象称为**突触易化**（synaptic facilitation）。其产生机制与突触前膜递质释放效率和释放量增加有关。

2. **突触压抑** 与突触易化相反,在突触前膜接受一短串刺激期间,突触后电位的幅度逐步减小(可降至初始值的 20% 以下),该现象称为**突触压抑**(synaptic depression)。其产生机制与突触前膜递质释放量增加过多导致递质耗竭,以及递质释放效率下降有关。

3. **突触强化** 在突触前膜接受一短串强直性刺激后,在突触后神经元上产生的突触后电位增强现象,称为**突触强化**(synaptic potentiation),又称**强直后增强**(posttetanic potentiation)。其产生机制与突触前膜持续释放递质有关。

（二）长时程突触可塑性

长时程突触可塑性是指突触后电位变化持续的时间一般超过 30 分钟,其类型有长时程增强、长时程压抑。长时程突触可塑性可能是学习和记忆的生理学基础。

1. **长时程增强** **长时程增强**(long-term potentiation,LTP)是指突触前末梢受到短促高频连续刺激后,产生长时间幅度较大的兴奋性突触后电位的现象。LTP 持续数天时间,在中枢神经系统多个部位均可以发生。LTP 的诱导机制与短促高频连续刺激诱发突触前末梢 Glu 释放增加、NMDA 受体激活和突触后细胞内 Ca^{2+} 浓度增加有关。LTP 的维持机制主要与 AMPA 受体介导的突触电流增强、Ca^{2+} 浓度增加和突触后神经元释放逆行信使作用以及突触数目、蛋白质的合成等因素有关。

2. **长时程压抑** **长时程压抑**(long-term depression,LTD)是指突触信息传递效率长时间降低的现象。LTD 多在突触前神经元接受到长时间的低频率刺激后出现。研究发现,在中枢神经系统的很多部位都可以观察到 LTD,而小脑皮层是产生 LTD 的主要部位。LTD 可能是小脑运动学习功能的生理学基础。

LTD 形成的机制可能与三个方面有关:①小脑皮层**浦肯野细胞**(Purkinje cell,PC)内存在高浓度 Ca^{2+},是 LTD 产生的必要条件;②同时刺激小脑皮层颗粒细胞的**平行纤维**(parallel fiber,PF)和来自下橄榄体的**爬行纤维**(climbing fiber,CF)能诱发形成 LTD;③LTD 的形成需要一氧化氮合酶(NOS)和一氧化氮(NO)的参与。

第二节　反射与反射中枢

反射(reflex)是指在中枢神经系统参与下,机体对内、外环境变化所作出的规律性应答。反射是神经系统功能活动的基本方式,反射活动的结构基础是反射弧。反射中枢是反射弧最关键的环节。突触是反射弧各个交接环节相互联络的基础,并借此将神经元的信息逐级传递下去,从而最终完成反射活动。

一、反射的分类

根据反射的不同特点,可以将反射分类如下:

1. **按反射形成的过程** 分为:①**条件反射**(conditioned reflex);②**非条件反射**(unconditioned reflex),如吸吮反射。

2. **按生理功能的不同** 分为:①**防御反射**(defense reflex),如喷嚏反射;②**食物反射**(food reflex),如与摄食和消化有关的反射;③**探究反射**(investigatory reflex),如新异刺激引起警觉反射;④**性反射**(sexual reflex)。

3. **按效应器的不同** 分为:①**躯体反射**(somatic reflex),如屈肌反射;②**内脏反射**(visceral reflex),如血管舒缩反射。

4. **按感受器的部位** 分为:①**外感受性反射**(exteroceptive reflex),如视觉反射;②**内感受性反射**(enteroceptive reflex),如降压反射。

5. 按反射弧的通路 分为：①**单突触反射**（monosynaptic reflex），如牵张反射；②**多突触反射**（polysynaptic reflex），如屈肌反射。

6. 按反射中枢存在部位 分为：①**脊髓反射**（spinal reflex），如节间反射；②**脑干反射**（brain stem reflex），如状态反射。

二、反射中枢与临床常用的反射

（一）反射中枢

在中枢神经系统内调节某一特定生理功能活动的神经元群称为**反射中枢**（reflex center）。反射中枢在完成反射过程中，绝非单纯地传入与传出神经的中转联系，而是起到综合、分析、整理传入信息，并且决定传出信息性质的重要部位。大量神经元群组合成许多不同的反射中枢，分布在中枢神经系统的不同部位，可以分为脊髓水平、皮层下结构水平和大脑皮层水平。反射越原始，其反射中枢在中枢神经内的位置就越低；反射越高级，其反射中枢在中枢神经内向上延伸的位置就越高。脊髓水平控制的反射都是最简单、最原始的反射；皮层下水平，包括延髓、脑桥、中脑、小脑、丘脑、下丘脑和基底神经节等结构控制的反射都比较复杂，其中许多是调节生命活动的反射；大脑皮层水平控制的反射，往往有意识地参与。由于反射中枢分布的范围很广泛，因此需要不同水平的各级中枢相互联系、协调配合才能完成。

1. 反射活动的基本形式 反射的结构基础是反射弧，包括感受器、传入神经、反射中枢、传出神经和效应器。其基本过程是：①一定的刺激被特定的感受器所感受，引起感受器兴奋；②兴奋以神经冲动的形式经传入神经传向反射中枢；③通过反射中枢的分析和综合活动，反射中枢产生兴奋过程；④中枢的兴奋经过一定的传出神经到达效应器；⑤效应器发生某种活动的改变。在自然条件下，反射活动需要反射弧各部分结构和功能保持完整。如果反射弧中任何一个环节发生障碍，则反射将不能完成。

2. 单突触反射和多突触反射 不同反射中枢的范围相差很大。传入神经元和传出神经元之间只经过一次突触传递的反射，称为**单突触反射**（monosynaptic reflex）。腱反射是体内唯一通过单突触反射即可完成的反射。在中枢经过多次突触传递的反射称为**多突触反射**（polysynaptic reflex）。人和高等动物体内的大部分反射都属于多突触反射。在整体情况下，无论是简单的还是复杂的反射，传入冲动进入脊髓或脑干后，除在同一水平与传出部分发生联系并发出传出冲动外，还发出上行冲动传到更高级的中枢部位进一步整合，再由高级中枢发出下行冲动来调整反射的传出冲动。因此，反射进行时，既有初级水平的整合，也有较高级水平的整合。通过多级中枢的整合后，反射活动变得更具适应性。

（二）临床常用神经反射检查

临床上经常检查的神经反射有深反射、浅反射两类。

1. 深反射 快速牵拉肌腱时引起受牵拉肌肉快速收缩的生理反射称为**深反射**（deep reflex），又称**腱反射**（tendon reflex）。其反射弧为：肌梭→周围感觉神经→脊神经后根→脊髓后角中间神经元→脊髓前角细胞→脊神经前根→周围运动神经→骨骼肌。临床上经常检查的腱反射有**肱二头肌反射**（biceps reflex）、**肱三头肌反射**（triceps reflex）、**桡骨膜反射**（radioperiosteal reflex）、**膝腱反射**（patellar tendon reflex）和**跟腱反射**（achilles tendon reflex）等。

腱反射由脊髓反射弧来完成，并接受上运动神经元的抑制和调节，从而使其处于正常状态。如果脊髓反射弧上的任一部分有了损伤，或在上运动神经元性瘫痪的休克期、脊髓休克期和深昏迷时，腱反射将减弱或消失。腱反射减弱或消失也可见于少数正常人，但两侧反射应相同。当上运动神经元损伤处于非休克期时，由于高位中枢对脊髓反射弧功能的抑制作用减弱，可导致腱反射的亢进。对称而普遍性的腱反射增强，多数属于神经系统兴奋性增高，常见于神经官能症、甲状腺功能亢进等病人。

2. 浅反射 **浅反射**（superficial reflex）是指刺激皮肤、角膜和黏膜上的浅表感受器引起的一类反射。临床上经常检查的有**皮肤反射**（skin reflex）和**角膜反射**（corneal reflex）。

（1）皮肤反射：皮肤反射有**腹壁反射**（abdominal reflex）、**提睾反射**（cremasteric reflex）等。腹壁反射是让人平卧屈膝，由外向内轻划腹壁皮肤引起同侧腹肌收缩的一种浅反射。提睾反射是用钝头竹签由上向下轻划大腿内侧上方皮肤引起同侧提睾肌收缩，使睾丸上提的反射。其反射弧是：皮肤→周围神经→脊神经后根→脊髓后角中间神经元→脊髓前角细胞→脊神经前根→周围神经→肌肉。它们还有一个大的反射弧，即由皮肤上的传入感觉神经纤维，经脊髓触觉神经传导路径上传至大脑皮层运动区，然后经锥体束传至前角细胞，再经运动神经纤维传出，最后到达外周效应器（肌肉）。当腹壁、提睾反射的脊髓反射弧上任一部位遭到损伤，或病人处于深昏迷、脊髓休克期时，均可导致该反射的减弱或消失。腹壁反射减弱或消失也可见于腹壁过于松弛或过于紧张的人，须加注意。再者，锥体束和大脑皮层运动区对上述皮肤反射功能也有一定的辅助和促进作用，当其遭受损伤时，也可导致腹壁、提睾反射减弱或消失。

（2）角膜反射：被检查者向内上方注视，用细棉签毛由角膜外缘轻触被检者的角膜，正常时被检者眼睑会迅速闭合，称为**角膜反射**（corneal reflex 或 lid reflex）。其反射弧是：角膜→三叉神经眼支→脑桥三叉神经主核→面神经核→面神经→眼轮匝肌。当角膜反射反射弧的任何部位遭到损伤时，角膜反射即减弱或消失。如系三叉神经眼支受损，由于触觉刺激的信息不能传入脑部，双侧均不出现闭眼动作；如系面神经损伤，由于眼轮匝肌瘫痪而不能闭眼，但该侧角膜触觉仍正常，对侧眼仍可出现闭眼动作，这是两者的区别。昏迷病人的角膜反射减弱或消失，系因其反射弧的功能受到不同程度的抑制之故。昏迷越深，角膜反射弧受抑制的程度就越严重，角膜反射则更不易引出，故临床上常以此反射作为探测昏迷程度和病情变化的指标之一。

第三节　神经中枢活动的基本规律

中枢神经元之间通过不同的联系方式产生不同的传递效应，中枢内神经元之间的联系方式复杂多样。单线联系可产生高分辨能力的传递效果；辐散和聚合联系具有扩大作用空间范围和整合作用的效果；环路式联系有利于反馈的实现等。神经元之间不同的联系方式也可导致总和与阻塞的发生。

一、神经中枢的联系

（一）中枢神经元之间的联系方式

人类中枢神经系统是由数以千亿计的神经元所组成。中枢神经元彼此之间通过突触构成非常复杂而多样的联络方式，其间主要的联络方式归纳起来有以下几种，即单线式、辐散式、聚合式、环路式、链锁式联系。这些联系方式是实现神经中枢复杂生理功能的结构基础（图3-12）。

1. 单线式联系　一个突触前神经元仅与一个突触后神经元发生突触联系。例如，视网膜中央凹处的一个视锥细胞常只与一个双极细胞形成突触联系，而该双极细胞也可只与一个神经节细胞形成突触联系，这种联系方式可使视锥系统具有较高的分辨能力。神经系统中真正的单线式联系很少见。

2. 辐散式联系　一个神经元的轴突通过其分支分别与许多神经元建立突触联系，称为**辐散式**（divergence）联系。通常，辐散式联系在感觉传导途径上多见。辐散式联系的生理意义是：①信息的影响范围增大。如皮层一个大锥体细胞产生的神经冲动进入脊髓，可影响周

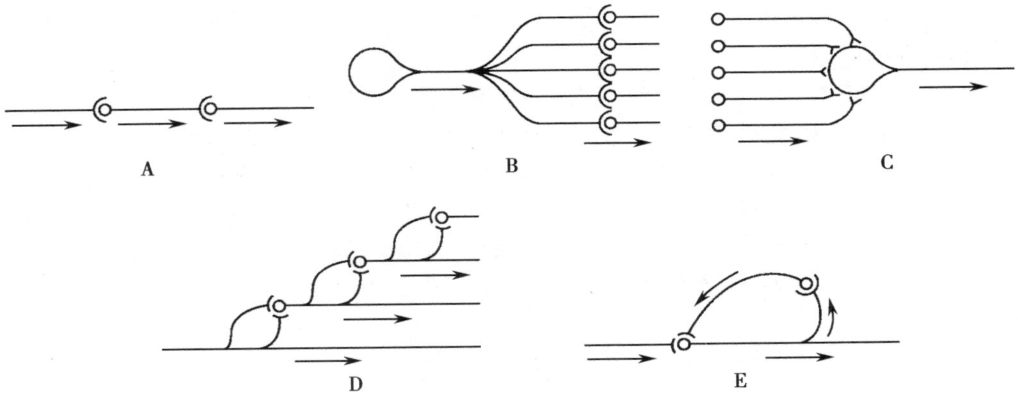

图 3-12　中枢神经元的联系方式模式图
→：兴奋传导方向
A. 单线式联系；B. 辐散式联系；C. 聚合式联系；D. 链锁式联系；E. 环式联系。

围大约 15~20 个中间神经元兴奋，如果条件适当，每个兴奋的中间神经元再引起数百个前角运动神经元兴奋，而每个前角运动神经元又可引起 100~300 根肌纤维兴奋。②将信息扩散到神经系统的不同部位。如进入脊髓的传入神经元发出的分支除了与本节段的脊髓中间神经元及传出神经元发生联系外，还可通过其上升支或下降支与脊髓其他节段的中间神经元发生突触联系，从而将信息扩散到神经系统的不同部位。

3. 聚合式联系　多个神经元的轴突末梢与同一个神经元建立突触联系，称为**聚合式**（convergence）联系。通常，聚合式联系在运动传出途径中多见。例如，一个脊髓前角运动神经元既能接受来源于脊髓背根的直接传入信息，同时也能接受来自脊髓内部其他中间神经元的信息以及来自大脑皮层或其他高位中枢经长距离下行到达脊髓前角的信息。聚合式联系的生理意义是将来自不同神经元的兴奋和抑制在同一神经元上进行整合，从而引起后者产生兴奋或抑制。

4. 环路式及链锁式联系　在中枢神经系统中有时一个神经元的轴突侧支可通过与多个中间神经元联系后再返回到原来的神经元，称为**环路式**（recurrent circuit）联系。神经元通过其侧支一个接一个依次连接的过程，称为**链锁式**（chain circuit）联系。环路式联系在神经活动中的作用取决于中间神经元的性质，当兴奋通过兴奋性中间神经元构成的突触联系时，其兴奋可得到加强或延长，起正反馈作用。即便刺激停止，传出通路仍可在一定时间范围内持续发放冲动，形成**后发放**（after discharge）现象；如果有抑制性中间神经元参与，由于回返抑制作用可使原来神经元活动减弱或停止，从而起到负反馈作用。兴奋通过链锁式联系时可以扩大空间作用范围。

此外，在中枢神经系统内还存在大量短突神经元，它们并不投射到远距离部位，只在某一中枢部位内起联系作用，称局部回路神经元（local circuit neurons），如脊髓内的闰绍细胞等。由局部回路神经元及其突起构成的神经联系，称为**局部神经元回路**（local neurons circuit）。局部神经元回路多呈现为树突-树突式突触结构，在功能上可以相互传递信息使神经元间的整合变得更加精细、准确。

（二）突触传递的抑制与易化现象

神经中枢内既有兴奋过程，也有抑制过程，兴奋与抑制的对立统一是反射活动协调进行的基础。突触抑制根据抑制部位的不同可分为**突触后抑制**（postsynaptic inhibition）和**突触前抑制**（presynaptic inhibition）。**易化**（facilitation）是指通过突触传递使某些生理过程变得容易发生的现象。突触易化也可分为**突触后易化**（postsynaptic facilitation）和**突触前易化**（presynaptic facilitation）。

1. 突触后抑制　是通过抑制性中间神经元释放抑制性神经递质使突触后膜产生 IPSP

而呈现抑制效应。根据抑制性中间神经元的联系方式不同,突触后抑制又分为传入侧支性抑制和回返性抑制两种。

（1）传入侧支性抑制:传入神经进入中枢后,一方面直接兴奋某一中枢神经元产生传出效应;另一方面经其轴突侧支兴奋一个抑制性中间神经元,并通过该抑制性中间神经元抑制另一神经元的活动,这种抑制称为**传入侧支抑制**（afferent collateral inhibition）,又称**交互抑制**（reciprocal inhibition）。例如,引起屈反射的传入神经进入脊髓后,一方面可直接兴奋屈肌运动神经元,另一方面经侧支兴奋抑制性中间神经元,通过后者活动抑制伸肌运动神经元,以便在屈肌收缩的同时使伸肌舒张。这种抑制形式的意义是保证功能相互拮抗的两个中枢活动协调一致（图 3-13）。

（2）回返性抑制:某一中枢神经元发动兴奋后,产生冲动沿轴突外传,同时该冲动通过轴突侧支兴奋一个抑制性中间神经元,该抑制性中间神经元则通过其轴突反过来抑制原来发动兴奋的神经元及同一中枢的其他神经元,这种抑制称为**回返性抑制**（recurrent inhibition）。回返性抑制的结构基础是神经元之间的环路式联系,其典型代表是脊髓内的闰绍细胞对运动神经元的反馈抑制。脊髓前角运动神经元发出轴突支配骨骼肌时,其轴突发出侧支支配前角灰质中闰绍细胞。闰绍细胞是抑制性中间神经元,当它兴奋时,能抑制原发放冲动的运动神经元活动。闰绍细胞轴突末梢释放的递质是甘氨酸,其作用可被士的宁和破伤风毒素所破坏。如果闰绍细胞的功能被破坏,将会出现强烈的肌肉痉挛。回返性抑制在中枢内广泛存在,使神经元的兴奋能及时终止,起着负反馈的调节作用（图 3-14）。

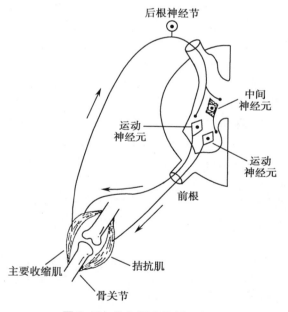

图 3-13　传入侧支抑制示意图
黑色神经元为抑制性中间神经元。

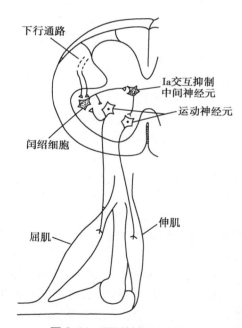

图 3-14　回返性抑制示意图
黑色神经元为抑制性中间神经元。

2. 突触前抑制　是由于中间神经元的活动导致兴奋性突触前末梢递质的释放量减少,不易甚至不能引起突触后神经元兴奋的现象。突触前抑制的结构基础通常是由 3 个神经元构成的联合型突触,即由轴突-轴突突触与轴突-胞体突触组成。

突触前抑制发生的基本过程是:①首先中间神经元兴奋,释放特殊的递质;②特殊递质作用于兴奋性突触前神经末梢,使其膜电位发生改变;③在此膜电位改变的基础上,兴奋性突触前神经末梢产生的动作电位幅度明显降低,甚至不易产生动作电位;④引起末梢释放的兴奋性递质的量明显减少;⑤在兴奋性突触后膜上产生的 EPSP 减小,不足以引起兴奋性突触后神经元兴奋,转而被抑制。这种以兴奋性突触前神经末梢释放递质量减少为特征的突触前抑制,既可由兴奋性突触前末梢去极化引起,也可由超极化引起。

(1) 突触前末梢去极化机制:这种突触前抑制多见于脊髓的初级传入神经元的轴突末梢上。脊髓神经元兴奋时,可经过多个中间神经元接替,最后一级中间神经元与其他初级传入神经元轴突末梢构成轴突-轴突突触。该中间神经元释放特殊递质,引起初级传入神经元轴突末梢发生去极化,实验表明,GABA 受体拮抗剂(如印防己毒素等)可阻断初级传入神经元轴突末梢产生的去极化效应,故认为引起突触前抑制产生的递质是 GABA。进而突触前电压门控式 Ca^{2+} 通道开放减少,Ca^{2+} 内流减少,导致兴奋性突触前膜的兴奋性递质释放量明显减少。

(2) 突触前末梢超极化机制:突触前末梢超极化的产生,主要与初级传入神经元轴突末梢上存在的 $GABA_B$ 受体有关,GABA 与该受体结合后,可通过 G 蛋白介导,使轴突末梢上的电压门控式 K^+ 通道开放产生超极化,从而使突触前末梢动作电位不易发生,导致兴奋性递质释放量明显减少。研究表明,突触前末梢的超极化与 5-HT 有关,5-HT 与突触前末梢相应受体结合,能促使前膜对 Cl^- 通透性增强,从而发生超极化。

突触前抑制在中枢内广泛存在,多见于感觉传入系统的各级转换站。此外,从大脑皮层、脑干和小脑等处发出的下行冲动,也可对感觉传导束发生突触前抑制。因此,突触前抑制的生理意义在于调节感觉信息向中枢的传入活动。

3. 突触后易化　一个突触后膜接受来自多个神经元传递来的信息,经过总和,使 EPSP 接近于阈电位水平,有利于兴奋发生,此现象称为突触后易化。

4. 突触前易化　发生在突触前膜。突触前易化的结构基础与突触前抑制的结构相似。当到达突触前末梢的动作电位时程延长,则 Ca^{2+} 通道开放的时间延长,因此进入突触前末梢的 Ca^{2+} 数量增多,引起突触前末梢释放的兴奋性递质增多,最终使突触后神经元的 EPSP 增大,即产生突触前易化。目前认为,突触前末梢动作电位时程延长的机制可能是由于轴突-轴突式突触末梢释放某种递质,引起前膜内 cAMP 浓度升高,促使 K^+ 通道磷酸化而过早关闭,从而延长了动作电位复极化过程。

二、神经中枢兴奋传递的特征

中枢神经系统内的信息必须通过复杂的突触接替才能连续传递下去。其主要特征介绍如下。

(一) 单向传递

兴奋在单根神经纤维的传导是双向的,但是当神经冲动通过突触时,其信息传递只能是**单向传递**(one-way conduction),即信息从突触前神经元传向突触后神经元。因为起信息传递作用的神经递质只能由突触前膜释放而影响突触后膜,所以在反射活动进行时,兴奋只能由传入神经元传向传出神经元。研究表明,突触后的靶细胞也能释放一些化学物质如 NO、前列腺素、神经肽等逆向传递到突触前末梢,调节突触功能,因此突触前后信息的沟通是双向的,但兴奋的传递只能是单向的。

(二) 中枢延搁

兴奋在通过反射中枢时传递比较缓慢、历时较长的现象,称为**中枢延搁**(central delay)。中枢延搁主要消耗在突触传递上,这是由于化学突触传递时,需要经历递质释放、递质扩散、递质与后膜上受体结合后引起离子通道活动等一系列过程,因此耗时较长。据测定,兴奋通过一个突触所需要的时间约需要 0.3~0.5ms,因此兴奋传递所需时间愈长,提示兴奋经过的突触数目愈多。

(三) 总和与阻塞

1. 总和　在中枢神经系统内由单根纤维传入的一次冲动所释放的递质量很少,仅能引起突触后膜局部兴奋,表现出易化作用,但不能使其产生动作电位。如果在同一纤维上有多个神经冲动相继传入,或者有许多传入纤维的神经冲动同时传入至同一神经元,则每个冲动各自产生的 EPSP 就能叠加起来,达到阈电位水平时,即可引起突触后神经元爆发动作电位,此过程称为兴奋总和,前者称为时间总和,后者称为空间总和。如果 EPSP 总和后没有达到阈电位,距离阈电位也更近,兴奋性提高,表现为易化。若传入纤维是抑制性的,所产生的 IPSP 也会发生抑制性总和。如果兴奋与抑制信息同时到达同一个神经元时,突触后膜的电位则取决于 EPSP 与 IPSP 的代数和。

2. 阻塞　信息传递过程中,同时刺激多个神经元,其效应小于各个神经元接受单独刺激产生的效应之和,这种现象称为阻塞。如图 3-15 所示,传入纤维 1、2 各投射到 8 个神经元上,其中两者均聚合投射到中间一列的 4 个神经元上。当纤维 1 传入兴奋时,引起 8 个神经元发生兴奋(图 3-15A);当纤维 2 传入兴奋时,如图所示同样引起 8 个神经元发生兴奋(图 3-15B);当纤维 1、2 同时传入兴奋时,则总共引起 12 个神经元发生兴奋(图 3-15C),而不是 16 个神经元兴奋。

（四）兴奋节律的改变

在中枢神经元的活动中,由于突触后电位具有总和的特征,因而突触后神经元的兴奋节律与突触前神经元发放冲动的频率不同。这是由于突触后神经元的反应形式(兴奋或抑制)和兴奋节律既受突触前神经元冲动频率的影响,也与其本身的功能状态相关。同时,突触后神经元的反应形式和兴奋节律还受中间神经元的功能及联系方式影响。

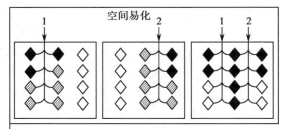
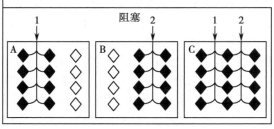

图 3-15　阻塞示意图

单独刺激传入纤维 1 或 2 时,分别引起 8 个神经元的兴奋(A 和 B),两根同时刺激时,产生兴奋的神经元数共 12(C),少于两根纤维单独受到刺激时所兴奋的总和(8+8＝16)。

（五）后发放

在反射活动中,当刺激停止后,传出神经仍可在一定时间内发放神经冲动,这种现象叫后发放。后发放可发生在环式联系的反射通路中。此外,效应器(如骨骼肌肌梭)受到刺激后也可产生冲动传入中枢,使反射活动的传出增加。

（六）对内环境变化的敏感性和易疲劳性

突触间隙与细胞外液相通,容易受内环境理化因素变化的影响,如低氧、PCO_2 升高、麻醉剂以及某些药物等。例如,细胞外液的 Na^+、K^+、Ca^{2+}、Cl^- 水平可直接影响突触后电位的形成。当突触前神经元反复受到较高频率的刺激时,突触后神经元发放的冲动会逐渐减少,表明突触部位是反射弧中最易发生疲劳的环节,可能与突触处递质耗竭有关。

●（蒋淑君　高剑峰）

复习思考题

1. 试述定向化学突触传递的过程及特点。
2. 试述影响神经肌肉接头传递效能的主要环节。
3. 腱反射的意义是什么?
4. 试述突触前抑制与突触后抑制的主要区别。

◇◇◇ 第四章 ◇◇◇

神经递质与神经肽

学习目标

掌握神经递质和受体的概念、分类,递质和受体具有的特征;乙酰胆碱、儿茶酚胺类递质的合成、生理作用和受体分布;神经肽的分类、合成与代谢,阿片肽的生理作用。

熟悉神经调质概念,受体的调节;5-羟色胺、组胺、谷氨酸、γ-氨基丁酸的生理作用及受体种类;阿片肽的作用及受体种类。

了解5-羟色胺、组胺、谷氨酸、γ-氨基丁酸、一氧化氮(NO)、一氧化碳(CO)的合成与代谢;脑-肠肽、速激肽、缓激肽的生理作用。

在神经系统中,神经元之间传递信息的主要方式是化学突触传递。神经递质是化学突触传递信息的特殊化学物质,通过与靶细胞相应受体结合,直接或间接启动靶细胞特定的生理效应。神经肽广泛存在于中枢、周围神经系统和其他组织,是神经元之间重要的化学信使。在许多神经元中,神经肽和神经递质共存并参与神经调节活动。

第一节　神经递质和受体

神经递质由突触前膜释放后与突触后膜相应的受体结合,产生突触后去极化电位或超极化电位,导致突触后神经元兴奋性升高或降低。

一、神经递质与神经调质

(一) 神经递质的概念

神经递质(neurotransmitter)是指由突触前神经元合成并在末梢释放,能特异性作用于突触后神经元或效应器细胞上的受体,从而产生一定生物效应的化学物质。一个化学物质被认为是递质,应具有如下的特征:①在突触前神经元内具有合成递质的前体物质与酶系统,能合成递质;②递质贮存于囊泡内,当兴奋冲动抵达时,递质可从囊泡中释放;③释放的递质可作用于突触后膜上的特异性受体,产生特定的生理效应;④在突触部位有使递质失活的酶或其他失活机制;⑤有特异的受体激动剂或拮抗剂,能分别模拟或阻断递质的突触传递作用。

除神经递质外,神经元还能合成和释放另外一些化学物质,其本身并不直接参与神经元的信息传递,但却可以调节神经递质的信息传递效率。这种对神经递质信息传递起调节作用的化学物质称为**神经调质**(neuromodulator),其发挥的作用称为调制。神经调质可由神经元合成,也可由神经胶质细胞或其他分泌细胞产生和释放。神经递质和神经调质并无明确的界限,神经递质在某些时候可发挥神经调质的作用,而神经调质在一些情况下也可发挥神经递质的作用,故两者不能截然区分。

（二）神经递质的分类

神经递质可依据不同的方式进行分类:①根据生理功能的不同,分为兴奋性神经递质和抑制性神经递质。②根据分子大小的不同,分为神经肽和小分子神经递质。神经肽属大分子递质,相对分子量为数百至数千道尔顿;而 ACh、氨基酸类和单胺类等小分子神经递质的相对分子量为一百至数百道尔顿。③根据分布部位的不同,分为外周神经递质和中枢神经递质。④根据信息传递时程的不同,分为快突触传递递质和慢突触传递递质。前者通过激活门控促离子型受体来实现,引起快速的兴奋或抑制效应,其过程仅需几毫秒;后者通过激活促代谢型受体或 G 蛋白耦联受体来实现,引起缓慢的突触传递效应。⑤根据化学性质的不同,可将神经递质分为若干大类,表 4-1 是目前研究较多的神经递质及其分类。

表 4-1 哺乳动物神经递质及其分类

分类	主要神经递质
胆碱类	乙酰胆碱
胺类	去甲肾上腺素、肾上腺素、多巴胺、5-羟色胺、组胺等
氨基酸类	谷氨酸、门冬氨酸、γ-氨基丁酸、甘氨酸
肽类	下丘脑调节肽※、血管升压素、缩宫素、阿片肽※、脑-肠肽※、心房钠尿肽、降钙素基因相关肽、神经降压肽、神经肽 Y、P 物质和其他速激肽※、缓激肽等
嘌呤类	腺苷、ATP
气体类	一氧化氮（NO）、一氧化碳（CO）、硫化氢（H_2S）
脂类	花生四烯酸及其衍生物（前列腺素等）※、神经活性类固醇※

注:※为一类物质的总称。

（三）神经递质共存现象

过去认为,一种神经元内只存在一种神经递质,其全部神经末梢均释放同一种递质,称为**戴尔原则**（Dale's principle）。目前发现有两种或两种以上的递质/调质可共存于同一个神经元内,这一现象称为神经元的递质共存,共存的递质/调质可在神经元兴奋时共同释放。研究发现,递质与递质、递质与调质、调质与调质都可共存于同一个神经元,甚至同一囊泡中,共存递质或调质释放后可作用于突触后或突触前同一受体或不同受体,影响各自的释放和突触后效应,彼此协同或拮抗,从而适应神经系统复杂的调控功能。

二、受体

受体（receptor）是指存在于细胞膜上或细胞内能与某些内源性化学物质（神经递质、神经调质、激素及细胞因子等）、药物或毒素等特异性结合,并产生特定生物效应的特殊生物分子。能与受体发生特异性结合的各种物质统称为**配体**（ligand）。

（一）受体的分类

受体有不同的分类方法:①按药理学特性可分为乙酰胆碱受体（AChR）、去甲肾上腺素受体、多巴胺受体、阿片受体等。②按受体的所处的位置可分为膜受体和核受体。膜受体的配体是神经递质（调质）和大部分激素,核受体的配体是类固醇类等活性物质。膜受体可按氨基酸序列的同源性和跨膜区域结构特征,分为 5 个超家族:G 蛋白耦联受体,离子通道耦联受体,生长因子受体,细胞因子受体和 T 细胞抗原受体。③按受体的跨膜信息转导机制可分为 G 蛋白耦联受体、离子通道型受体和酶耦联受体。

（二）受体的基本特征

受体与配体的结合是化学性的。因此，受体的特征也是通过与配体结合而体现的。受体通常具有以下基本特征：①具有与内源性配体结合的能力。②饱和性：受体在某一组织内的数量是有限的。当配体的数量增加时，产生的效应强度也会增加。当配体数量增加到一定浓度时，与受体可结合的位点已全部被占领。此时，再增加配体浓度，效应也不再增大，表现为配体和受体结合的饱和性。③亲和性：配体和受体的结合具有高亲和性。④特异性：配体和受体的结合具有高度选择性和专一性。⑤可逆性：配体与受体之间主要通过范德华力、离子键、氢键等非共价键结合，容易解离，而且解离后配体和受体的结构不发生变化。⑥区域性分布：受体在不同组织或同一组织的不同区域分布密度不同。

（三）受体的亚型

受体按其与某些激动剂或拮抗剂的亲和力不同而分为若干种亚型。一种神经递质可选择性地作用于不同受体亚型而产生多样性的生物效应。受体亚型通常由氨基酸序列略有差异的同源蛋白质组成，但 ACh 的 M 和 N 受体，NE 的 α 和 β 受体，GABA 的 $GABA_A$ 和 $GABA_B$ 受体的不同亚型之间并无同源关系，其分子结构和生理效应均有较大差异。一种内源性激动剂可激活同一受体的多个亚型，也可激活完全不同的受体。许多看来毫不相关的受体可来源于共同祖基因，属于同一受体超家族。

（四）受体与突触信息传递

在化学突触的信息传递过程中，受体一般存在于突触后膜。当神经递质释放后，与突触后膜受体结合，实现神经元间或神经元与效应器间的信息传递。受体也可分布于突触前膜，即存在有突触前受体。突触前受体与配体结合被激活后，主要参与突触前末梢神经递质合成和释放的调节。例如，突触前膜释放的去甲肾上腺素除作用于突触后膜受体（α_1、α_2、β_1、β_2、β_3），还能作用于突触前膜受体（α_2、β_2），从而调制突触前膜神经递质的释放。

（五）受体的调节

体内各种生理和病理因素对受体产生可塑性的调节，主要表现在受体数量、反应性和亲和力上。

1. 受体数量的调节　凡调节使受体数量增多的称为上调，使受体数量减少的称为下调。

2. 受体反应性的调节　受体反应性的改变可用失敏和增敏现象来描述：①失敏：是指在长期使用某一种激动剂后，组织细胞对该激动剂的敏感性和反应性降低的现象，也称脱敏或耐受。如嗜铬细胞瘤患者内源性儿茶酚胺水平剧增，其淋巴细胞膜上儿茶酚胺受体对异丙肾上腺素刺激的反应性大为减弱；临床上对过敏病人进行脱敏治疗，也是利用受体失敏这一机制。②增敏：也称超敏，与失敏作用相反，它可因受体激动剂水平降低或应用拮抗剂而引起，也可因其他神经递质或激素的影响而诱发。如长期应用 β 受体拮抗剂普萘洛尔时，可因突然停药出现症状反跳的现象。

3. 受体亲和力的调节　同一受体在不同条件下和配体的亲和力不同。如胰岛素和胰岛素受体结合后会引起胰岛素受体亲和力的降低。同种受体之间有协同性。负协同性是指受体与配体结合后，会诱发邻近的同类受体结合部位构象发生变化，使该受体对配体的亲和力降低；反之若使受体的亲和力升高者称为正协同性。

第二节　神经递质及其生理功能

本节主要阐述目前已知的几类重要的中枢和外周递质系统及生理功能。

一、乙酰胆碱

ACh 是第一个被确定为神经递质的化学物质。释放 ACh 作为递质的神经纤维称为胆碱能神经纤维。这类纤维广泛存在于中枢神经系统和周围神经系统中,释放 ACh 作用于突触后膜上胆碱受体产生生理效应。

（一）乙酰胆碱的合成与代谢

ACh 由胆碱和乙酰辅酶 A（AcCoA）在胆碱乙酰转移酶（choline acetyl transferase,ChAT）的催化下生成。神经元不能直接合成胆碱,主要来自于 ChAT 分解末梢释放的 ACh,少部分来自血液中的卵磷脂水解。AcCoA 主要来自糖酵解或脂肪酸 β 氧化。ChAT 由胞体合成,顺轴质运输到末梢。ACh 在胞质合成后储存于囊泡,当神经冲动引起末梢去极化和 Ca^{2+} 内流时,通过出胞方式释放。

ACh 的消除主要经乙酰胆碱酯酶（acetylcholinesterase,AChE）水解,少量 ACh 经突触间隙扩散,极少被神经末梢重新摄取。AChE 能快速水解 ACh,使其迅速失活而终止其作用。

（二）乙酰胆碱受体及其信号转导

乙酰胆碱受体（acetylcholine receptor,AChR）分为**毒蕈碱型胆碱受体**（muscarinic acetylcholine receptor,MR）和**烟碱型胆碱受体**（nicotinic acetylcholine receptor,NR）两类,可分别被毒蕈碱和烟碱激动,产生毒蕈碱（M）样作用与烟碱（N）样作用。

1. 毒蕈碱型胆碱受体

（1）毒蕈碱型胆碱受体的亚型与分布:MR 属 G 蛋白耦联的促代谢型受体,可分为 M_1、M_2、M_3、M_4 和 M_5 五种亚型。外周 MR 主要分布在外周胆碱能节后纤维支配的效应器上,如心肌、外分泌腺和各种组织的平滑肌。中枢 MR 弥散分布于中枢神经系统中,也有相对集中的部位,如皮层锥体细胞、海马、丘脑腹侧核、中脑等。

（2）毒蕈碱型胆碱受体的信号转导:①M_1、M_3、M_5 受体具有相似的化学结构。受体被激动后,与 G_q、G_s 蛋白结合,进而激活磷脂酰肌醇（phosphatidylinositol,PI）和腺苷酸环化酶（adenylyl cyclase,AC）信号转导系统,使 Ca^{2+} 通道开放、K^+ 通道关闭,导致胞内 Ca^{2+} 升高,产生细胞膜的去极化,引发腺体分泌、平滑肌收缩和突触前神经递质释放等多种生理效应;②M_2、M_4 受体的化学结构相似,受体被激动后可与 $G_{i/o}$、G_k 蛋白结合。通过激活 G_i 蛋白,抑制 AC,使心肌细胞膜上 Ca^{2+} 通道关闭,心肌细胞膜超极化;也可使平滑肌细胞 K^+ 通道关闭,平滑肌细胞膜去极化。通过激活 G_k 蛋白→激活磷脂酶 A_2（phospholipase A_2,PLA_2）,促进花生四烯酸的代谢,使 K^+ 通道开放,抑制突触后神经元的活动或导致心肌细胞膜超极化。

2. 烟碱型胆碱受体

（1）烟碱型胆碱受体的亚型与分布:NR 可分为外周 NR 与中枢 NR 两类。

中枢 NR 有两种亚型:①对 **α-银环蛇毒**（α-bungarotoxin,α-BGT）不敏感的 N 受体。该型受体与 α-BGT 有低亲和力,而与烟碱等 N 受体激动剂有高亲和力。②对 α-BGT 敏感的 N 受体。该型受体与 α-BGT 有高亲和力,而与烟碱有较低亲和力。

外周 NR 也有两种亚型:①神经节 NR,又称 N_1R。主要位于自主神经节的突触后膜上,六烃季铵是 N_1R 的拮抗剂。②骨骼肌 NR,又称 N_2R。主要分布于神经肌肉接头的终板膜上,十烃季铵是 N_2R 的拮抗剂。

（2）烟碱型胆碱受体的信号转导:NR 属配体门控离子通道受体,由 5 个亚单位排列成花瓣形状,中间是阳离子通道。在外周神经系统,自主神经节前纤维末梢释放 ACh,激活 N_1R,增加后膜 Na^+、K^+、Ca^{2+} 电导,使后膜去极化,产生快兴奋性突触后电位（f-EPSP）,总和达到阈电位时,引起节后神经元兴奋。中枢 NR 激活后,通道本身对 Ca^{2+} 具有高通透性,使阳离子进入胞内,激活邻近电压依赖性 Ca^{2+} 通道,导致大量 Ca^{2+} 内流,进而胞质 Ca^{2+} 增多,引起 Ca^{2+} 介导的各种细胞效应。

(三) ACh 的主要生理功能

1. ACh 在外周的功能　自主神经系统中的副交感节后纤维及小部分交感节后纤维(如支配汗腺、胰腺的节后纤维和支配骨骼肌及腹腔内脏血管的舒血管纤维等)释放的 ACh,产生 M 样作用,导致心脏活动抑制、支气管与胃肠道平滑肌收缩、膀胱逼尿肌和瞳孔括约肌收缩、消化腺与汗腺分泌以及骨骼肌血管舒张等效应。自主神经系统的节前纤维与运动神经末梢释放的 ACh,产生 N 样作用,分别引起节后神经元兴奋和骨骼肌收缩。

2. ACh 在中枢的功能　ACh 对中枢神经元的作用以兴奋为主,参与神经系统的多种功能活动。

(1) 感觉与运动功能:在感觉投射系统中,传导特异性感觉投射的第二、三级神经元属胆碱能纤维,传导非特异性感觉的上行激动系统中也存在大量胆碱能纤维,参与机体特异性和非特异性感觉信息投射。在运动功能中,脑干和脊髓发出的运动神经元属胆碱能纤维,支配骨骼肌的运动。

(2) 睡眠与觉醒:中枢胆碱能抑制中缝背核 5-HT 递质系统的作用,从而抑制非快速眼动睡眠。将 ACh 注入猫的侧脑室或脑桥被盖内,均可导致动物产生快速眼动睡眠,而使用 M 受体拮抗剂阿托品可减少快速眼动睡眠,说明快速眼动睡眠与中枢 M 受体的激动作用有关。ACh 也参与觉醒的调节,刺激脑干网状结构使脑电出现快波时,皮层的 ACh 释放量明显增多。可见,脑干网状结构胆碱能上行激动系统和皮层胆碱能系统对激活、维持觉醒状态有重要作用。

(3) 学习与记忆:边缘系统中的隔区-海马-边缘叶的 M 样胆碱能通路与学习记忆功能密切相关,损伤时可引起学习记忆功能缺陷,出现顺行性遗忘症。海马锥体细胞接受胆碱能纤维的传入,该细胞的 M 受体数目减少可引起记忆减退。脑干网状结构和皮层组成的非特异胆碱能系统,可激活皮层以维持清醒状态,是学习记忆的基础。

(4) 对内脏功能的调节:ACh 在延髓头端腹外侧区、脑桥蓝斑、中脑中央灰质背侧区以及下丘脑后区与内侧核区等部位,均有明显升压作用,其效应是间接通过增加外周交感的紧张性来实现的。自主神经的中枢传出纤维也是胆碱能纤维,对调节内脏功能具有重要意义。

(5) 体温调节:中枢内 ACh 对体温调节的作用较为复杂,具有种属差异。将 ACh 注射到大鼠小脑延髓和下丘脑可导致体温降低;而同样的操作,在猫、豚鼠和猴等则引起体温升高。若兴奋猫的中枢 MR,可引起体温升高;而兴奋 NR,则体温下降。

(6) 摄食和饮水:大鼠边缘系统的许多部位与摄食和饮水有关,这些脑区之间的神经元联系回路,称为胆碱能渴饮回路。在这一回路上任一部位将 ACh 或卡巴胆碱注入,均可引起饮水反应,继而摄食。在隔区注射阿托品则可抑制摄食活动。这说明 ACh 可通过边缘系统促进大鼠的饮水和摄食活动。

(7) 痛觉调制和镇痛:ACh 参与机体痛觉调制过程。实验中将拟胆碱药注射进小鼠腹腔,可产生镇痛作用,其效应可被阿托品、东莨菪碱拮抗。中枢胆碱能系统在针刺镇痛中也发挥重要作用。针刺镇痛时,中枢多个脑区 ACh 释放增加,胆碱能系统活动加强。抑制中枢胆碱酯酶活性,使内源性 ACh 积累,可加强针刺镇痛的效应。

二、儿茶酚胺

儿茶酚胺(catecholamine,CA)是含有邻苯二酚的胺类,包括去甲肾上腺素(norepinephrine,NE;noradrenaline,NA)、多巴胺(dopamine,DA)和肾上腺素(epinephrine,E;adrenaline,

A），它们和5-羟色胺（5-hydroxytryptamine，5-HT）、组胺等统称为单胺类递质。

（一）儿茶酚胺的合成与代谢

1. 儿茶酚胺的合成　体内儿茶酚胺的合成是以酪氨酸为底物，在胞质内经酪氨酸羟化酶（tyrosine hydroxylase，TH）作用生成多巴，再经多巴脱羧酶脱羧转变为多巴胺进入囊泡。在多巴胺 β-羟化酶的作用下合成去甲肾上腺素，去甲肾上腺素在苯乙醇胺氮位甲基转移酶（phenylethanolarnine-N-methyl-transferase，PNMT）作用下甲基化生成肾上腺素。

2. 儿茶酚胺的贮存和释放　儿茶酚胺贮存于囊泡中，避免其受到胞质内单胺氧化酶（monoamine oxidase，MAO）的破坏。贮存去甲肾上腺素的囊泡是含有致密中心的囊泡，分为大囊泡与小囊泡两种，前者多存在于轴突和末梢，而后者几乎全部集中于末梢。大囊泡内共存的阿片肽、P物质、血管活性肠肽等多种神经肽参与去甲肾上腺素的释放。儿茶酚胺通过Ca^{2+}依赖性出胞的量子式方式释放。当动作电位到达神经末梢时，激活电压门控钙通道，Ca^{2+}内流，胞内Ca^{2+}浓度升高，进而触发囊泡内儿茶酚胺递质释放。

3. 儿茶酚胺的消除　儿茶酚胺在体内的消除主要有重摄取和酶解两种方式：①大部分被突触前膜转运体重摄取。重摄取的儿茶酚胺储存在囊泡中，待下一次冲动时再次释放。这是儿茶酚胺类递质消除的主要方式；②被MAO或儿茶酚胺氧位甲基转移酶（catechol-O-methyltransferase，COMT）降解，这是儿茶酚胺消除的最终步骤。酶解取决于两种酶的活性。神经元胞质中的去甲肾上腺素、肾上腺素首先被MAO降解，在神经元外被COMT进一步降解。而在突触间隙和血液中的去甲肾上腺素、多巴胺和肾上腺素依次被COMT与MAO降解。

（二）儿茶酚胺受体及其信号转导

1. 肾上腺素能受体　能与儿茶酚胺类递质结合的受体称为肾上腺素能受体。

（1）肾上腺素能受体分型：肾上腺素能受体分为 α 型与 β 型两类。目前已克隆出9个肾上腺素能受体亚型（表4-2），广泛分布于中枢、外周神经系统及其支配的效应细胞。

表4-2　肾上腺素能受体的信号转导系统

受体	α_1 受体	α_2 受体	β 受体
亚型	α_{1A}、α_{1B}、α_{1D}	α_{2A}、α_{2B}、α_{2C}	β_1、β_2、β_3
G 蛋白	G_q、G_o	G_i	G_s
第二信使	$IP_3/DG\uparrow$	$cAMP\downarrow$	$cAMP\uparrow$
离子通道	Ca^{2+}通道开放	K^+通道开放，Ca^{2+}通道关闭	Ca^{2+}通道开放

（2）肾上腺素能受体分布与效应：分为外周与中枢肾上腺素能受体两类。

1）外周肾上腺素能受体分布与效应：外周肾上腺素能受体有两种，α 受体和 β 受体，它们的分布与效应特点有：①α 受体：外周组织中 α_1 受体主要定位于肾上腺素能神经末梢突触后膜（如平滑肌膜），儿茶酚胺与之结合后产生兴奋性（主要作用）或抑制性效应。而 α_2 受体主要分布于突触前膜，对儿茶酚胺的释放进行负反馈调节。α_2 受体也存在于血管平滑肌膜上，介导血管的收缩；②β 受体：外周 β_1 受体主要分布于心肌，儿茶酚胺与之结合产生心肌的正性变时、变传导和变力作用。在肾脏与脂肪组织中也有 β_1 受体，激动后促进肾素分泌和脂肪的分解。β_2 受体分布广泛，主要在平滑肌上，激活后能使支气管、胃肠道、子宫以及血管（如冠状动脉、骨骼肌血管）等平滑肌舒张。β_3 受体主要分布于脂肪组织。

2）中枢肾上腺素能受体分布与效应：中枢肾上腺素能受体广泛地分布于大脑皮层、海马、丘脑、松果体、蓝斑、延髓腹外侧区、孤束核和脊髓等诸多部位。其中，α_1、α_2 和 β 亚型均有分布,但主要是 α_1 和 β_1 亚型。激动突触后 α_1 受体通常引起神经元兴奋,而突触后 α_2 受体激动时,则导致神经元超极化而产生抑制效应。激动突触前 α_2 受体能反馈性地抑制 CA 的释放,激动突触前 β 受体则能易化 CA 的释放。

(3) 肾上腺素能受体的信号转导:肾上腺素能受体均为 G 蛋白耦联受体,产生一系列的信号转导(表 4-2)和生物效应:①α_1 受体通过 PI 系统传递信息。α_1 受体被激活后经 G_q/G_o 蛋白介导,引起 PI 水解,产生 IP_3、DG。IP_3 可使细胞内非线粒体 Ca^{2+} 库释放 Ca^{2+},进而调控细胞功能。Ca^{2+} 和 DG 还能激活 PKC,产生受体后效应。②β 受体和 α_2 受体可通过 AC 系统耦联转导。β 受体被激活后经 G_s 蛋白介导激活 AC,使 cAMP 增多,进而激活 PKA,改变细胞内某些酶的活性或调控 K^+、Ca^{2+} 等离子通道活动,产生相应生物效应。α_2 受体被激活后经 G_i/G_o 蛋白介导,抑制 AC 活性,使 cAMP 减少,呈现相反的生物效应。

2. 多巴胺受体

(1) 多巴胺受体分型:多巴胺受体有 5 种亚型,即 D_1、D_2、D_3、D_4 和 D_5,它们可分为 D_1 受体和 D_2 受体两大家族,其中 D_1 受体家族包括 D_1 和 D_5 受体,D_2 受体家族包括 D_2、D_3 和 D_4 受体。

(2) 多巴胺受体分布与效应:中枢内 D_1、D_2 分布于突触前、突触后和非突触部位。在大部分脑区中 D_1 和 D_2 共存,但在不同的部位受体分布密度不尽相同。

DA 主要作为中枢神经递质发挥作用。通过激活基底神经节的 D_1、D_2 受体参与运动的调节,也可通过激活新皮层和海马等部位的 D_1 受体,参与高级神经活动。调节垂体激素分泌的主要是 D_2 受体。D_3 受体主要分布于中脑边缘系统,该结构是精神安定药物的作用部位。因此,D_3 受体是精神安定药或非典型广谱抗精神病药物作用的靶受体。D_4 受体主要分布在额叶皮层、杏仁核、中脑和延髓,与精神活动有关。D_5 主要分布在海马、丘脑束旁核和外侧乳头体。

(3) 多巴胺受体的信号转导:多巴胺受体属 G 蛋白耦联受体,其主要作用靶酶为 AC,具体信号转导途径为:①D_1 受体被激活后经 G_s 蛋白介导→激活 AC-cAMP-PKA 系统,进而呈现生理效应。激活 D_1 受体也可通过 PI 代谢和细胞内 Ca^{2+} 动员而发挥作用。②D_2 受体被激活后经 G_i/G_o 蛋白介导,抑制 AC 酶活力与 cAMP 形成,激活 K^+ 通道,使细胞膜超极化,进而抑制电压依赖性 Ca^{2+} 内流。激活 D_2 受体还可直接抑制电压门控性 Ca^{2+} 通道的开放,阻止 Ca^{2+} 内流。此外,D_2 受体还可通过 G_o 蛋白介导抑制 PLC 对 PIP_2 的水解作用,阻止 IP_3 和 DG 的生成,使细胞内 Ca^{2+} 浓度降低。D_3 和 D_4 受体的信号转导途径与 D_2 受体类似。

(三) 儿茶酚胺的主要生理功能

1. 去甲肾上腺素的生理功能

(1) 去甲肾上腺素在外周的功能:外周 NE 是大部分交感神经节后纤维(少部分属于胆碱能的除外)释放的递质,它的生理功能与刺激交感神经的作用一致。

(2) 去甲肾上腺素在中枢的功能:中枢去甲肾上腺素能神经元胞体主要集中在延髓和脑桥,按其纤维投射途径的不同,可分为去甲肾上腺素能上行投射系统与去甲肾上腺素能下行投射系统。

1) 学习与记忆:中枢 NE 递质系统是学习记忆的加强系统,能增强学习记忆的保持过程。NE 增强学习记忆的作用机制,可能是通过调节广泛脑区内的突触传入活动,对环境中信息加强"筛选"作用,提高注意力,促进信息的贮存和再现。

2) 觉醒与睡眠:NE 在中枢的作用一般以兴奋为主,去甲肾上腺素能上行通路背束与紧张性觉醒作用有关,有助于维持中枢神经系统的觉醒状态。若损毁动物背束或用药物阻断NE 的作用,则动物的皮层觉醒电活动显著减少,非快速眼动睡眠明显延长,说明去甲肾上腺素能神经元在维持觉醒上起重要作用。

3）精神情感活动：脑内 NE 递质系统在维持人类情感活动中起重要作用。去甲肾上腺素能神经元适当活动能产生兴奋或欣快情绪，活动过强则可出现躁狂反应甚至攻击行为，活动过弱可导致抑郁。临床治疗中可见，利血平因对 NE 的过度耗竭，使突触间隙 NE 显著减少导致抑郁症出现；而应用丙米嗪阻断 NE 再摄取或抑制单胺氧化酶对 NE 降解，均能治疗抑郁症或抗抑郁。

4）心血管活动的调节：实验表明，电刺激去甲肾上腺素能神经元密集的脑桥蓝斑区或化学刺激下丘脑后区等部位的 β 受体，可引起血压升高，心率加快，该作用通过 β 受体来实现。如果激活下丘脑前区、视前区、延髓腹外侧区、孤束核、脊髓等部位的 α 受体，可引起血压下降、心率减慢，降压效应主要与 α_2 受体有关，心率减慢与 α_1 受体有关。

5）痛觉调制和镇痛：实验表明，脑内 NE 通过 α_1 受体拮抗吗啡镇痛与针刺镇痛。但脊髓内 NE 则加强吗啡镇痛和针刺镇痛，而且脊髓内 NE 的增强针刺镇痛效应是通过 α 受体实现的。

2. 多巴胺的生理功能　脑内 DA 能神经元的主要生理功能与躯体运动、情绪精神活动以及神经内分泌活动有关。

（1）调节躯体运动功能：黑质-纹状体 DA 系统是基底神经节调控运动神经环路的重要环节。刺激黑质能引起尾核内 DA 释放，促进运动以及探究、觅食、舔舌、咀嚼等行为觉醒反应。若损毁黑质或切断黑质-纹状体束，则运动减少，不食不饮，对周围事物无反应，呈木僵状态。帕金森病的病因就与黑质 DA 能神经元退变、神经环路的调控失衡有关。

（2）调控精神情绪活动：中脑-边缘系统（伏隔核、杏仁核、嗅结节、隔区等）DA 能通路主要参与调控情绪活动。中脑-大脑皮层（额叶、扣带回）DA 能通路主要参与认知活动的调控，如对事物的识别以及知觉、理解和推理等。精神分裂症的病因被认为与中脑-大脑皮层前额叶的 D_1 受体功能低下和皮层下结构 D_2 受体功能亢进等 DA 功能失调密切相关。

（3）调节神经内分泌功能：在下丘脑弓状核有少量 DA 能神经元，发出短纤维组成结节-漏斗部 DA 能通路。其功能与神经内分泌活动有关，分别调控促性腺激素、催乳素和促黑激素的分泌。

（4）对痛觉调制和镇痛的作用：研究表明，脑室内注射 DA 和 DA 受体激动剂对基础痛阈无明显影响，但对吗啡镇痛可产生拮抗作用。

三、5-羟色胺

5-羟色胺（5-hydroxytryptamine,5-HT）属吲哚胺类化合物。体内 5-HT 主要分布于消化道、血液和中枢神经系统。由于 5-HT 难透过血-脑屏障，故中枢和外周的 5-HT 系统相对独立。

（一）5-羟色胺的合成与代谢

1. 5-羟色胺的生物合成　5-HT 合成的底物是色氨酸，经色氨酸羟化酶作用生成 5-羟色氨酸，再经 5-羟色氨酸脱羧酶作用脱羧生成 5-HT。色氨酸羟化酶的特异性高、活性低，是 5-HT 合成的限速酶。

2. 5-羟色胺的贮存和释放　5-HT 在胞质内合成后进入囊泡贮存。在胞内高 K^+ 环境下，5-HT 和特异性 5-HT 结合蛋白形成复合体。出胞时，与低 K^+ 高 Na^+ 的细胞外液接触，5-HT 迅速从特异性 5-HT 结合蛋白上解离释放。

3. 5-羟色胺的消除　发挥作用后的 5-HT，通过以重摄取和酶解两种方式终止其生理活性：①重摄取：5-HT 主要依靠突触前膜 Na^+/Cl^- 依赖型转运体摄取回到胞质内，再经囊泡膜上单胺类转运体转运入囊泡内贮存;②酶解:部分5-HT在线粒体的单胺氧化酶(MAO)作用下氧化脱氨基形成5-羟吲哚乙醛,再经醛脱氢酶氧化成5-羟吲哚乙酸。在中枢神经系统中,MAO是5-HT的主要降解酶。

（二）5-羟色胺受体及其信号转导

1. 5-羟色胺受体的类型和分布　5-HT受体分为7种类型,包括5-HT_1~5-HT_7,其中5-HT_1和5-HT_2又分若干亚型。在中枢神经系统中,5-HT_1受体占大多数,5-HT_2受体主要分布在外周组织中。

2. 5-羟色胺受体的信号转导　受体的信号转导分为两类,5-HT_3受体是离子通道型受体,其他的5-HT受体都是典型的7次跨膜的G蛋白耦联受体。

（1）离子通道型受体:5-HT_3受体属Na^+/K^+离子通道型受体,与配体结合后,激活Na^+/K^+通道,触发膜快速、短暂去极化,进而产生特定的生物效应。

（2）G蛋白耦联受体:该家族受体因其耦联效应酶的不同,分为两种:①与PLC耦联的5-HT受体。5-HT_2受体各亚型激活时,经G_q蛋白介导,活化PLC,进而产生特定生物效应。②与AC耦联的5-HT受体。5-HT_1、5-HT_4、5-HT_6、5-HT_7受体各亚型激活时,由G_s/G_i蛋白介导,激活AC或者抑制AC活性,进而呈现特定生物效应。

（三）5-羟色胺的主要生理功能

中枢5-羟色胺能神经元胞体主要集中在脑干中缝核群内,头端核群发出上行纤维投射到大脑皮层、纹状体、丘脑、下丘脑、边缘系统和小脑等脑区,尾端核群发出下行纤维抵达脊髓的运动神经元和中间内侧柱灰质交感节前神经元,参与多种功能活动的调节。

1. 对睡眠的影响　睡眠的产生与中枢5-HT递质密切相关。如定向损毁中缝核头端5-羟色胺能神经元,脑内5-HT含量减少,则动物出现严重失眠,以非快速眼动睡眠减少为主,且脑内5-HT降低的程度与非快速眼动睡眠的减少呈正比例关系。相反,若使脑内5-HT含量增高,则具有促眠作用。

2. 对情绪和精神活动的影响　5-HT在脑内参与情绪反应的功能调控。中枢5-HT功能低下时,可导致精神状态失常或构成精神失常发病倾向。现已发现抑郁症患者的中缝核内5-HT含量减少,血中色氨酸与其他氨基酸比例较低,而给予5-羟色氨酸能对治疗抑郁症有一定效果。

3. 对内分泌活动的调节　下丘脑许多重要核团都含有丰富的5-羟色胺能纤维。5-HT参与调控下丘脑-腺垂体-肾上腺皮质轴、下丘脑-腺垂体-性腺轴和下丘脑-腺垂体-甲状腺轴等的功能活动。

4. 对体温的调节作用　中枢5-HT对体温的影响与激活的受体类型有关,5-HT_2受体激活可介导体温升高,而5-HT_1受体则介导体温降低。

5. 对心血管活动的调节　电刺激脑干-下丘脑的5-羟色胺能上行纤维可升高血压,电刺激脑干-脊髓的5-羟色胺能下行纤维则可抑制交感神经活动,降低血压,减慢心率。这种差异可能与激活的受体不同有关。

6. 对摄食的影响　5-HT可通过抑制摄食中枢,兴奋饱中枢,降低食欲,调节摄食行为。

7. 痛觉调制与镇痛　5-HT是脑和脊髓内一种重要的痛觉调制递质。当脑和脊髓内5-HT神经元活动增强时,可使痛阈升高,发挥镇痛作用并可强化吗啡镇痛与针刺镇痛效应。相反,降低这些神经元的活动,则可使痛阈降低,导致痛觉过敏,削弱吗啡镇痛与针刺镇痛的效果。

四、组胺

组胺(histamine,HA)的化学名为咪唑乙胺。中枢内组胺主要存在于神经细胞内,作为神经递质实现不同脑区神经信息的传递。外周组胺主要存在于组织肥大细胞和胃黏膜的肠嗜铬细胞中,参与炎症、过敏等局部病理变化以及促进胃酸分泌。

（一）组胺的合成与代谢

1. 组胺的合成　中枢内组胺分布不同,下丘脑含量最高,小脑最少。外周血的组胺不能透过血-脑屏障,但组氨酸(histidine)能从外周进入中枢,脑内组氨酸经组氨酸脱羧酶(histidine decarboxylase,HDC)催化后脱羧生成组胺。不同动物和组织的HDC结构相似,具有相似的催化活性,对组氨酸有高度的特异性和专一性,可作为脑内组胺能神经元定位的标志酶。

2. 组胺的释放与消除　组胺在胞质内合成后,被囊泡摄取而贮存。当神经末梢去极化时,组胺经出胞方式释放而发挥递质作用。脑内组胺的酶解途径主要在组胺-N-甲基转移酶的作用下,生成N-甲基组胺,再经单胺氧化酶催化生成N-甲基咪唑乙酸。在下丘脑以及大脑皮层中,组胺的更新率都很高。外周组织中的组胺酶解途径主要是经二胺氧化酶氧化脱氨基生成咪唑乙酸。

（二）组胺受体及其信号转导

组胺受体有四种,即H_1、H_2、H_3和H_4受体。在外周组织,组胺通过H_1受体参与组织的过敏和炎症反应,通过H_2受体促进胃酸分泌。在脑内除H_1和H_2受体外,还有H_3受体,它们在海马、尾核、壳核、大脑皮层等处有密集分布。H_4受体主要分布在嗜碱性粒细胞以及脊髓、胸腺等免疫组织中,激活后趋化作用增强,与感染、过敏反应有关。组胺受体均为G蛋白耦联受体,其信号转导过程为:组胺受体激活后,主要经PI第二信使系统转导,导致细胞内IP_3和DG水平的变化,使Ca^{2+}内流增加,促进脑内糖原分解,进而呈现出相应生物效应。

（三）组胺的主要生理功能

在中枢组胺可作为一种神经递质或神经调质而发挥生理作用。

1. 调节神经内分泌活动　组胺能神经元胞体在结节乳头核密集分布,并与视上核和室旁核有密切的功能联系。脑室内注射组胺,能兴奋这些核团引起血管升压素释放增加,产生利尿效应,并可导致血浆催乳素(prolactin,PRL)、黄体生成素(luteinizing hormone,LH)、促肾上腺皮质激素(adrenocorticotropic hormone,ACTH)以及糖皮质激素升高,但可减少生长激素(growth hormone,GH)和促甲状腺激素(thyroid-stimulating hormone,TSH)的释放。

2. 调节自主神经功能及行为、情绪和记忆等　大脑的海马、杏仁、隔区等边缘系统都有组胺能神经纤维,这些脑区是组胺调节自主神经功能、行为、情绪和记忆的物质基础。在脑室内注射组胺及其激动剂可使体温降低,此作用是通过H_2受体实现的。组胺还可抑制动物的摄食行为,其作用可能与H_1受体激动有关。

3. 调节觉醒和睡眠　临床上服用抗组胺药物常出现嗜睡和镇静现象,提示组胺具有觉醒作用。脑室内注射组胺及其激动剂,可使非快速眼动睡眠和快速眼动睡眠都减少,觉醒增加,脑电去同步化。损毁组胺能神经元密集的下丘脑后部,会引起动物的嗜睡状态,觉醒明显减少。组胺能神经元对大脑皮层有广泛的投射,具有易化兴奋传入的效应,被认为与脑干网状结构的激动作用相似。

4. 调制痛觉和镇痛　机体参与痛觉调制的中脑中央灰质和脊髓背角等区域,都有组胺能纤维的支配和组胺受体的分布。脑室和中缝背核内注射组胺,能引起明显的镇痛作用。在中脑中央灰质和中缝背核引起的效应还与剂量有关,小剂量可引起镇痛,但大剂量反而致痛。有研究表明,吗啡镇痛时伴有这些部位组胺释放增加,H_2 受体拮抗剂能阻断吗啡镇痛,提示吗啡镇痛作用可能与中脑中央灰质和中缝背核的组胺有关。

五、氨基酸类

中枢神经系统的大部分神经递质是氨基酸类,按其作用特点可分为兴奋性与抑制性氨基酸两类。

(一)兴奋性氨基酸

谷氨酸(glutamic acid,Glu)和门冬氨酸(aspartic acid,Asp)等酸性氨基酸对神经元有极强的兴奋作用,称为**兴奋性氨基酸**(excitatory amino acid,EAA)。Glu 是中枢内最重要的内源性兴奋性递质。

1. 谷氨酸的合成与代谢　Glu 在脑内合成有两条途径:①谷氨酰胺在谷氨酰胺酶作用下脱氨生成 Glu;②由葡萄糖经三羧酸循环产生 α-酮戊二酸,在转氨酶与维生素 B_6 作用下生成 Glu。以前者最为重要。合成的 Glu 经囊泡膜上低亲和性 Glu 转运体转入囊泡贮存。神经兴奋时,Glu 以 Ca^{2+} 依赖性的出胞方式释放。

Glu 消除的主要方式是重摄取。释放入突触间隙的 Glu 大部分由谷氨酸能神经末梢和邻近的胶质细胞重摄取再利用。摄入胶质细胞的 Glu 在谷氨酰胺合成酶的作用下转变成谷氨酰胺,再进入神经末梢经谷氨酰胺酶作用脱氨基生成 Glu,形成神经元和胶质细胞之间的"谷氨酸-谷氨酰胺循环"(图 4-1),这是重复利用 Glu 的主要途径。

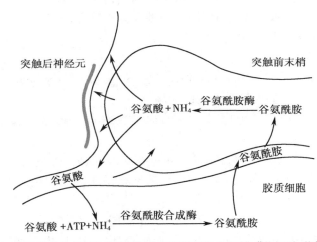

图 4-1　谷氨酸的释放和摄取以及神经元和胶质细胞之间的"谷氨酸-谷氨酰胺循环"

2. 谷氨酸受体及其信号转导　Glu 受体广泛分布于中枢神经系统,可分为促离子型谷氨酸受体(iGluR)和促代谢型谷氨酸受体(mGluR)两类。iGluR 是配体门控的离子通道复合物,包括 N-甲基-D-天冬氨酸(N-methyl-D-aspartate,NMDA)受体、海人藻酸(kainic acid,KA)受体和 α-氨基-3-羟基-5-甲基-4-异噁唑丙酸(α-amino-3-hydroxy-5-methyl-4-isoxazole-propi-onicacid,AMPA)受体。目前已发现并被鉴定的亚型,KA 受体有 5 种,AMPA 受体有 4 种,NMDA 受体有 6 种。KA 受体和 AMPA 受体也合称为非 NMDA 受体,它们对谷氨酸的反应较快,兴奋时主要对 Na^+ 和 K^+ 通透,而 NMDA 受体对谷氨酸的反应较慢,兴奋时对 Na^+、K^+、Ca^{2+} 都通透。mGluR 属于 G 蛋白耦联受体,目前已有 11 种亚型被鉴定,其中 mGluR1 ~ mGluR8 的第二信使和离子效应已研究得较清楚。它们的信号转导途径是通过与 G 蛋白耦联,影响不同效应酶,导致细胞内 cAMP、IP_3 和 DG 水平的变化,进而产生相应生理功能。

3. 主要生理功能　Glu 作为中枢最重要的兴奋性递质,广泛存在于中枢神经系统,在中枢兴奋传递、突触可塑性以及应激反应中起重要作用。

（1）参与兴奋性突触传递:Glu 对所有中枢神经元都表现为兴奋作用,是神经系统中最基本的兴奋性递质。Glu 可使突触后神经元发生去极化,产生兴奋性突触后电流,并引发神经元放电,作用快速而短暂。Glu 还可作用于突触前受体,实现对突触功能的调节。

（2）参与学习记忆:突触传递的可塑性变化,包括长时程增强（LTP）和长时程压抑（LTD）是学习记忆的生理学基础。在学习记忆功能的重要脑区-海马 CA_1 区诱导的 LTP,是通过突触后神经元上的 NMDA 受体和 AMPA 受体介导的。NMDA 受体和代谢性的谷氨酸受体也参与 LTD 的形成。

（3）参与应激反应:谷氨酸能神经元参与下丘脑-腺垂体-肾上腺皮质轴的应激功能活动。其作用机制是:Glu 通过 NMDA 受体介导,促进下丘脑内分泌细胞释放 CRH,后者作用于腺垂体释放 ACTH,进而促进糖皮质激素分泌。

（4）神经毒性作用:中枢神经系统中几乎所有的神经元都具有 Glu 受体,正常时突触间隙的 Glu 受谷氨酸能神经元和胶质细胞上高亲和力摄取系统控制,不会在突触间隙积累过多而导致神经元的损伤甚至死亡。但在中风、脑组织损伤、持续癫痫等病理状态下,由于脑组织缺血缺氧,引起神经元能量代谢障碍,Na^+-K^+-ATP 酶活性受到抑制,导致谷氨酸能神经元突触前膜去极化,Glu 释放过多,同时突触间隙 Glu 摄取障碍,从而使突触间隙 Glu 含量异常增高。大量 Glu 通过兴奋 Glu 受体,导致细胞内 Ca^{2+} 超载,并激活一系列与细胞毒性有关的酶,最终导致神经元的变性甚至死亡,此即 Glu 的兴奋毒性或神经毒性作用。多种退行性疾病,如帕金森病、阿尔茨海默病、亨廷顿病、肌萎缩侧索硬化等病变的发病机制中,Glu 的兴奋毒性可能是造成神经元死亡的"最后公路"。

（二）抑制性氨基酸

抑制性氨基酸（inhibitory amino acid,IAA）包括 γ-氨基丁酸（γ-aminobutyric acid,GABA）和甘氨酸（glycine,Gly）,它们抑制神经元的活动。

1. γ-氨基丁酸　GABA 是脑内最主要的抑制性递质。脑内有超过 30% 的突触是以 GABA 作为递质传递信息的。

（1）γ-氨基丁酸的合成与代谢:GABA 由 L-谷氨酸在神经元内经谷氨酸脱羧酶（glutamate decarboxylase,GAD）催化脱羧而成。GAD 是 γ-氨基丁酸能神经元的标志酶。GABA 合成后储存在突触囊泡内,以 Ca^{2+} 诱发出胞的形式释放到突触间隙。消除 GABA 的方式有酶解和重摄取两种。GABA 在转氨酶和维生素 B_6 的作用下,脱氨基生成琥珀酸半醛,又在琥珀酸半醛脱氢酶的作用下生成琥珀酸,进入三羧酸循环,生成 α-戊二酸,最终生成 GABA 的前体物质谷氨酸。重摄取依靠神经元和胶质细胞上的 GABA 转运体完成。

（2）γ-氨基丁酸受体及其信号转导:GABA 受体可分为 $GABA_A$、$GABA_B$ 和 $GABA_C$ 三种亚型。

1）$GABA_A$ 受体:$GABA_A$ 受体是配体门控 Cl^- 通道受体。其信号转导过程为:$GABA_A$ 受体激活,导致 Cl^- 通道开放,引起 Cl^- 内流增加,进而后膜超极化,产生 f-IPSP,最终抑制突触后神经元活动。

2）$GABA_B$ 受体:$GABA_B$ 受体为 G 蛋白耦联受体,有突触前与突触后两种方式介导抑制效应:①突触前抑制。突触前膜 $GABA_B$ 受体激活后,经 G_o 蛋白介导,抑制电压依赖性 Ca^{2+} 通道或激活电压依赖性 K^+ 通道,导致 Ca^{2+} 内流减少或 K^+ 外流增加,引起前膜超极化,进而抑制递质释放。突触前抑制是主要抑制方式。②突触后抑制。后膜 $GABA_B$ 受体激活后,经 G_i/G_o 蛋白介导,抑制 AC 活性,导致 cAMP 生成减少,进而激活 K^+ 通道,使 K^+ 外流增加,后膜超极化,产生 s-IPSP,降低突触后神经元兴奋性与放电频率。

3)GABA_C 受体:GABA_C 受体是由若干亚单位组成的配体门控 Cl⁻ 通道受体。GABA_C 受体对 GABA 的敏感性高,通道开放较缓慢、持久,且不易失敏。

（3）γ-氨基丁酸的主要生理功能:GABA 广泛存在于中枢神经系统内,其中以黑质、纹状体的含量最高,在中枢主要产生抑制效应。

GABA 可通过 GABA_A 受体的突触后抑制效应而具有抗惊厥、抗焦虑和镇静作用。临床上,某些抗焦虑和抗癫痫药物就是通过提高脑内 GABA 能神经元功能来发挥作用的。GABA_A 受体上还有地西泮、巴比妥、神经类固醇和印防己毒素等配体的结合位点,与相应的外源性或内源性物质结合后可调节受体通道开放（如地西泮等）或关闭（如印防己毒素）,而引起不同的药理作用。在脑和脊髓水平激动 GABA 受体能产生镇痛作用。GABA 还是调节下丘脑垂体功能的重要递质之一,它对下丘脑-神经/腺垂体系统的分泌活动均有抑制作用。GABA 对摄食活动具有抑制效应,脑内 GABA 含量升高,能抑制下丘脑摄食中枢活动。

2. 甘氨酸 Gly 是中枢神经系统另外一类抑制性递质,在脊髓含量最高,其次是脑干。

（1）甘氨酸的合成与代谢:Gly 合成途径有两条:①以丝氨酸为底物,在辅酶四氢叶酸的作用下经丝氨酸羟甲基转移酶（serine hydroxymethyltransferase,SHMT）生成 Gly;②乙醛酸在转氨酶作用下生成 Gly。Gly 释放后依靠甘氨酸裂解系统降解或依靠突触前膜和胶质细胞上的甘氨酸转运体摄取。

（2）甘氨酸受体及其信号转导:Gly 受体是 Cl⁻ 通道受体,Gly 受体激活后引起 Cl⁻ 通道开放,Cl⁻ 内流增多,导致突触后膜超极化,产生突触后抑制效应。

（3）甘氨酸对中枢神经系统的作用:Gly 对脊髓神经元有强烈抑制作用,在脊髓背角Ⅰ~Ⅱ层,Gly 能中间神经元参与对感觉信息的调节。在脊髓前角,甘氨酸能神经元闰绍细胞与运动神经元联系,产生回返性突触后抑制效应,调控脊髓运动功能。破伤风毒素通过抑制 Gly 释放,士的宁则通过特异性地阻断 Gly 受体导致强烈的肌肉痉挛或强直性惊厥。

六、气体分子

NO、CO 和 H_2S 等气体分子可作为神经递质,参与神经系统的信息传递作用,是一类新的非经典气体信使分子。

（一）一氧化氮

一氧化氮（nitric oxide,NO）是一种自由基性质的气体,兼有细胞间和细胞内信息传递以及神经递质作用。

1. NO 的合成与代谢 内源性 NO 是以 L-精氨酸为合成前体,在一氧化氮合酶（nitric oxide synthase,NOS）催化下,生成 NO 和瓜氨酸。NOS 有三种类型,分别是神经元型 NOS（nNOS）、内皮型 NOS（eNOS）和诱导型 NOS（iNOS）。NO 存在于胞质,以扩散方式快速透过细胞膜到达邻近细胞发挥作用。NO 的化学性质十分活泼,半衰期极短,在数秒内失活。

2. NO 的跨膜信号转导 NO 结构简单,亲脂性强,极易透过细胞膜作用于细胞中的靶分子,介导信息传递作用。

（1）NO-cGMP 信号转导:NO 化学性质活泼,与铁离子具有高度亲和力,其最具特异性的受体是可溶性鸟苷酸环化酶（GC）活性中心的铁离子。当 NO 到达靶细胞,与胞质 GC 结合,激活 GC,使 cGMP 生成增多,进而激活 PKG,抑制电压依赖性 Ca^{2+} 通道或激活 ADP 核糖转移酶,呈现特定生物效应。NO-cGMP 信号转导系统在神经通信以及心血管、免疫调控中具有普遍而重要的作用。在中枢神经系统中 NO 的作用主要通过激活 GC 来完成。

（2）NO 的非 cGMP 信号转导：此转导路径有三条：①NO 激活环氧化酶，导致前列腺素（PG）的合成；②NO 刺激某些神经元，引起即早基因（如 *c-fos*）表达，抑制核转录因子的激活，减少多种促炎因子表达；③NO 直接激活血管平滑肌上 Ca^{2+} 依赖性 K^+ 通道或电压门控性 K^+ 通道，引起膜超极化，降低细胞兴奋性。

3. 神经系统中 NO 的生理功能　NO 可以作为神经递质发挥作用，在神经系统中具有重要的意义，但其信息传递过程与经典递质明显不同（表 4-3）。

表 4-3　NO 与神经递质的异同

	NO	神经递质
合成	酶促合成	酶促合成
储存	无囊泡	囊泡
释放	扩散	Ca^{2+} 依赖的囊泡释放
消除	半衰期短，自行失活	酶解或重摄取
受体	无受体，直接作用于靶酶	依靠受体作用于离子通道或第二信使
作用范围	不局限于突触部位	主要是突触部位
作用方式	双向传递	单向传递

（1）参与外周神经的信息传递：在自主神经系统和肠神经系统中存在一氧化氮能神经元，其兴奋时可引起胃肠道、呼吸道、泌尿道、血管等多种平滑肌松弛。NO 是肠神经系统的一种重要信使物质，在肌间神经丛通过扩散作用于平滑肌靶细胞上，引起胃肠平滑肌松弛。

（2）参与突触功能的调节：NO 在突触传递中，可在突触前和突触后水平发挥神经调质的作用，提高突触前神经末梢 ACh 的释放。NO 调节神经递质释放的机制与其调节 Ca^{2+} 内流有关。

（3）参与突触的可塑性：NO 可介导突触传递的可塑性，包括长时程增强（LTP）和长时程压抑（LTD）的形成和维持。实验表明，学习记忆过程伴有脑内的一氧化氮能神经元上调，而抑制 NO 生成则可使动物的学习记忆力下降。

（4）参与脑血流调节：脑血管内皮细胞和神经元的 NOS 在生理状态下合成的 NO 可使脑血管平滑肌维持一定的舒张状态。星形胶质细胞亦可释放 NO，参与邻近脑血管张力的调节。NO 舒张脑血管、调节脑血流的作用是通过 GC-cGMP 途径来实现的。

（5）参与痛觉调制：NO 参与痛觉调制与量和作用部位有关。在外周，少量的 NO 可促进伤害性信息传递而呈现致痛作用；生成量增多时，则可抑制外周伤害性感受器的兴奋而呈现镇痛作用。在脊髓水平，NO 参与痛觉过敏的发生、发展，促进伤害性递质的释放，导致痛觉过敏。在脊髓以上，NO 可在伤害性信息的传递中起增强作用，参与致痛效应。

（二）一氧化碳

一氧化碳（carbon monoxide，CO）是一种小分子的神经信使分子，也参与神经信息的传递。

1. CO 的合成与代谢　内源性 CO 来自血红蛋白的降解。血红蛋白在血红素加氧酶的催化作用下生成胆绿素，同时放出铁和 CO。在血红蛋白、细菌内毒素、低氧、炎症因子等多种诱导因素刺激下，全身组织细胞的微粒体都可产生 CO。CO 合成后贮存于胞质内，以扩散方式透过细胞膜发挥作用。CO 可被细胞色素 C 氧化酶氧化为 CO_2，经呼吸道排出体外，也有少量 CO 可与血红蛋白结合形成一氧化碳血红蛋白。

2. CO 的跨膜信号转导　CO 的跨膜信号转导是在血红素加氧酶参与下完成的，合成的

CO 以自分泌或旁分泌方式向四周扩散。信号转导过程是:CO 与血红蛋白基团中的 Fe^{2+} 结合,激活 GC,促使 cGMP 生成,进而激活 PKG、PDE 或调节离子通道,产生生物效应。

3. 神经系统中 CO 的生理功能　在神经系统中 CO 的作用主要是参与突触可塑性以及自主神经系统与肠神经系统的信息传递作用。CO 可介导突触传递的可塑性,参与海马 LTP 的形成,调节记忆和认知功能。CO 还参与血管平滑肌舒张等生物效应。在肠肌神经元中 CO 还能介导肠道平滑肌的舒张。

第三节　神　经　肽

神经肽(neuropeptide)是机体内的一类生物活性多肽,主要分布在神经组织,也存在于其他组织,按其分布不同分别起着神经递质、神经调质和激素的三重作用。

一、神经肽的概述

(一)神经肽的分类

神经肽种类繁多,通常按发现部位、功能、分布或所属家族等相结合的方法进行分类(表4-4)。

表4-4　神经肽的分类

类别	名称	类别	名称
1. 下丘脑神经肽	促肾上腺皮质激素释放激素(CRH) 生长激素释放激素(GHRH) 生长抑素(SS) 促性腺激素释放激素(GnRH) 促甲状腺激素释放激素(TRH) 血管升压素(VP) 缩宫素(OXT)等	5. 增血糖素相关肽	组异肽(PHI) 组甲肽(PHM) 垂体腺苷酸环化酶激活肽等
		6. 胰多肽相关肽	神经肽Y(NPY) 酪酪肽(PYY) 胰多肽(PP)等
2. 垂体肽	促肾上腺皮质激素(ACTH) 促甲状腺激素(TSH) 生长激素(GH) 催乳素(PRL) 黄体生成素(LH) α-促黑激素(α-MSH) γ-促黑激素(γ-MSH)等	7. 脑-肠肽	缩胆囊素(CCK) 血管活性肠肽(VIP) 神经降压肽(NT) 胰高血糖素 铃蟾肽 促胰液素 胰岛素、胃动素等
3. 阿片肽	脑啡肽(ENK) 内啡肽(EP 或 END) 强啡肽(DYN) 内吗啡肽(EM) 孤啡肽(OFQ)等	8. 其他肽	血管紧张素(Ang) 降钙素基因相关肽(CGRP) 缓激肽(BK) 心房钠尿肽(ANP) 脑钠肽(BNP) C 型钠尿肽(CNP) 内皮素(ET)等
4. 速激肽	P 物质(SP) 神经激肽 A(NKA) 神经激肽 B(NKB) 神经肽 K(NPK)等		

(二)神经肽的合成与代谢

1. 神经肽的合成　神经肽由其 DNA 转录成 mRNA,经翻译后合成无活性的肽前体蛋白,进入囊泡后,经酶切、修饰等加工成有活性的神经肽。

（1）神经肽基因：神经肽基因含有神经肽的编码区和控制转录的启动子区。不同的神经肽可来源于同一基因，但因为蛋白水解过程不同和 RNA 剪接具有组织特异性，同一基因可产生不同的神经肽。

（2）神经肽前体的合成：神经肽前体在核糖体先形成一段由许多氨基酸组成的信号肽序列，引导核糖体上的新生肽链进入粗面内质网。带有信号肽序列的大分子称为前神经肽原。在特异性蛋白水解酶作用下信号肽序列被切除，余下的多肽链称为神经肽原。

（3）神经肽前体的翻译后加工：神经肽原经过一系列的酶切，修饰和酰胺化等过程，才能产生具有生物活性的多肽。胰蛋白酶样转化酶可对成对的碱性氨基酸进行剪切，羧肽酶和甘氨酸酰化酶分别作用于神经肽原的羧基端和氨基端，不断降解肽链，生成神经肽（图4-2）。

2. 神经肽的释放　神经肽的释放与经典神经递质相似，但不尽相同。电刺激或高钾引起的去极化都可使神经肽以出胞的方式释放，扩散到邻近细胞，即旁分泌，也可作用于自身细胞，即自分泌。通常单个或低频电刺激就可引起神经递质的释放，但高频电刺激才能使神经肽释放。

3. 神经肽的失活　酶解是神经肽的主要失活方式，神经肽可经氨肽酶、羧肽酶和一些内切酶的降解作用而灭活。

DNA（基因）
↓ 转录
RNA（初级转录物）
↓ RNA剪接
mRNA
↓ 翻译
前神经肽原
↓ 蛋白水解酶（信号肽被切除）
神经肽原
↓ 加工（包括酶切、修饰、酰胺化等）
神经肽

图 4-2　神经肽生物合成示意图
DNA：脱氧核糖核酸；RNA：核糖核酸；
mRNA：信使 RNA。

二、几种重要神经肽的生理作用

（一）阿片肽

阿片（opium）含有多种生物碱，吗啡是其主要成分之一。阿片肽（opioid peptides）是内源性阿片肽的简称，是机体内生成的具有阿片样活性的肽类物质总称。目前已有 20 多种有活性的阿片肽被鉴定，其中最主要的是脑啡肽（enkephalin，ENK）、内啡肽（endorphin，END）和强啡肽（dynorphin，DYN）三类，每一类阿片肽都是由一种特定的前体大分子物质衍化而来，其前体物质分别是前脑啡肽、前阿黑皮素、前强啡肽。阿片肽广泛分布于神经系统中，但不均匀。脑啡肽从大脑皮层、纹状体、杏仁核、下丘脑、脑干到脊髓，以及外周神经节和肾上腺髓质都有分布；内啡肽主要分布于下丘脑弓状核和延髓的孤束核；强啡肽散在分布于黑质、海马、垂体和脊髓。

1. 阿片肽的受体及其信号转导

（1）阿片受体的分类与特征：阿片受体有 μ、δ 和 κ 受体三类经典受体，均为 G 蛋白耦联受体，其一级结构都已得到阐明。后来又发现了对阿片肽具有亲和力的 ε 和 σ 受体，因此阿片受体共有 5 种。根据 μ、δ 和 κ 受体与阿片肽的亲和力不同，又可分为 μ_1、μ_2、δ_1、δ_2、κ_1、κ_2 和 κ_3 亚型。不同的阿片受体激活后，通过 G 蛋白耦联的信号转导途径，均可降低 cAMP 水平，通过激活 K^+ 通道，抑制 Ca^{2+} 通道，导致神经元的抑制效应。

阿片受体具有以下特征：高亲和力、一定的饱和性、立体特异性、亲和力与药效的相关性及分布的区域性。阿片肽与各型阿片受体的亲和力不同，产生的耐受性和成瘾性也各不相同。脑啡肽主要作用于 δ 受体；内啡肽对 μ 受体和 δ 受体均有较强的选择性；强啡肽对 κ 受体选择性强。后来又克隆出了与已知阿片肽亲和力较低的阿片受体样（opioid receptor-like，ORL）受体，并发现其内源性配体孤啡肽（orphanin），以及 μ 受体的自然配体内吗啡肽。

（2）阿片受体的分布：阿片受体分布广泛，在中枢和周围神经系统都有分布，在其他组织和器官也存在阿片受体：①μ受体在中脑和丘脑分布最多，多分布于与痛觉感受和镇痛有关的区域，如三叉神经核、丘脑、蓝斑及中脑导水管周围灰质。②δ受体在脑内分布相对较为集中，主要在嗅球、苍白球、下丘脑腹内侧核、杏仁核和海马等处。③κ受体在脑内分布广泛，含量较多的脑区有屏状核、前庭耳蜗神经核、嗅球、梨状核、顶部皮层、黑质、下丘脑和丘脑等。

2. 阿片肽的生理作用　由于阿片肽对受体的选择性差异，所以其作用较为广泛，复杂多样。

（1）痛觉调制作用：内源性阿片肽是痛觉调制系统的主要神经递质，不同类型阿片肽的镇痛活性因作用部位而异。脑啡肽的镇痛作用部位包括脑和脊髓水平，将脑啡肽直接注入大鼠脑室、中脑中央灰质、脊髓等中枢部位，均可引起明显的镇痛效应；内啡肽对脑和脊髓均有镇痛作用，但其在脑中的含量远大于脊髓，因此以脑内作用为主；强啡肽的镇痛部位主要在脊髓，在脑内反而对抗吗啡镇痛；孤啡肽与强啡肽作用相似，在脑内对抗吗啡镇痛而在脊髓有镇痛作用。阿片肽是针刺镇痛的重要物质基础，不同频率的电针刺激可激活不同的中枢部位，释放不同类型的阿片肽而发挥镇痛效应。

（2）对心血管活动的调节：中枢部位的阿片肽对心血管活动有抑制作用，引起心率减慢、血压降低。可能是通过抑制交感中枢的活动，降低心血管的交感张力所致，与其有关的受体是μ型与κ型。阿片肽还可通过增加下丘脑交感输出，增强心血管活动升高血压，与其相关的受体是δ型。在外周部位阿片肽作用于心肌细胞膜和交感缩血管纤维末梢突触前膜的阿片受体，呈现的心血管效应是负性变力、变时和舒血管作用。

（3）对呼吸功能的调节：阿片肽可降低呼吸中枢对CO_2的敏感性，从而降低呼吸中枢的兴奋性，使呼吸受到抑制，与其相关的受体是μ型及δ型，以δ型受体作用较强。在外周部位，化学感受器特别是颈动脉体感受器，阿片受体密度高，μ型及δ型受体激活均可抑制呼吸；肺组织本身也存在阿片肽及阿片受体，当肺内阿片受体激活，则通过肺迷走神经传入延髓而抑制呼吸活动。

（4）对垂体内分泌的调节：脑内阿片肽可调节垂体某些激素的分泌。内啡肽可促进腺垂体分泌 PRL 和 GH，给实验大鼠下丘脑注入内啡肽，血浆 PRL 和 GH 水平显著升高，阿片受体拮抗剂纳洛酮可阻断此效应；应激时血中阿片肽升高时，ACTH 也相应增多，两者呈完全平行关系；垂体中间叶具有丰富的内啡肽，可调节垂体后叶激素的释放。

（5）对精神情绪活动的调节：阿片肽可引起明显的欣快感，在脑室内注射 β-内啡肽可出现欣快感，但剂量加大时则可致精神分裂症类似的木僵；纳洛酮可使精神分裂症患者的幻听、幻觉等症状减轻或消失。研究表明，多种阿片肽对抑郁症模型动物都有治疗作用，纳洛酮则可加重抑郁症状。正常人体情感情绪的维持也可能与内源性阿片肽有关，血浆 β-内啡肽含量高，代表着情绪的稳定；情感和情绪的异常，可能与阿片系统的失衡有关。

（6）参与学习与记忆：在大鼠腹侧被盖区和导水管周围灰质中注射吗啡，可出现条件性位置偏爱；而在同一脑区注射纳洛酮则可导致条件性位置厌恶。在其他多种学习模型研究中，也有阿片肽参与学习与记忆过程的实验证据。

（7）其他方面作用：阿片肽参与消化活动的中枢调节，在猫脑室注射脑啡肽可引起呕吐，纳洛酮可阻断此效应。小鼠脑室注入脑啡肽，可减弱动物的胃肠活动。内啡肽参与免疫功能的调节，可促进 T 细胞的增殖。应激状态释放的阿片肽可抑制免疫系统的功能。内啡肽可通过抑制多巴胺神经元，参与运动中枢的调节，给动物注射大量吗啡，可引起运动减少、木僵和肌肉强直等。内啡肽还可参与病理情况下的体温调节。

（二）脑-肠肽

脑-肠肽（brain-gut peptide）是双重分布于胃肠道和神经系统的肽类物质,目前已发现40余种。现简要介绍**缩胆囊素**（cholecystokinin,CCK）、**血管活性肠肽**（vasoactive intestinal peptide,VIP）和**神经降压肽**（neurotensin,NT）三种比较重要的脑-肠肽。

1. 缩胆囊素　CCK是小肠黏膜Ⅰ细胞分泌的一种生物活性物质,也存在于中枢和周围神经系统的神经元内。中枢几乎所有神经元均能产生CCK,是中枢神经系统中含量最高的神经肽之一。

CCK通过与靶细胞上特异性受体结合发挥作用。CCK受体有两种,一种是存在于胰腺和胆囊的CCK-A受体,另一种是在脑组织中的CCK-B受体,二者均属于G蛋白耦联受体。CCK能在消化系统、神经系统以及痛觉调制等活动中介导多种生物效应。

（1）对神经系统的作用:CCK是中枢神经系统内的一种兴奋性递质,能迅速引起大脑皮层、黑质和脊髓等神经元的兴奋。CCK具有明显抑制摄食活动的作用,可能通过影响下丘脑单胺类递质的合成与释放而影响摄食。CCK常与多巴胺共存,参与脑内多巴胺有关的行为反应。CCK可通过CCK-B受体,在伏隔核后内区加强多巴胺的功能,而在前侧区则抑制多巴胺的功能。此外,脑内CCK还参与多巴胺有关的应激综合征、药物成瘾性、焦虑与精神分裂症等功能调节。

（2）对痛觉调制的作用:中枢CCK作为一种抗阿片物质,能对抗吗啡和阿片肽的镇痛作用。用抗CCK抗体中和内源性CCK则能加强吗啡和阿片肽的镇痛效应。CCK作用在伏核、杏仁核、中脑导水管周围灰质和脊髓等部位,通过激活CCK-B受体对抗阿片受体介导的镇痛效应。

（3）对消化系统的作用:CCK是胆囊收缩和oddi括约肌松弛的强刺激物。血浆中低水平的CCK即可引起胆囊平滑肌的强烈收缩和oddi括约肌舒张,促进胆囊胆汁的排放;CCK能直接作用于胰腺腺泡上的CCK-A受体引起胰酶分泌,还可作用于迷走神经传入纤维上的CCK-A受体,通过迷走-迷走反射刺激胰酶分泌。CCK能调节消化道运动,抑制近端十二指肠蠕动,促进远端十二指肠和空肠的蠕动,引起静息状态下胃和幽门括约肌收缩。

2. 血管活性肠肽　VIP是首先从小肠中分离出的一种活性多肽,具有明显扩张血管、降低血压的作用。随后发现VIP也存在于脑及其他组织,主要分布于脑、胃肠道、心血管、呼吸道、肝肾和脾脏等部位,其受体VIP受体1（VR$_1$）和VIP受体2（VR$_2$）两种类型,均属于G蛋白耦联受体。

VIP在消化系统被认为是一种抑制性肠神经递质,可使胃、肠、胆囊舒张,以及胃肠的各种括约肌舒张;抑制胃酸和胃蛋白酶的分泌;增强胰腺对CCK和促胰液素的反应。VIP具有增加心率、增强心肌收缩力的作用,以及舒张支气管平滑肌和肺血管平滑肌等多种作用。

3. 神经降压肽　NT广泛存在于中枢神经系统和胃肠道内,近年发现也存在于心血管系统。其受体有3种亚型,NTS$_1$、NTS$_2$和NTS$_3$,其中NTS$_1$、NTS$_2$属G蛋白耦联受体,NTS$_3$被认为是膜上的鸟苷酸环化酶,直接激活cGMP产生效应。NTS$_3$是目前发现的唯一不是G蛋白耦联受体的神经肽受体。

NT作为神经递质或神经调质可使脊髓大多数神经元的活性降低;将NT置于到脑内,其对黑质、内侧前额叶、下丘脑及中脑中央灰质等部位神经元均有兴奋作用;脑室或蛛网膜下腔注射微量NT不仅有镇痛的作用,而且还能增强针刺镇痛效应;NT还参与体温的中枢调节,将微量NT注入下丘脑可使体温降低。NT对心血管活动有调节作用,可使心产生正性变时、变力作用;还有强烈舒张血管、降低血压的作用。NT对消化道也有作用,可抑制胃肠蠕动,延迟胃排空,减弱胃、十二指肠和结肠的运动;抑制胃酸和胃蛋白酶的分泌;促进胰腺对

胰蛋白酶和 HCO_3^- 的分泌。NT 对内分泌活动也有影响,可使血浆 GH 和 PRL 的含量明显降低,抑制 LH 与 TSH 的释放;还可促进胃肠激素(胰多肽、生长抑素、促胃液素)的分泌与释放。

(三)速激肽

速激肽(tachykinin,TKN)家族主要有 **P 物质**(substance P,SP)、**神经激肽 A**(neurokinin A,NKA)和**神经激肽 B**(neurokinin B,NKB)。SP 和 NKA 由前速激肽原 A 基因编码,NKB 由前速激肽原 B 基因编码。速激肽的受体有 NK-1,NK-2 和 NK-3 三种,都是 G 蛋白耦联受体。SP 广泛分布于中枢与周围神经系统,中枢内含量较高,周围神经较低。SP 还存在于消化、心血管、呼吸、泌尿系统等外周组织。

速激肽发挥着神经递质和神经调质的作用,参与机体复杂的生理功能。

(1)对神经系统的作用:速激肽可调节中枢神经元的活动,增强神经元兴奋性;诱发神经元合成与释放神经递质等作用。速激肽对周围神经也具有兴奋神经元的作用,也能促进其他神经递质的释放。

(2)对痛觉调制的作用:SP 在中枢神经系统较高级的部位,有明显的镇痛作用,其作用可被阿片受体拮抗剂纳洛酮所阻断,提示 SP 的镇痛效应可能与阿片肽的释放有关。此外,SP 也是第一级伤害性传入纤维末梢释放的兴奋性神经递质,参与痛觉传导。

(3)对心血管的作用:速激肽的心血管效应有外周与中枢两个方面。在心血管系统存在大量的速激肽,能诱发内皮细胞依赖性的冠状动脉和多数外周血管扩张,降低动脉血压。在中枢神经系统中,延髓腹侧面存在大量的速激肽神经元,速激肽可增强交感神经的传出活动与心血管效应。速激肽在心血管压力感受器反射中也具有重要作用,实验中刺激压力感受器传入神经时,孤束核速激肽含量显著增加,提示速激肽是压力感受器向孤束核传递的神经递质。

(4)对呼吸的作用:SP 与 NKA 共存于呼吸道的 C 类感觉传入纤维中,通过轴突反射局部释放,激活相应的受体引起支气管平滑肌收缩。

(5)对消化的作用:速激肽可通过其受体促进唾液分泌,以 SP 的作用最强。SP 和 NKA 还可通过相应的受体使胃肠道平滑肌收缩,既有直接作用,也可间接通过 ACh 起作用。

(6)参与免疫调节:多种免疫细胞都含有 SP 受体,可影响淋巴细胞、嗜酸性粒细胞和中性粒细胞的功能,可刺激淋巴细胞增生,刺激粒细胞的化学趋向性和吞噬反应。SP 可促进单核巨噬细胞、T 淋巴细胞合成与释放多种细胞因子。

(四)缓激肽

缓激肽(bradykinin,BK)是激肽家族的成员之一。缓激肽由血浆激肽释放酶和组织激肽释放酶作用于高分子激肽原和低分子激肽原而生成,缓激肽可在激肽酶的作用下水解失活。缓激肽受体有 B_1 和 B_2 两种亚型。激肽广泛存在于体内并参与多种生理、病理过程,还是某些药物的重要作用途径。

(1)对心血管的作用:缓激肽是目前已知最强烈的舒血管物质之一。静脉注射缓激肽可引起全身小动脉舒张、血管壁通透性增加,使血压降低。缓激肽也是冠状动脉的舒张剂,可以强烈舒张冠状动脉,增加冠脉血流量,提高心的泵血功能。

(2)对肾脏的作用:缓激肽不仅调节肾血流量,还有强大的利钠、利尿作用。缓激肽直接舒张肾入球小动脉,还可刺激肾球旁细胞释放肾素,通过肾素-血管紧张素系统,使出球小动脉收缩,肾小球毛细血管压升高,肾小球滤过率增加,产生利钠、利尿的效应。

(3)对中枢神经系统的作用:缓激肽对中枢神经系统有广泛作用。脑室内注射少量缓

笔记栏

激肽,可引起短暂兴奋、痛觉缺失、体温升高等效应,还可引起血压升高和血管升压素的释放。

（4）致痛、致炎作用:缓激肽是一种强烈的致痛物质。将缓激肽注入各种组织均可引起剧烈疼痛。缓激肽可直接激活伤害性感受器,产生痛觉传入冲动,引起痛觉;也可使伤害性感受器致敏,产生痛觉过敏。缓激肽还是一种重要的炎性介质,能引起局部疼痛、毛细血管扩张、血管壁通透性增加、白细胞聚集,产生红、肿、热、痛和渗出等炎症反应。

（彭 芳 关 莉）

复习思考题

1. 临床上帕金森病、亨廷顿病、阿尔茨海默病、抑郁症等疾病与神经递质和受体功能紊乱相关,如何理解神经递质和受体的含义及两者的关系?

2. 简述乙酰胆碱和去甲肾上腺素的受体及主要生理功能。

3. 简述 5-HT、谷氨酸和 NO 的生理功能。

4. 临床上常应用吗啡、可待因等阿片类药物进行镇痛治疗,它们可与体内阿片受体结合发挥镇痛作用。在生理情况下,能激活阿片受体的是内源性阿片肽,那么机体内最主要的阿片肽是哪三类? 阿片肽的主要生理作用有哪些?

第五章

神经系统的感觉功能

学习目标

　　掌握丘脑的感觉投射系统和大脑皮层感觉中枢的定位和投射特点;痛觉产生机制及其调节;光感受细胞的感光原理和视觉传导通路;耳蜗的感音原理及其换能作用。

　　熟悉感受器的分类和特性;痛觉类型和痛反应;视觉皮层及视觉信息的综合处理;听觉传入通路和听觉中枢。

　　了解感觉的一般规律;外周组织结构与疼痛关系;视网膜神经回路和视野;声音的编码作用;嗅、味、平衡觉中枢及其对信息的整合作用及躯体感觉皮层与触-压觉。

第一节 感 觉 概 述

　　感觉(sensation)是客观物质世界在人和高等动物脑中的主观反映,是一系列复杂的生理和心理现象。感受器和感觉器官感受到人体内、外环境中的各种刺激后,转换成电信号经传入神经传导,再通过特定的神经通路传至大脑皮层特定的区域进行分析处理,从而形成相应的感觉。因此,各种感觉的产生都是由感受器或感觉器官、传入通路和感觉中枢三部分活动共同完成的。

一、感觉类型和感受器

　　感受器(receptor)是指分布在体表或组织内部专门感受机体内、外环境变化的结构或装置。某些高度分化的感受细胞和其周围的附属结构共同构成了复杂的**感觉器官**(sense organ),如视觉器官即由视锥和视杆两种感光细胞和眼的折光系统等构成。通常把分布在头部并与脑神经相连的感觉器官称为**特殊感觉器官**(special sense organ),如眼、耳(含耳蜗和前庭)、鼻、舌等。

　　(一)感觉类型

　　根据感受器所在的部位及感觉功能的不同,感觉可分为以下三类。

　　1. 躯体感觉　躯体感觉是皮肤及其附属感受器接受刺激所产生的感觉,包括两类:①浅感觉,又称皮肤感觉。包括痛觉、温度觉和触-压觉。触-压觉又分为粗触-压觉和精细触-压觉,后者与刺激的具体定位、空间和时间形式辨别有关。②深感觉,即本体感觉(包括位置觉和运动觉)。指来自躯体深部的肌肉、肌腱和关节等处的感觉,感受躯体的空间位置、姿势、运动状态和运动方向变化。

2. 内脏感觉　内脏中有痛觉感受器和压力感受器(或牵张感受器),温度觉和触-压觉感受器很少。内脏感觉主要是痛觉。痛觉感受器在内脏的分布较躯体稀疏,因而内脏痛定位模糊。

3. 特殊感觉　特殊感觉包括视、听、嗅、味和平衡觉,有各自特化的感觉器官。

（二）感受器的分类

感受器有多种分类方法。根据刺激性质的不同,感受器可分为机械感受器、化学感受器、光感受器和温度感受器等;根据刺激的来源可分为外感受器和内感受器,前者多分布在体表,感受外环境变化,引起清晰的主观感觉,它们对人类认识客观世界和适应环境具有重要意义;后者存在于身体内部的器官或组织中,感受内环境信息变化,如颈动脉窦压力感受器、颈动脉体化学感受器、下丘脑渗透压感受器等。它们往往不引起主观意识上的感觉,但引起调节性反应,对机体功能的协调统一和维持稳态起重要作用。人体的主要感觉类型及其感受器见表5-1。

表 5-1　人体的主要感觉类型及其感受器

感觉类型	感受器	感觉类型	感受器
1. 视觉	视杆和视锥细胞（视网膜）	11. 关节位置和运动觉	神经末梢
2. 听觉	毛细胞（螺旋器）	12. 肌肉长度	神经末梢（肌梭）
3. 嗅觉	嗅神经元（嗅上皮）	13. 肌肉张力	神经末梢（腱器官）
4. 味觉	味感受细胞（味蕾）	14. 动脉血压	神经末梢
5. 旋转加速度	毛细胞（三对半规管）	15. 肺扩张	神经末梢
6. 直线加速度	毛细胞（椭圆囊和球囊）	16. 头部血液温度	下丘脑某些神经元
7. 触-压觉	神经末梢	17. 动脉氧分压	神经末梢
8. 温觉	神经末梢	18. 脑脊液 pH	延髓腹外侧区感受器
9. 冷觉	神经末梢	19. 血浆葡萄糖	下丘脑某些细胞
10. 痛觉	游离神经末梢	20. 血浆渗透压	下丘脑前部某些细胞

（三）感受器的一般生理学特性

1. 感受器的适宜刺激　一种感受器通常只对一种特定形式的刺激最敏感,这种形式的刺激称为该感受器的**适宜刺激**(adequate stimulus)。如视网膜感光细胞的适宜刺激是一定波长的电磁波;耳蜗毛细胞的适宜刺激是一定频率的声波。感受器对适宜刺激敏感,只需很小的刺激强度就能引起感受器兴奋。引起感觉所需要的最小刺激强度称为**感觉阈**(sensory threshold)。感受器对于一些非适宜刺激也产生反应,但所需的刺激强度要比适宜刺激大得多,如所有的感受器均能被电刺激兴奋;大多数感受器对突发的压力和化学环境的变化也有反应。由于适宜刺激引起相应感受器兴奋所需的刺激强度最小,因此,各种刺激总是首先激活适宜该刺激形式的感受器,从而产生特定的感觉。

2. 感受器的换能作用　感受器能把感受到的不同能量形式的刺激(如声、光、热、机械、化学能等)转换为传入神经的动作电位,并以神经冲动的形式传入中枢。这种能量转换过程称为感受器的**换能作用**(transducer function)。因此,感受器可以看成为生物换能器,不同感受器发生换能的部位有很大差异。感受器在换能过程中,不是把刺激能量直接转为神经冲动,而是先在感受器细胞或感觉神经末梢上产生一种过渡性的电位变化,这种电位变化称为**感受器电位**(receptor potential)。感受器电位由跨膜离子流引起的膜电位变化所致,介导这一生理过程的信号转导分子包括 G 蛋白耦联受体、**瞬时受体电位**(transient receptor potential,

TRP)通道和机械门控通道等。在某些感受细胞(如毛细胞、感光细胞)产生的感受器电位以电紧张的形式传至突触,通过突触传递释放神经递质,引起初级传入神经末梢产生膜电位过渡性的变化,称为**发生器电位**(generator potential)。而对于感觉神经末梢和某些感受细胞(如嗅细胞)而言,发生器电位就是感受器电位。感受器电位和发生器电位在本质上是相同的,有时并不严格加以区分,都属于局部电位。其大小与刺激强度有关,且具有时间总和及空间总和的特性。当其以电紧张形式传播,使传入神经纤维去极化电位达到阈电位便可触发动作电位。因此,感受器电位和发生器电位可通过改变其幅度、持续时间和波动方向,真实地转导外界刺激信号所携带的信息。

3. 感受器的适应现象 当同一刺激持续作用于某种感受器时,其传入神经的冲动频率会随时间延长而逐渐下降,这种现象称为感受器的**适应**(adaptation)。每一种感受器适应过程的发展速度不同,有的较快,称**快适应感受器**(rapidly adapting receptor),如触觉感受器和嗅觉感受器,它们的传入神经冲动在接受刺激后的很短时间内明显减少甚至消失;有的较慢,称**慢适应感受器**(slowly adapting receptor),如肌梭、颈动脉窦压力感受器、痛觉感受器等,它们在刺激持续作用时,一般只在刺激开始以后出现冲动频率的部分降低,但以后较长时间维持在这一水平,直至刺激撤除为止。感受器适应得快或慢各有其生理意义。快适应对刺激的变化十分灵敏,适于传递快速变化的信息,有利于机体再接受其他新的刺激;慢适应则使感受器能不断向中枢传递信息,有利于机体对某些生理功能进行持续的监测,并随时根据变化调整机体的功能。

二、感觉信息的编码

感受器和感觉器官在接受刺激后,将刺激所含的全部信息转换成一种能被神经系统识别的感觉信号,称为**感觉编码**(sensory coding)。感觉编码不仅与感受器有关,也涉及感觉信息系统的其他结构。当刺激发生在某一特定感觉通路上任一部位,所引起的感觉都与感受器受到刺激时产生的感觉相同。机体的各种感觉信息(除嗅觉外)上传到丘脑的特异性感觉中继核群、联络核群及非特异性感觉中继核群,经这三类核群换元后再传向高位中枢,形成了特异感觉投射系统和非特异感觉投射系统。特异感觉投射系统实现感觉信息的精细传递,而非特异感觉投射系统用于感觉的整合及整个机体功能行为的调节。二者对感觉信息的编码都必不可少。

(一) 感觉通路中的编码

感受器不但可发生能量形式的转换,还能把刺激信号中所包含的各种信息转移到感受器电位中,在传入神经上编排成神经冲动的不同序列和频率。例如,耳蜗受到声波刺激时,不但能将声能转换成神经冲动,还能把声音的音量、音调、音色等信息蕴含在神经冲动序列中。感觉编码的机制,至今尚不十分清楚。目前认为,感觉信息的编码过程不仅在感受器,也在感觉的传入通路上,每经过一次突触传递,都要进行一次重新编码,使传入的信息得到不断的处理与整合。

(二) 感觉强度编码

每条神经纤维上神经冲动的振幅与形状是相对固定的,因此,振幅与波形不能反映感觉的特性,而神经冲动的频率、冲动的间隔时间序列及特殊形式的放电组合(如簇状放电)可传输每种感觉的不同特性。感觉强度编码与刺激强度及其产生的传入冲动频率和激活的感觉区域范围有关。刺激强度不仅通过单一神经纤维上冲动频率的高低来编码,也通过参加这一信息传输的神经纤维数量的多少来编码。当给肢体皮肤施以触压刺激时,随着触压的力量增大,触压感受器传入纤维上的神经冲动频率逐渐增加,同时也可激活更多该感觉区域范围内的感受器,产生神经冲动的传入纤维数量也相应增多。

（三）感受野编码

对于感觉通路中的任一神经元而言,能引起该神经元活动的所有感受器分布的空间范围就叫做该神经元的**感受野**(receptive field)。神经系统对感受野的编码可发生在感受器水平,也可发生在感觉信息传递通路中。刺激对此神经元的影响可以是兴奋的,也可以是抑制的;可直接来自感受器,也可经中间神经元或来自不同水平。感觉神经元的感受野大小不一,例如,视皮层的一些神经元反应的视网膜区域仅 $0.02mm^2$,感受野很小;而中央后回某些神经元对很大区域的皮肤刺激起反应,其感受野较大。有些相邻感觉区域神经元的感受野往往呈互相重叠和犬齿交错状,这对感觉强度的编码具有重要意义。另外,感受野存在有非均质性现象,例如,视网膜神经节细胞具有中心-周边拮抗型感受野,即在感受野中心兴奋区的周围有一个环形抑制区,或者相反。

三、感觉的一般规律

感觉包括对刺激的觉察、辨认以及对不同刺激的辨别能力。不同种类的感觉都具有相同的一般规律。

（一）刺激强度和感觉的关系

单个感受器的兴奋并不引起感觉,只有多个感受器同时兴奋才能引起感觉。如一个光量子只能兴奋一个视杆细胞,而 5 个以上的视杆细胞同时活动才能形成视感觉。刺激物强度的变化,并不一定引起感觉产生等量的变化。感觉强度与感觉大小之间存在两种关系:①对数定律。物理学家费希纳认为感觉大小是刺激强度的对数函数。当刺激强度按几何级数增加时,感觉大小只是按算术级数增加。用公式表示为: $P = KlgI$,该公式以韦伯定律为基础,适用于中等强度的刺激。②乘方定律。心理学家斯蒂文斯认为感觉大小与刺激量的乘方成正比。当乘方指数小于 1 时,与对数定律一致,刺激强度增加快而感觉强度增加得慢;当乘方指数大于 1 时,感觉强度增加快而刺激强度增加慢。用公式表达为: $P = KI^n$。在这两个公式中,P 指感觉量;K 是常数,I 指刺激量。

（二）感觉辨差阈与刺激强度的关系

感觉辨差阈是能检测到的刺激的最小变化(ΔS),它与刺激强度(S)之间具有恒定关系。即在一定范围内辨差阈是刺激强度的一个恒定分数,即 $\Delta S/S = K$ 。光刺激的 K 为 1% ~ 2% ,压力刺激的常数 K 为 3% 。

（三）刺激时程和频率与感觉的关系

刺激的时程对感觉强度有显著影响。在强度阈值附近,一定的时间范围内刺激时程与感觉强度成正比,即存在着时间上的线性总和。感觉反应的频率响应一般不高,因此刺激频率太高,就会产生感觉融合现象。如当周期闪光的频率超过几十周时,视觉便融合起来无闪烁的感觉,电影的各种动态变化就是利用了这种视觉融合现象。

四、感觉的空间辨别和对比

感觉系统具有空间上的辨别能力,常用两点辨别法来研究躯体感觉系统的空间辨别特性。在视觉系统中,采用视敏度(视力)来表示空间分辨力的大小。可以用视网膜上可分辨的最小物像来反映视敏度,也可用简化眼的方式计算出可分辨最小视网膜物像所形成的视角来表示视敏度的高低。感觉的空间辨别规律是刺激强度低,空间辨别能力差;刺激强度增强,空间分辨能力提高。

对比是与空间辨别密切相关的一个特性。在视觉中对比是指所观察的图像和相邻部分的亮度比。看一个亮背景上的暗区时,会发现暗区的边缘比中央更暗,而亮背景与暗区相毗邻的区域,看起来比背景的其他部分更亮。这种对比增强的现象不仅存在于视觉,而且在听觉、皮肤感觉、味觉均存在,这是感觉的一个普遍特征,其机制在于感受器官和感觉通路中的**侧向抑制**(lateral inhibition)。例如,皮肤感觉神经元的感受野往往相互重叠,施加于任何部位的触觉刺激都可能激活 1 个以上的感觉神经元。感觉传入在向下一级神经元投射时,通过侧支兴奋了抑制性中间神经元,从而抑制了相邻的感觉神经的传入。侧向抑制提高了感觉的空间分辨能力,可更好地感知刺激的部位。

五、感觉投射系统

各种感觉(除嗅觉外)沿其特定的传导通路达到丘脑,在此进行感觉的初步分析与综合后,进一步向大脑皮层投射。

(一) 丘脑核团

丘脑是感觉传导通路中的重要中继站,能对感觉传入信息进行初步的分析和综合。丘脑的核团或细胞群可分为三大类。

第一类细胞群为**特异性感觉中继核**(specific sensory relay nucleus),主要包括后内侧腹核、后外侧腹核、内侧膝状体和外侧膝状体等。后内侧腹核为三叉丘系的换元站,与头面部感觉传导有关;后外侧腹核为脊髓丘脑束和内侧丘系的换元站,与躯体和肢体感觉传导有关;内侧膝状体和外侧膝状体分别是听觉和视觉传导路的换元站,发出纤维投向大脑皮层的听区和视区。

第二类细胞群为**联络核**(associated nucleus),这类核团不直接接收特定感觉的投射,但能接受特异性感觉中继核和其他皮层下中枢来的纤维,换元后发出纤维投射到大脑皮层的一定区域,其功能与各种感觉在丘脑和大脑皮层的联系协调有关。主要包括丘脑前核、丘脑外侧核和丘脑枕核等。其中丘脑前核接受下丘脑乳头体的纤维,发出纤维投射到大脑皮层扣带回,参与内脏活动的调节;丘脑外侧核接受小脑、苍白球和后腹核来的纤维,投射到大脑皮层运动区,参与运动调节;丘脑枕核接受内、外侧膝状体的纤维,投射到大脑皮层顶、枕和颞叶的中间联络区,参与各种感觉的联系功能。此外,该类细胞群还有纤维投射到下丘脑、皮层前额叶和眶区或顶叶后部联络区。

第三类细胞群为**非特异性感觉中继核**(nonspecific projection nucleus),主要是髓板内核群,包括中央中核、束旁核、中央外侧核等。这类细胞群发出的纤维不直接投射到大脑皮层,而是通过多突触换元后,弥散地投射到大脑皮层广泛区域,维持和改变大脑皮层兴奋状态。

(二) 感觉投射系统

根据丘脑向大脑皮层投射特征的不同,可把感觉投射系统分为两类。

1. 特异投射系统　经典的感觉传导通路(嗅觉除外)上行到丘脑,在丘脑特异性感觉中继核和联络核换元后,发出纤维投射到大脑皮层的特定区域,称为**特异投射系统**(specific projection system)。特异投射系统的每种感觉投射都具有专一性,与皮层呈点对点的投射关系,其投射纤维主要终止在皮层第四层,其功能是引起特定感觉,并激发大脑皮层发出神经冲动。

2. 非特异投射系统　经典感觉传导通路的第二级神经元上行纤维发出侧支,与脑干网状结构的神经元发生突触联系,经过多次换元,到达丘脑髓板内核群,最后弥散投射到大脑皮层的广泛区域,这一投射系统称为**非特异投射系统**(nonspecific projection system)。由于这一投射系统在脑干网状结构中多次换元,并有聚合性质,所以成为不同感觉的共同上行途径,不产生特定感觉,但可维持或改变大脑皮层的兴奋性,使机体保持觉醒状态,是特异投射系统产生特定感觉的基础。

六、大脑皮层感觉中枢

人类大脑皮层是感觉的最高级中枢。体表感觉代表区主要位于中央后回,称为**第一体表感觉区**(somatic sensory area Ⅰ)(图5-1)。其感觉投射规律明确,躯体四肢部分的感觉为交叉性投射(头面部感觉为双侧性投射),倒置安排(头面部正立),投射区的大小与体表感觉灵敏度有关。在大脑外侧沟的上壁,从中央后回底部延伸到脑岛的区域,存在有**第二体表感觉区**(somatic sensory area Ⅱ),其面积较小,对

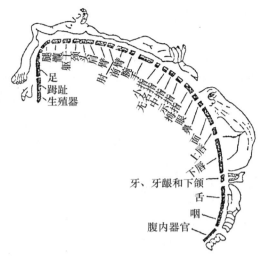

图5-1　大脑皮层体表感觉代表区示意图

感觉分析较粗糙。体表感觉在该区为双侧性投射,正立安排,但身体各部分的定位不如中央后回精确。本体感觉代表区位于中央前回,与运动区相重叠。内脏感觉区与体表感觉区有重叠,区域较分散。特殊感觉代表区的视觉在枕叶皮层的距状裂上、下缘,听觉位于颞叶,嗅觉区在边缘叶的前底部(包括梨状区前部、部分杏仁核等),味觉代表区位于中央后回底部头面部投射区的下方,相当于脑岛顶叶盖区。

第二节　痛觉的神经生理

痛觉(pain)是指由体内、外伤害性刺激作用于机体引起的一种不愉快感觉和情感体验,它包括痛感觉和痛反应两个过程。痛感觉是发生在躯体某一部分的厌恶和不愿忍受的感觉,由大脑皮层感知。痛反应包括躯体运动反应、自主神经反应和情绪反应等。

痛觉的生物学意义在于:①痛觉是机体不可缺少的一种保护机制,作为警告信号,引起机体防御和保护反应;②痛觉可作为某些疾病的预警信号;③痛觉可作为多种疾病的诊断依据,疼痛的性质、部位、时间和伴有症状可协助疾病的诊断。但强烈或持久的疼痛会造成生理功能紊乱,甚至导致疼痛性休克。因此,研究疼痛的产生机制,探索镇痛原理,研发有效的镇痛治疗具有重要意义。

一、痛反应和痛的测量

(一)痛觉的引起

痛觉的引起与组织损伤有关,而引起痛觉的组织损伤可为实际存在的或潜在的。痛觉一个重要特征是没有适宜刺激,任何物理、化学、机械刺激只要达到伤害程度都可引起疼痛,如温度(>44.9℃)、酸(pH<5.3)、碱(pH>9.3)、高渗或低渗盐水、机械刺激(切割、压迫、夹捏)和电刺激等。通常痛觉可分为**快痛**(fast pain)和**慢痛**(slow pain)。

1. 快痛　是尖锐的**刺痛**(prickle),其特点是定位清楚,发生快,消失快。受刺激时痛觉迅速形成,除去刺激后痛觉迅速消失。它几乎不引起明显的情绪反应,易于进行定量研究。刺痛是由 $A_δ$ 纤维传导。针刺皮肤产生的痛觉就是一种快痛。

2. 慢痛　是**灼痛**(burning pain)或**钝痛**(dull pain),其特点是定位不精确,烧灼感,往往

难以忍受，痛觉形成缓慢，常在受刺激后 0.5~1s 才被感觉到。除去刺激后，疼痛还要持续几秒钟才能消失，并伴有心血管和呼吸的变化、情绪反应等。慢痛是由 C 纤维传导。比如炎症引起的疼痛，机体深部的痛觉和内脏痛都属于慢痛。

（二）痛反应

伤害性刺激作用于机体时，除能产生痛的主观感觉外，还伴发各种生理功能的改变，即痛反应。痛反应包括局部反应、反射性反应和**行为反应**（behavioural response）三种类型。

1. 局部反应　**局部反应**（local response）仅局限于受刺激局部，是对伤害性刺激作出的一种简单反应，无需中枢神经系统的参与。受刺激皮肤局部血管扩张，皮肤潮红，甚至水肿，可能是脊神经节中某种神经元的外周突受刺激释放某些化学物质所致。

2. 反射性反应　**反射性反应**（reflex response）是指在中枢神经系统参与下，机体对伤害性刺激作出的规律性应答反应，包括躯体反射性反应（如骨骼肌收缩）和内脏反射性反应（如心率加快、外周血管收缩、瞳孔扩大、汗腺分泌等）。

3. 行为反应　**行为反应**（behavioural response）是指机体对伤害性刺激所作出的躲避、逃跑、反抗、攻击等整体性反应。行为反应常常带有强烈的情绪色彩。慢性顽固性疼痛常表现为烦躁不安、沮丧、孤独，剧烈疼痛甚至可产生人格改变。

（三）痛的测量

痛的测量是通过实验来增强或抑制某种痛，根据受试者的语言报告、生理指标和行为变化来确定这种痛的强度量值。测量时可利用电、温度、机械和化学等能量形式来诱发实验性痛。痛测量是痛与镇痛机制研究的重要手段。

在测痛过程中，当致痛刺激强度达到某一临界水平时，受试者首次报告痛，该刺激强度称为痛阈；其后递增的阈上刺激导致主观痛感受不断增强，最终受试者无法忍受，拒绝继续增加刺激，此时的刺激强度称为耐痛阈。若严格控制测痛方法和条件，不同个体或同一个体在不同环境下的痛阈是相当稳定的，而耐痛阈则受心理因素等影响，变动范围较大。

二、痛觉产生机制

痛觉的产生是一种复杂的生理过程。痛觉是一个独立的、具有明确特征的感觉类型，有相应的感受器、传入神经和传导通路，并具有独特完善的调制痛觉信息传递的神经网络。

（一）痛觉感受器和痛觉传导通路

1. 痛觉感受器　各种伤害性刺激达到一定强度，就可作用于痛觉感受器使其兴奋，从而产生伤害性疼痛，故痛觉感受器又称**伤害性感受器**（nociceptor）。伤害性感受器属于慢适应感受器，不易出现适应现象。它是背根神经节和三叉神经节中感受和传递伤害性刺激的初级感觉神经元的外周末梢，形态学上是无特化的游离神经末梢，广泛分布于皮肤、肌肉、关节和内脏器官等部位。

根据传入神经纤维的不同，伤害性感受器分为：①由 A_δ 类传入纤维传导的称为 A_δ 类伤害性感受器。②由 C 类传入纤维传导的称为 C 类伤害性感受器。根据对伤害性刺激反应的不同，这两类感受器进一步分为不同的亚型：仅对高阈值机械刺激产生反应的称为 A_δ 类机械伤害性感受器；对伤害性机械刺激、温热或化学刺激都产生反应的称为 A_δ 类多觉伤害性感受器。C 类伤害性感受器也相应分成 C 类机械伤害性感受器和 C 类多觉伤害性感受器（表 5-2）。

表 5-2　伤害性感受器的分布及特征

分布	伤害性感受器类型	有效刺激
皮肤	A$_δ$ 机械性	机械损伤
	A$_δ$ 多觉性	机械损伤和伤害性灼热
	C 机械性	机械损伤
	C 多觉性	伤害性机械、热、冷和化学刺激
肌肉	Ⅲ（A$_δ$）机械性	伤害性挤压
	Ⅳ（C）机械性	伤害性挤压
	Ⅳ（C）化学性	有害化学物质
	Ⅲ和Ⅳ多觉性	重压和伤害性热刺激
关节	A$_δ$ 机械性	极度扭转
	C 机械性	极度扭转
内脏	A$_δ$ 内脏伤害性	依器官不同，强烈的机械扩张、牵拉或有害的化学物质
	C 内脏伤害性	依器官不同，强烈的机械扩张、牵拉或有害的化学物质

2. 痛觉传导通路　伤害性感受器受到刺激后产生痛觉冲动，经传入神经传至大脑皮层，引起痛觉。其传导通路如下。

（1）脊髓丘脑束（STT）：为躯干和四肢浅感觉传导路，是传导痛觉的主要通路。伤害性刺激→皮肤、黏膜的伤害性感受器→背根神经节内神经元→脊髓后角Ⅰ～Ⅲ层→脊髓白质前连合交叉上行→脊髓丘脑侧、前束→丘脑腹后外侧核→丘脑皮层束→内囊→大脑皮层躯体感觉区。

（2）三叉丘脑束：为传导头面部浅感觉传导路，可传导头面部痛觉。伤害性刺激→头面部的伤害性感受器→三叉神经节→眼、上颌、下颌神经→脑干三叉神经脊束核→丘脑腹后内侧核→大脑皮层躯体感觉区。

（3）脊髓网状丘脑束（SRT）：传导内脏和肌肉痛。传入纤维→脊髓后角→前外侧索上行→脑干的网状结构（或脊髓丘脑束→脑干网状结构）→丘脑中线核群和髓板内核群→大脑皮层广泛区域。

（4）脊颈丘脑束（SCT）：是传递辨别触觉和伤害性感觉信息的多功能通路。脊神经后根内侧部纤维→后角的Ⅳ、Ⅴ层→先上行→脊颈束→颈外侧核→在中央管前交叉到对侧→脑干内伴随内侧丘系上行→丘脑腹后外侧核→大脑皮层躯体感觉区。

（5）背柱突触后纤维束（PSDC）：主要对轻触觉、压觉，伤害性机械和热刺激产生反应。位于后角Ⅲ和Ⅵ层的传入神经元→背柱→延髓薄束核和楔束核→丘脑特异性核团→大脑皮层躯体感觉区。

（6）深感觉传导束：传导意识性深感觉和精细触觉冲动。肌肉、肌腱、关节的感受器及皮肤的精细触觉感受器→周围突→脊神经节→中枢突→脊髓后索→薄束和楔束→薄束核和楔束核→经延髓中央灰质腹侧交叉至对侧→内侧丘系→丘脑腹后外侧核→丘脑皮层束→内囊→大脑皮层感觉区。

（7）一般内脏感觉传导束：是一类传导胸、腹、盆腔脏器、心血管和腺体的感觉的神经纤维束。内脏分布着丰富的感受器，其感觉冲动不断地传到大脑皮层。由于内脏感觉传入纤维束数目少、细纤维多，因此，内脏的痛阈较高；又由于内脏感觉传入途径较分散，因此，内脏痛往往比较弥散，定位不准确。

（二）外周痛觉信息的形成与传入

体内、外能引起疼痛的化学物质统称为**致痛物质**（algesic substance）。各种伤害性刺激造成组织损伤或发生炎症时，损伤局部释放或合成一些致痛物质，如 H^+、K^+、5-HT、组胺、缓激肽、前列腺素、P 物质、白三烯、降钙素基因相关肽等（表5-3），它们达到一定浓度时，激活伤害性感受器产生疼痛，也可使感受器敏化，导致**痛觉过敏**（hyperalgesia）。

表5-3 外周损伤部位释放的致痛物质及其作用

致痛物质	释放来源/合成酶	对初级传入末梢作用
K^+	损伤细胞	激活
ACh	损伤细胞	激活
ATP	损伤细胞	激活
5-HT	血小板/色氨酸羟化酶	激活
缓激肽	血浆激肽原/激肽释放酶	激活
组胺	肥大细胞	激活
前列腺素	花生四烯酸代谢物/环氧酶	降低阈值
白三烯	花生四烯酸代谢物/5-脂氧酶	降低阈值
CGRP	初级传入末梢	降低阈值
P 物质	初级传入末梢	降低阈值

致痛物质激活或致敏伤害性感受器的途径有：①直接作用。伤害性刺激引起细胞损伤，导致 K^+、组胺、5-HT 等释放及缓激肽、前列腺素合成。当这些物质达到一定浓度时可直接激活伤害性感受器产生疼痛。②继发作用。伤害性感受器释放 P 物质，刺激肥大细胞释放组胺，血小板释放 5-HT，使伤害性感受器激活或敏感化，引起疼痛和痛觉过敏（图5-2）。

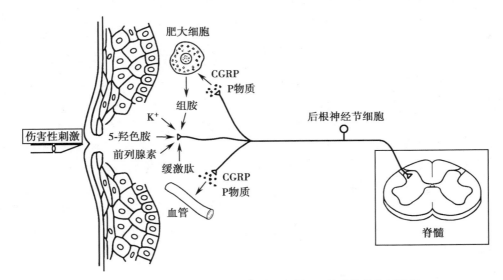

图 5-2 致痛物质引起伤害性感受器的激活和敏感化的作用途径
CGRP：降钙素基因相关肽。

（三）痛觉信息在脊髓的整合

外周的伤害性刺激感觉传入至脊髓，受脊髓中间神经元活动以及高位中枢下行调制的影响。

1. 痛觉初级中枢 脊髓是痛觉信息传入的第一级中枢,伤害性感受器传入与脊髓后角浅层细胞发生联系。脊髓灰质细胞结构 10 层中的 Ⅰ~Ⅵ 层相当于后角(图 5-3)。A_δ 类和 C 类伤害性传入纤维由后根进入后角,A_δ 纤维终止在 Ⅰ、Ⅴ 层,C 类纤维终止在 Ⅱ 层。

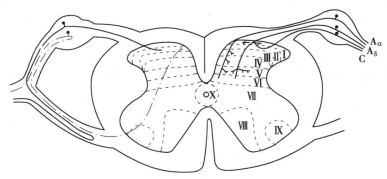

图 5-3 脊髓后角分层示意图
左:腹根;右侧:背根。

（1）Ⅰ层:脊髓后角表面的最薄层,含大、中、小细胞,相当于后角边缘核。它可能是外周伤害性传入纤维(主要是 A_δ 纤维)在脊髓中的接替细胞,其轴突可进入附近白质形成升、降支,或经脊髓前连合交叉至对侧投射到脑干和丘脑。

（2）Ⅱ层:脊髓后角最明显的一层,由密集的小细胞组成(多为中间神经元),呈透明胶状质,也称 Rolando 胶状质(substantia gelatinosa,SG)。Ⅱ 层汇集来自外周传入 C 纤维、脑干下行神经末梢、后角深层大细胞的树突。它又可分为外层和内层,外层中多数为兴奋性中间神经元,内层多数为抑制性中间神经元。

（3）Ⅴ层:其投射神经元是后角中最大的。绝大多数为多觉会聚性神经元,对不同性质和强度的刺激均有反应,又称广动力域神经元。

2. 特异性和非特异性伤害感受神经元 脊髓后角有两类传递伤害性信息的投射神经元,一类是仅对伤害性刺激起反应的特异性伤害感受神经元;另一类是对伤害和非伤害性刺激均起反应的非特异性伤害感受神经元,如位于 Ⅴ 层的神经元。

（1）特异性伤害感受神经元:主要分布在 Ⅰ 层,能选择性地被 A_δ 和 C 纤维传入信息激活,接受来自皮肤和内脏的传入会聚。由此发出的投射纤维经脊髓丘脑束到丘脑的腹后外侧核。这类神经元在痛觉的空间定位和感觉的性质分辨中起主导作用。

（2）非特异性伤害感受神经元:大多数分布在 Ⅴ 层。投射纤维主要经脊髓丘脑束到丘脑的髓板内核群,定位能力较弱。由于其联系广泛,且具有明显的时间总和与空间总和能力,因此,这类神经元在痛觉强度分辨中起重要作用。

3. 伤害性初级传入纤维的递质和受体 P 物质(SP)存在于部分 A_δ 纤维和 C 类纤维中,是参与外周伤害性初级传入信息向脊髓后角神经元传递的主要神经递质,它可以与速激肽 1(NK1)受体结合。谷氨酸是兴奋性氨基酸,存在于 A_β、A_δ 和 C 类纤维中。伤害性刺激可以促进谷氨酸在脊髓后角的释放。

（四）痛觉信息在脊髓以上水平的整合

1. 脑干网状结构 脑干网状结构是伤害性感受系统的重要组成部分,它不仅控制着感觉驱动,而且与躯体运动和内脏活动密切相关。

（1）低位脑干:延髓、脑桥网状结构含有特异性和非特异性伤害感受神经元。延髓网状结构巨细胞核神经元对皮肤和内脏传入的各种伤害性刺激有反应。延髓网状结构向上与觉醒系统联系,向下连接脊髓,故其功能可能与疼痛时的觉醒状态和防御反应有关。

（2）中脑网状结构:中脑网状结构存在痛敏神经元,其中60%可被皮肤和内脏的伤害性刺激激活,也可被电刺激时从 A_δ 和 C 纤维传入的信息兴奋,具有感觉会聚特征。

脑干网状结构既是痛觉信息传导的通路,又是中枢整合结构之一。其内侧部为整合与效应区,外侧部为感觉与联络区。痛觉信号在此受到调制(易化或抑制),并通过内脏中枢(呼吸和心血管中枢)引起内脏痛反应(如心跳与呼吸节律、频率和血压改变等)。

2. 丘脑　丘脑是最主要的伤害性信息整合部位。丘脑核团中既有特异性也有非特异性的伤害感受神经元。

（1）丘脑外侧核群:包括腹侧基底核群和后核群,主要接受来自脊髓Ⅰ层和Ⅴ层的特异性伤害感受神经元和广动力域神经元的传入纤维,其中特异性伤害感受神经元约占60%。腹后复合体中多是非特异性伤害感受神经元,具有躯体定位投射关系。

（2）丘脑内侧核群:包括中央外侧核和髓板内核群,主要接受来自脊髓Ⅵ~Ⅷ层的神经传入纤维,其中束旁核与痛觉形成关系最为密切。束旁核对伤害性刺激的反应既有特异性也有非特异性的。束旁核中有两种与痛觉相关的神经元,分别可被伤害性刺激兴奋或抑制。

3. 下丘脑　下丘脑某些核团含有伤害性感受神经元,对伤害性刺激呈兴奋或抑制反应,伴情绪和内脏反应。慢性疼痛时还可影响内分泌调节反应。

4. 边缘系统　边缘系统具有接受和调控伤害性信息的功能。伤害性信息传入边缘系统,并由此传向大脑皮层,产生疼痛感受和心理反应。痛觉冲动自边缘系统向下传导,可调控和影响情绪反应的程度。

综上所述,伤害性刺激激活了外周伤害性感受器,经外周传入 A_δ 和 C 纤维传入脊髓背角Ⅰ、Ⅱ、Ⅴ层,释放谷氨酸和 P 物质等,激活后角投射神经元,其轴突组成 STT、SRT、SCT 和 PSDC 等传导束,将伤害性冲动传向脑干网状结构、丘脑等处,并在此换元后投射到大脑皮层躯体感觉区(SⅠ,SⅡ)和边缘系统,产生痛觉。

三、痛觉的调制

神经系统中不但有复杂的痛觉传递系统,也存在着完善的痛觉调制系统。从脊髓到大脑皮层的各级中枢均参与对痛觉的调制,神经中枢对痛觉的调制是机体对伤害性刺激防御机制的体现。

（一）脊髓对伤害性信息传递的节段性调制

伤害性信息在进入高位中枢之前已在脊髓受到调控,包括对伤害性信息的数量、性质和时速等进行调节、转换和控制。

1. 节段性调制的关键部位　脊髓Ⅱ层胶质区(SG)是脊髓神经结构和化学组成最复杂的区域,是脊髓各节段内调控痛觉效应的中心区域。SG 可作为初级传入信息向脊髓背角神经元传递的"闸门"。外周初级感觉信息传入终止在 SG,与 SG 的抑制性中间神经元、投射神经元和脑干下行纤维形成局部神经元网络,实现脊髓对痛觉整合的节段性调制作用。

2. 闸门控制学说　1965 年 Melzack 和 Wall 提出闸门控制学说来解释脊髓的节段性调制作用(图 5-4)。该学说认为,节段性调制的神经网络是由初级传入 A 类和 C 类纤维、背角投射神经元(T 细胞)和抑制性中间神经元(SG)组成。A 类和 C 类纤维传入均可激活 T 细胞,而对 SG 细胞的作用相反,A 类纤维可兴奋 SG 细胞,C 类纤维可抑制 SG 细胞。因此,外周伤害性刺激兴奋 C 类纤维,其传入的紧张性活动使闸门开放,允许伤害性信息经 T 细胞向高位中枢传递产生痛觉。轻触、揉搓、按摩等兴奋 A_β 类纤维,促使 SG 细胞兴奋,关闭闸门,抑制 T 细胞活动,从而抑制或减少伤害性信息向高位中枢的传递,使疼痛缓解。A 类传入纤

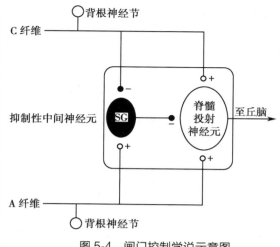

图 5-4 闸门控制学说示意图

维激活 SG 细胞,可通过突触前抑制、前馈抑制以及直接对投射神经元的突触后抑制产生节段性调制。闸门控制学说解释了日常生活中轻柔可局部止痛的道理。随着人们对痛觉生理学的深入研究,目前对脊髓痛觉调制的理解远较"闸门控制学说"的描述更为复杂。

3. 节段性调制的主要神经递质　多种神经递质参与脊髓对伤害性信息的调制,发挥镇痛作用。其中 γ-氨基丁酸、阿片肽是主要调制递质。γ-氨基丁酸能神经元对伤害性信息传递进行突触前调制,而阿片肽对背角伤害性信息的调制既有突触前抑制,也有突触后抑制。

（二）高位中枢对伤害性信息的调制

中枢神经系统有多条下行抑制通路,各条通路之间相互制约、相互协调,共同构成内源性痛觉调制系统,对痛觉的传导发挥下行抑制作用。

1. 内源性痛觉调制系统　在内源性痛觉调制系统中,以脑干中线结构为中心的许多脑区共同组成了调制痛觉的神经网络。该系统由中脑导水管周围灰质（PAG）、延髓头端腹内侧部（RVM）（中缝大核及邻近的网状结构）和一部分脑桥背外侧网状结构（蓝斑核和 KF 核）组成（图 5-5）。其下行痛觉调制纤维经脊髓背外侧束对脊髓背角痛觉信息产生抑制性调节,也抑制三叉神经脊束核痛敏神经元的活动。该系统既接受来自高位中枢的下行冲动,也接受来自脊髓的上行冲动。因此,它既受高位中枢的镇痛机制调控,也可选择性地抑制痛觉冲动向上传导。

（1）中脑导水管周围灰质:PAG 与大脑皮层、间脑、脑干和脊髓均有广泛的直接纤维联系,其中 PAG 与蓝斑、中缝背核与黑质之间存在着双向纤维联系,并有纤维直接终止于丘脑束旁核、中央中核和脊髓后角。因此,PAG 处于痛觉调制系统的中心位置,来自高位中枢的信息汇集到 PAG。

PAG 的传出纤维主要终止在 RVM 和延髓外侧网状核（LRN）,少数直接到达背角,故 PAG 主要是通过三条通路抑制背角神经元的伤害性反应:①PAG-RVM-脊髓背角通路,该通路激活 RVM 的 5-羟色胺能神经元,下行至脊髓背角,对痛觉的初级传入纤维产生抑制作用;②PAG-LRN-脊髓背角系统,该通路激活 LRN 的去甲肾上腺素能神经元,在脊髓背角发挥抑制作用;③PAG 有少量传出纤维直接下行到达脊髓背角发挥抑制作用,其参与的神经递质与内源性阿片肽有关。

PAG 的腹外侧区是"纯粹"的镇痛区,对痛觉有高度的选择性抑制,不伴随运动和自主反应,而 PAG

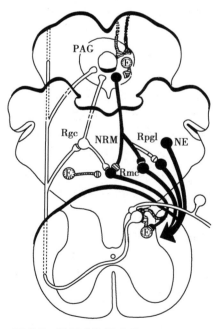

图 5-5　脑干内源性痛觉调制系统
E:阿片肽能神经元;NRM:中缝大核;NE:去甲肾上腺素;PAG:中脑导水管周围灰质;Rmc:大细胞网状核;Rgc:网状巨细胞核;Rpgl:外侧网状巨细胞旁核。
○—:兴奋;●—:抑制。

背部区除有镇痛作用外,更主要是在情绪和逃避反应中起作用。

（2）延髓头端腹内侧区:RVM 包括中缝大核、网状巨细胞核、外侧网状巨细胞旁核和网状巨细胞核 α 部等 4 个核团。这些核团的细胞含脑啡肽、P 物质、生长抑素、促甲状腺激素释放激素（TRH）等,在这些区域内还发现 5-HT 和 P 物质、5-HT 和脑啡肽,5-HT、P 物质和 TRH 等多种递质共存细胞。RVM 主要接受来自前额叶皮层、杏仁核、下丘脑、纹状体和 PAG 的传入纤维,RVM 传出纤维经背外侧束终止于脊髓背角。

（3）蓝斑核:蓝斑核（LC）在痛觉调制系统中发挥重要作用。LC 的激活可抑制脊髓背角神经元的伤害性反应,并使痛反应减弱。LC 的痛觉调制下行通路,可直接与脊髓背角神经元联系抑制伤害性反应,也可通过纤维终止于 PAG,间接调控伤害性信息的传递。

2. 内源性痛觉调制系统的相关递质

（1）阿片肽:阿片肽是调控痛觉的主要递质。阿片肽的镇痛作用通过其受体发挥。在中枢阿片肽分布的部位均有相应的受体:①μ 受体:对 β-内啡肽和脑啡肽亲和力较高,也可被外源性吗啡激活,在吗啡镇痛中起主要作用;②δ 受体:对脑啡肽和 β-内啡肽均有亲和力,以前者为主;③κ 受体:为强啡肽受体,脑内分布多于脊髓,但脊髓 κ 受体与镇痛的关系较为明确。各种受体的选择性作用仅限于低浓度下的阿片肽,浓度较高时则无明显选择性。

（2）单胺类

1）5-羟色胺:5-HT 在中缝核中含量最高。5-HT 可直接作用于脊髓,抑制 STT 神经元的活动,产生镇痛效应;5-HT 也可促进脊髓阿片肽神经元释放内阿片肽,以突触前抑制的方式抑制伤害性信息向高位中枢传递。

2）去甲肾上腺素:延髓外侧网状核和脑桥背外侧核群的下行去甲肾上腺素能神经末梢到达脊髓背角,抑制脊髓背角伤害性神经元,产生镇痛作用。

去甲肾上腺素和 5-HT 对脊髓伤害性信息的传递相互依赖。5-HT 介导的痛觉抑制有赖于去甲肾上腺素系统的完整性。

四、外周组织结构与疼痛的关系

皮肤是人体最大的感觉器官,也是最常见的伤害性感受器所在部位,与机体痛觉的产生密切相关。

皮肤深处的筋膜分为浅筋膜和深筋膜。浅筋膜位于皮下,内有皮神经,神经末梢主要为环层小体。深筋膜位于浅筋膜深处,主要有游离神经末梢分布。长期姿势不良和肌肉紧张,容易造成肌肉慢性劳损,累及肌筋膜,引起"肌筋膜疼痛综合征"。

骨骼肌上分布着特殊的感受器-肌梭和腱器官,它们参与骨骼肌的牵张反射。而分布在骨骼肌纤维之间的结缔组织、血管壁和肌腱中的游离神经末梢被认为是产生肌肉痛的伤害性感受器。骨骼肌过度拉伸和挤压（如强烈运动、外伤、持续收缩,甚至炎症）会引起肌肉痛。A_δ 和 C 类传入纤维可能与骨骼肌痛觉产生有关。

骨关节痛在骨关节疾病中经常出现。骨与关节的伤害性感受器主要位于关节附近的骨骼和骨膜,肌肉、关节囊、韧带、关节脂肪垫和血管周围组织,关节透明软骨中未发现伤害感受性神经纤维。这些感受器感受关节的机械和化学刺激（如炎性介质、缓激肽、前列腺素和多种白细胞介素等）。此外,关节内还有一些神经纤维,不能被一般的伤害性刺激激活,称为静止感受器。当关节内损伤和炎症形成时被激活并敏化,形成痛觉过敏。伤害感受性神经纤维主要是 A_δ 类和 C 类纤维。

椎间盘位于两椎体之间,由纤维环和髓核构成。某种原因引起纤维环破裂,髓核和纤维环单独或同时膨出,即椎间盘突出症。突出的椎间盘可压迫脊神经根,引起神经痛。

内脏器官存在丰富的机械性和伤害性刺激感受器,这些感受器多为游离神经末梢,可产生痛觉。胸膜和腹膜上存在着丰富的感觉神经末梢,支配脏层胸、腹膜的神经为内脏神经,支配壁层胸、腹膜的神经为躯体神经,对感觉非常灵敏;腹膜壁层比脏层更敏感,腹膜壁层对冷热、化学、机械等刺激敏感,而腹膜脏层主要对空腔器官膨胀、痉挛或牵拉刺激敏感。

知识链接

痒觉的形成机制及其信号传导通路

　　痒觉(itch;pruritus)是一种能够诱发机体产生抓挠反射或欲望的不愉快感觉。痒觉的产生可由许多皮肤疾病和全身性疾病,包括心理健康问题而引起。痒觉和痛觉一样,具有自我保护作用,提醒机体远离不利刺激。然而,持续较长时间的瘙痒过程,往往是某种临床疾病的病理性特征,通常难以治愈且易复发,严重影响个体的生活质量。

　　诱发痒觉的形成原因多种多样,根据瘙痒持续时间长短,可分为急性痒和慢性痒。急性痒快速产生,持续的时间较短而且消失较快,如急性荨麻疹大多持续一两天症状就逐渐消失;慢性痒持续时间较长(六周以上),多为某些皮肤或系统性疾病的伴随症状,可成为临床顽疾。痒觉和痛觉联系紧密,但痒觉与痛觉有着显著的不同特征。痒觉引起的反射活动是抓挠皮肤,痛觉引起的本能反应却是收缩躲避;痒觉主要发生在皮肤表层和黏膜处,而痛觉可发生于浅表和深部器官所有部位;痒觉和痛觉的中枢或外周信息传递存在着复杂的相互作用,通常痛觉刺激可以抑制机体痒觉反应,如抓挠引起的痛觉感受可明显缓解瘙痒,临床上镇痛药物吗啡可明显诱导痒觉产生,但痒觉对痛觉的影响尚不明确;在慢性痒和慢性痛状态下,不同刺激性质引起的感知觉信息可以发生转变,痛觉刺激可以感知为瘙痒,痒觉刺激可以感知为疼痛。

　　大多数瘙痒都始于皮肤化学性痒和机械性痒,皮肤中存在的外周感觉神经元中负责感受瘙痒的神经元称为痒觉感受器(pruriceptor)。有两种学说在痒觉产生的机制中占据有主导地位:①特异性学说认为痒觉的产生和传递是体内特异性的神经元负责,由与痛觉完全不重叠的感觉神经元编码。②选择性学说认为痒觉通路内虽存在某些特有的感觉投射神经元,但整体痒觉的传递是与痛觉等其他感觉交联在一起的,痒觉特异性神经元只是伤害性感觉神经元中的一小部分,可根据机体状态选择性地产生和传递痒觉;痛觉刺激既能大量激活痛觉神经元,也能激活痒觉神经元,还可活化脊髓的痒觉抑制性中间神经元,仅产生痛觉。

　　目前有两条痒觉信号传导通路已明确:①组胺依赖的痒觉信号通路。由对机械刺激不敏感的C纤维介导,其痒觉感受器外周神经末梢主要分布在真皮和表皮的分界处,少数直接分布在表皮。组胺、P物质、前列腺素、5-HT等都可通过H1R-PLC/PLA2-TRPV1通路诱导痒觉产生。②非组胺依赖的痒觉信号通路。由对机械热敏感的C纤维介导,其痒觉感受器外周神经末梢主要分布在表皮。刺毛黧豆中的活性物质可通过PAR2-PLC-PKC途径及PAR2-PKA-PTRV1途径诱导痒觉产生,抗组胺药物对这类瘙痒不起作用。痒觉感受器受到刺激后的基本过程为:外周初级感觉神经末梢-DRG-脊髓背角神经元-脊髓丘脑束-丘脑腹后外侧核、丘脑板内核群-躯体感觉区等。痒觉刺激信息激活的脑区,包括丘脑、初级和次级躯体感觉皮层、前额叶皮层、前运动皮层、运动皮层、顶叶皮层、前扣带皮层、岛叶皮层、楔前叶皮层等。

　　由于瘙痒的发病机制复杂,对其具体的神经传导通路、机制仍在研究探索中。

第三节　视觉的神经生理

眼是以光波为适宜刺激的视觉器官,人体至少有 70% 以上的外界信息是由视觉系统接受、处理和感知的。人眼感受波长为 380~760nm 的电磁波。人眼的基本结构由眼球壁外层纤维膜(角膜和巩膜)、中层血管膜(虹膜、睫状体和脉络膜)和内层神经组织膜(视网膜)三层组成;眼球内容物是透明无血管的晶状体、玻璃体和房水,具有折光作用。眼内与视觉形成有关的功能系统分两部分,即位于眼球正中线上的折光系统和位于眼球后部的视网膜,即感光系统。折光系统将外界射入眼内的光线经过折射后在视网膜上形成清晰的物像;感光系统将物像的光能转变成电能信号,并在视网膜神经元之间编码、处理,再由视神经传向视觉中枢,最终形成视觉。

一、视觉信息的感受与传递

(一)光感受器与感光原理

视网膜(retina)是位于眼球壁最内层锯齿缘以后的部分。结构复杂,包括色素上皮层和神经层。神经层内有视锥细胞和视杆细胞两种感光细胞以及四种神经元:双极细胞、神经节细胞、水平细胞和无长突细胞。视杆细胞和视锥细胞是特殊分化的神经上皮细胞,也是光感受器。

人的视网膜上存在两种感光换能系统,一种由视杆细胞和与其相联系的双极细胞和神经节细胞等组成,称为视杆系统或晚光觉系统,它们对光的敏感度较高,能在暗环境中感受弱光刺激而引起视觉,但不产生色觉,只能区别明暗和感知物体的轮廓,精确性差;另一种由视锥细胞和与其有关的神经细胞组成,称为视锥系统或昼光觉系统,它们对光的敏感性差,只有在白昼的强光条件下才能被激活,但可以辨别颜色,且能分辨物体表面的细节、轮廓,具有较高分辨能力。

视杆细胞和视锥细胞在视网膜不同区域分布不均匀,在视敏度最高的中央凹区域(黄斑中心的凹陷)只有视锥细胞,且密度最高;中央凹的周边区域主要是视杆细胞。它们的基本结构相似,由外向内分为外段、内段、胞体和终足(图 5-6)。视杆细胞外段呈长杆状,视锥细胞外段呈圆锥状。内段包括线粒体和其他细胞器,都通过终足与双极细胞发生突触联系。视杆和视锥细胞的外段均含有整齐叠放排列、由双层脂膜组成的膜盘,膜盘上镶嵌有大量对光敏感的视色素,能把光刺激转变成生物电,这些色素在光作用下发生的一系列光化学变化,是视觉形成的基础。

1. 视杆细胞的感光原理　视杆细胞所含视色素是**视紫红质**(rhodopsin),它由视蛋白和视黄醛结合而成。视紫红质的最大吸收光谱在 500nm。视黄醛是维生素 A 的醛类,是生色基团。视黄醛分子侧链上存在几种不同的空间构型,与视觉有关的构型有两种,一种是全反式,另一种是 11-顺式。在生理情况下,视紫红质既有分解过程,又有合成过程,两者处于动态平衡。光照时,视紫红质吸收一个光量子,其中的 11-顺视黄醛异构化为全反式,使视紫红质活化,视蛋白构型改变,视紫红质分解为全反式视黄醛和视蛋白,经复杂过程

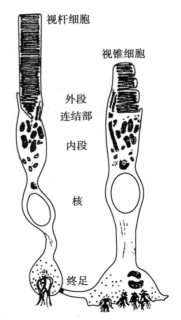

图 5-6　哺乳动物光感受细胞模式图

视杆细胞

视锥细胞

外段

连结部

内段

核

终足

诱发视杆细胞产生超极化感受器电位。在暗处,全反式视黄醛在异构酶作用下转变为11-顺视黄醛,后者与视蛋白结合形成视紫红质(图5-7)。视紫红质经光照,颜色由鲜红色迅速变黄继而变白色,称为色素漂白。暗光下,视紫红质合成多于分解,对弱光敏感。强光下,视紫红质分解多于合成,对光线刺激不敏感,甚至失去感光能力。色素上皮细胞可储存和供给维生素 A 及必需的酶。维生素 A 来源于食物,机体缺乏维生素 A 将导致视紫红质合成障碍,发生**夜盲症**(nyctalopia)。

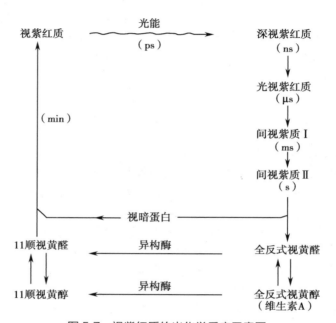

图 5-7　视紫红质的光化学反应示意图

2. 视锥细胞的感光原理　视锥细胞的重要功能是辨别颜色。视觉的三原色学说认为,在视网膜上分布有三种与色觉有关的视锥细胞,其外段膜上分别含有对红、绿、蓝三种色光敏感的视色素,它们的吸收峰分别约为 564nm、534nm、420nm(图5-8)。三种感光色素都由视黄醛与视蛋白组成,都含有 11-顺式视黄醛,只是视蛋白的分子结构存在微小差异,由此决定了与它结合的视黄醛分别对蓝、绿、红三种颜色光线最敏感。当光线作用于视锥细胞外段时,外段膜的两侧也发生同视杆细胞类似的超极化感受器电位,说明在光感受器水平的颜色信息是以蓝、绿、红三种不同的信号进行编码的,由三种色光适当混合可以引起光谱学上任何颜色的色觉。

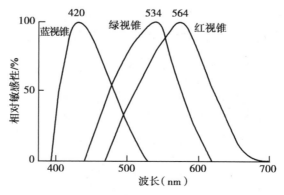

图 5-8　人眼三种视锥细胞外段的吸收光谱示意图

某一波长的光线作用于视网膜时,以一定的比例使三种不同的视锥细胞产生不同程度的兴奋,信息经处理后转化为不同组合的神经冲动,传到大脑皮层产生不同的色觉。例如,红、绿、蓝三种视锥细胞兴奋程度的比例为4:1:0时产生红色感觉;比例为2:8:1时产生绿色感觉;当三种细胞受到同等程度的三色光刺激时,产生白色感觉。一般人眼可分辨约150种不同颜色。

色觉缺陷是由于先天性或后天性视锥细胞中的某种(或多种)光感受功能异常导致的。色觉缺陷分色弱和色盲两类。色弱是指视锥细胞并不缺乏,但对某种颜色光的反应能力较正常弱。色盲是缺乏相应的视锥细胞。色盲分为全色盲和部分色盲。全色盲只能分辨明暗,呈单色觉,极少见。部分色盲中红绿色盲多见,蓝色盲少见。

色觉形成的理论除了三原色学说外,还有对比色学说。研究发现,三种视锥细胞颜色信号并非各自通过专一通路向中枢传导,而是编码为成对的三组对比色:红和绿、黄和蓝以及黑和白,又称互补色。两种单色光以适当的比例混合而产生白色感觉时,这两种颜色就称为互补色。视锥细胞的三种视色素分别对一组对比色敏感而产生相反的反应,将信息传递给两个反映对比色的神经节细胞,以编码对比色的方式再向上传递信息。

水平细胞、双极细胞、神经节细胞以及外侧膝状体细胞都呈现颜色对比的反应方式。它们总是从两种视锥细胞接受信息而对颜色产生反应,一种视锥细胞对神经细胞起兴奋作用时,另一种则起抑制作用。例如,视神经节细胞的感受野呈空间对比形式,当红光照在感受野中心区,神经元放电频率增加,而绿光照射到此区,神经元放电减少;而在同一细胞感受野周围区产生的反应正好相反。

(二)感光细胞的光化学反应

光感受器电位是一种超极化型的电位变化,其形成与环磷酸鸟苷(cGMP)门控阳离子通道开闭及 Na^+、K^+、Ca^{2+} 的移动有关。电位变化发生在视杆细胞外段的质膜上,cGMP 是控制质膜通透性的重要胞内信使。暗光中,cGMP 使外段膜的阳离子通道保持开放,对 Na^+ 有较高的通透性,而对 K^+ 的通透性很低,因而产生稳定的内向电流,称为暗电流。在内段或内外段之间的钠泵则不断把流入的 Na^+ 泵出,以维持膜内外 Na^+ 浓度差及动态平衡。

视杆细胞受到光照→激活外段膜盘上视紫红质→激活膜盘上转导蛋白的 G 蛋白→激活磷酸二酯酶(PDE)→使胞质 cGMP 水解为非活性产物 5′-GMP→胞内 cGMP↓→外段膜上 cGMP 门控阳离子通道关闭→暗电流减小甚至消失,内段膜中的非电压门控性钾通道继续允许 K^+ 外流→超极化感受器电位(图 5-9)。这是光刺激转化成电信号的关键一步,后经视网膜内复杂的电信号转导过程,最终诱发神经节细胞产生动作电位,实现光-电换能作用。据测定,1 个被激活的视紫红质能与约 500 个转导蛋白相互作用;而 1 个 PDE 分子每秒约能使 2 000 个 cGMP 水解,在光子吸收和 cGMP 失活间的级联反应能导致约 10^6 倍的放大作用。

此外,Ca^{2+} 对稳定胞内 cGMP 水平和恢复通道开放起一定作用。cGMP 门控阳离子通道也允许 Ca^{2+} 通过,进入胞内的 Ca^{2+} 抑制鸟苷酸环化酶(GC),增强 PDE 的活性。光照使 Ca^{2+} 内流减少,从而使 GC 的活性增加,PDE 的活性降低。这有利于胞内 cGMP 合成增加,恢复 cGMP 水平,保持了视杆细胞对持续光照的敏感性。

(三)视网膜的神经环路及信息处理

视网膜上除感光细胞外,与光信息处理有关的神经元有水平细胞、双极细胞、无长突细胞和神经节细胞。此外,网间细胞是视网膜内反馈性神经元(图 5-10)。感光细胞、水平细胞和双极细胞的突触连接形成外网层;无长突细胞、双极细胞和神经节细胞的突触连接形成内网层。网间细胞的胞体位于内核层。

视觉信息传递的基本通路是:感光细胞→双极细胞→神经节细胞,水平细胞和无长突细

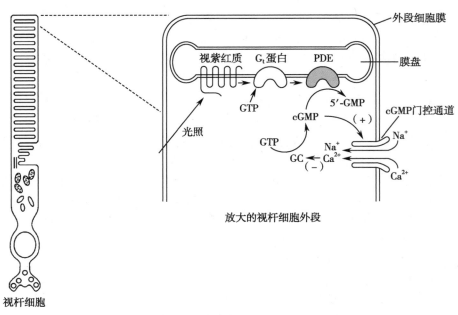

图 5-9 视杆细胞感受器电位产生机制示意图
PDE:磷酸二酯酶;GC:鸟苷酸环化酶。

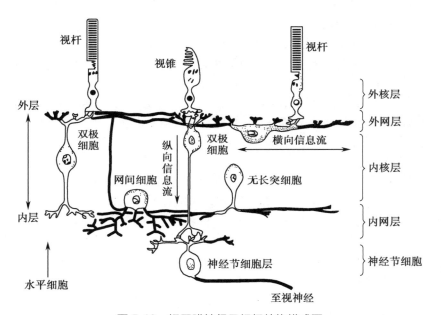

图 5-10 视网膜神经元组织结构模式图

胞则发挥横向调制作用。网间细胞在内网层从无长突细胞接受信息输入,将信息传递至外网层的水平细胞和双极细胞,从而为视网膜信息向视神经纤维的传递提供了一条旁路反馈控制通路。

每个双极细胞可接受多个感光细胞的直接投射,同时通过水平细胞的横向联系,双极细胞也接受周边感光细胞的间接投射。因此双极细胞的感受野包括直接投射的中心区和间接投射的周边区两部分。双极细胞的感受野呈现中心-周边拮抗的同心圆构型。一个双极细胞对光反应的膜电位在感受野中心区和周边区是相反的。根据中心区对光反应的形式,双

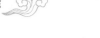

极细胞可分为**给光-中心细胞**（on-center cell）和**撤光-中心细胞**（off-center cell）。前者在光照中心区时呈现去极化反应,光照周边区呈现超极化反应（图 5-11）。后者在中心区撤光时出现去极化反应,周边区撤光时出现超极化反应。如果用弥散光同时照射中心区和周边区,则给光-中心双极细胞在中心区和周边区产生的反应基本抵消,以给光反应为主。撤光-中心双极细胞的对光反应则相反,以撤光反应为主。这种相互拮抗的中心-周边感受野模式普遍存在于哺乳动物的感觉系统中,通过侧向抑制增强刺激区与非刺激区的对比度,提高中枢神经系统的感觉分辨能力。神经节细胞也具有中心-周边拮抗同心圆式感受野,其对光反应形式与其接受输入的双极细胞一致,但更复杂。

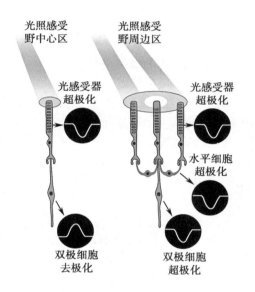

图 5-11 给光-中心双极细胞的感受野及对光反应
左:在感受野的中心区,感光细胞与双极细胞形成直接联系,光照感受野中心使给光中心双极细胞去极化;右:在感受野的周边区,感光细胞通过水平细胞与双极细胞形成间接联系,光照感受野周边使给光中心双极细胞超极化。由于水平细胞的介入,光对周边感光细胞的作用总是与其对中心感光细胞的作用相反。

在视网膜中,只有神经节细胞才能产生动作电位。而感光细胞产生的超极化感受器电位属于局部电位。这种电变化传导到双极细胞、水平细胞和无长突细胞,分别引起超极化或去极化局部电位。双极细胞的电位反应可以是超极化型或去极化型,水平细胞的电位反应是超极化型,无长突细胞的反应虽然也是局部电位,但其形式是瞬变型,即在给光瞬间有一个去极化反应,但在光持续照射时,膜电位回复至静息水平。在撤光时,又出现一个去极化反应。这些慢电位在神经节细胞总和后,使其静息电位去极化达到阈电位水平,产生动作电位。动作电位经视神经将冲动传向视觉中枢。

视网膜上的神经递质或调质多达几十种,其中最重要的是谷氨酸和 γ-氨基丁酸。感光细胞和双极细胞均以谷氨酸为递质,水平细胞和许多无长突细胞则通过 γ-氨基丁酸实现其侧向的相互作用。

二、视觉传入通路与视觉中枢的信息处理

视觉信息经视觉传入通路传向大脑皮层的视觉中枢（视皮层）,视皮层对传入的信息进行整合、处理、分析,最后形成视觉。

（一）视觉传导通路

中枢视觉通路主要有**大细胞通路**（magnocellular pathway）和**小细胞通路**（parvocellular pathway）两条。

1. 大细胞通路 简称 M-通路,其投射通路是:视网膜 α 型神经节细胞→外侧膝状体大细胞层→初级视皮层（Brodmann 17 区）→直接或通过次级视皮层（18 区）→高级视皮层（19

区）。这是一条与运动识别有关的通路。M-通路最后到达大脑的背侧、更高级的视皮层联络区，包括内上颞区、腹内顶区等，所以此通路又称**背侧通路**（dorsal pathway）。

2. 小细胞通路　简称 P-通路，其投射通路是：视网膜 β 型神经节细胞（P-细胞）→外侧膝状体小细胞层→皮层 17 区。从 17 区发出两条通路，一条通过 17 区 Ⅱ 层和 Ⅲ 层内的斑点皮层细胞、18 区的细条到 19 区，是主要的色觉通路；另一条通过斑点间和 18 区的粗条到 19 区，与图形识别有关。P-通路最后投射到大脑腹侧的下颞区，所以此通路又称为**腹侧通路**（ventral pathway）。

视神经在视交叉处进行半交叉形成视束（鼻侧交叉而颞侧不交叉）→丘脑外侧膝状体→枕叶视觉中枢。各级神经元与视网膜之间存在点对点的关系，因此，视网膜神经节细胞兴奋的感受野相应地被"绘制"在外侧膝状体和视皮层。

（二）视皮层细胞的特征

枕叶距状裂上、下缘的初级视皮层（17 区）接受外侧膝状体主细胞的轴突投射。根据该皮层细胞感受野的特征将其分为简单细胞和复杂细胞：①简单细胞（simple cell）：是位于视皮层第 Ⅳ、Ⅵ 层的锥体细胞，接受多个外侧膝体细胞的信息投射，这些外侧膝体细胞感受野呈同心圆式，在视网膜上排成直线，产生初级视皮层简单细胞的感受野，因此它们汇聚所产生的简单细胞感受野成为有方向的带状；②复杂细胞（complex cell）：大多位于视皮层第 Ⅱ、Ⅲ 和 Ⅴ 层，复杂细胞的数量比简单细胞多得多，它对感受野内具有一定朝向的光刺激信息作出反应，并且对某个运动方向的光刺激作出最强反应，反向运动则产生抑制。

初级视皮层纵向六层细胞的最佳朝向反应几乎都是相同的，成为具有恒定感受野朝向的**区域-方位柱**（area-orientation column），又称朝向柱。在皮层表面，细胞的最佳朝向有规律地按顺时针或逆时针变动一定的角度而排列，皮层表面水平移动 30~100μm 时就会出现一个新的细胞朝向柱，这时最佳朝向大约变化 10°。当移动 800~1 200μm 的距离时，最佳朝向旋转 180°。有时在旋转 90°~270° 以后，旋转方向又发生逆转。

（三）视觉信息的综合处理

视觉系统对视信息的处理有两种基本方式：等级性纵向串行通路和平行通路，即视觉信息是通过一种纵向串行的方式传递处理信息，同时进行信息的平行处理。任何图像经过视觉系统最后形成视觉的过程被分解为如颜色、运动、形状等信息参数，它们沿不同的通路传导，同时对这些信息进行平行分析和处理，形成视皮层的朝向柱、颜色柱和眼优势柱等。视皮层将不同神经通路所传递的关于颜色、运动、形状、深度等信息进行整合，整合过程中有选择性地对周边感受器所接受的感觉信息进行过滤、筛选，以凸显对生存和生活有重要意义的视觉目标，最后将其送到高级视皮层进行进一步的整合，形成视觉。

知识链接

视　野

视野（visual field）是指单眼固定注视前方一点不动时，该眼所能看到的空间范围。视野的最大界限以它和视轴形成的夹角的大小来表示。一般人颞侧视野较大，鼻侧视野较小。距注视点 30° 以内范围为中心视野，30° 以外范围称周边视野。正常单眼视野的范围：颞侧约 90°，下方约 70°，鼻侧约 65°，上方约 55°。人两眼视野的重叠范围很大。视野可反映视网膜的普遍感光能力，也与视网膜中各类感光细胞的分布和感受不同颜色刺激的能力等有关。视觉传导通路上任何一处的病变，均会导致视野缺损，临床上检查视野有助于眼和视觉传导通路受损的定位诊断（图 5-12）。

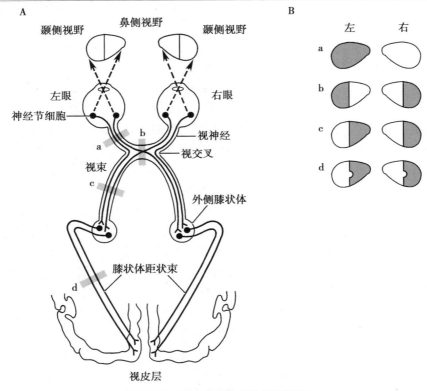

图 5-12　视路病损造成的视野缺陷

A. a～d 分别表示视觉传入通路不同水平横断损伤；B. 视觉传入通路不同水平横断后出现的视野缺损情况，视野缺损在图中用灰色表示。a. 一侧视神经受损引起同侧眼盲；b. 视交叉（正中）受损引起双眼颞侧偏盲；c. 一侧视束受损出现对侧同向偏盲；d. 一侧视放射受损引起对侧同向偏盲。

第四节　听觉的神经生理

听觉是仅次于视觉的重要感觉。听觉的适宜刺激是声波，人耳能感觉到的声波频率是 20～20 000Hz，最敏感的频率为 1 000～3 000Hz。听觉器官由外耳、中耳和内耳的耳蜗组成。外耳由耳郭和外耳道组成；中耳包括鼓膜、听骨链、鼓室和咽鼓管等结构。鼓室内有三块听小骨，即锤骨、砧骨和镫骨，它们彼此形成关节，组成听骨链，锤骨柄附着于鼓膜内面，砧骨居中，镫骨脚板附在卵圆窗上随声波来回摆动，将声波的振动传入内耳；内耳又称迷路，由耳蜗和前庭器官组成，含感受声音和位觉（平衡觉）的感受器。声波振动通过外耳道、鼓膜和听骨链传入内耳，引起耳蜗的基底膜振动，使基底膜上的感音器-螺旋器发生兴奋，将声能转变为动作电位，经过听神经传入听觉中枢，产生听觉。

一、听觉信息的感受与传递

声波是一种疏密波，它的各种物理性质通过听觉器官、神经冲动和中枢最终产生音调、音强和音色等声音感觉。人可以分析一种乐器所发出声音的各项成分来分辨它的音质，如一个 128Hz（C 调）的音叉发出的声音只有单一基调感，而一种乐器所发出的声音除 128Hz 的声波外，还同时发出 256Hz 和 384Hz 的声波（泛音），并有规律地穿插在基音声波之间，听起来有谐音之感。各种波长不成比例的声波无规律地混杂起来则产生噪声感。

（一）听觉感受器与感音原理

1. 听觉感受器　**耳蜗**（cochlea）是听觉感受器，其主要作用是把传递到耳蜗的机械振动转变为听神经的神经冲动，并对声音信息进行初步分析。

耳蜗主要由一条骨质管道围绕一锥形骨轴盘旋21/2~23/4周形成。在耳蜗管横断面有两个膜，即横行的基底膜及其上方斜行的前庭膜。基底膜和前庭膜将管道分成三个腔，即前庭阶、鼓阶和蜗管。蜗管是一个盲管，管内充满**内淋巴**（endolymph），前庭阶与鼓阶内都充满**外淋巴**（perilymph），它们在耳蜗底部分别与卵圆窗膜和圆窗膜相接，而在蜗顶部通过蜗孔相沟通。基底膜上有听觉感受器——**螺旋器**（又称科蒂器，Corti's organ），基底膜自蜗底一直延伸到蜗顶呈螺旋状。螺旋器主要由支持细胞和毛细胞组成，其上覆以盖膜。毛细胞分为内毛细胞和外毛细胞，近蜗轴侧有一行纵向排列的内毛细胞，靠外侧有3~5行纵向排列的外毛细胞，它们对机械刺激敏感。毛细胞的顶部与蜗管内淋巴相接触，底部与外淋巴相接触。每个毛细胞的顶部表面有上百条排列整齐的纤毛，称为听毛。听毛的排列呈阶梯状，外侧较内侧逐排增高。外毛细胞中较长的纤毛插入盖膜的胶质中。内毛细胞的纤毛较短，不与盖膜相接触。盖膜位于基底膜上方，仅内侧与蜗轴相连，外侧则游离在内淋巴中。毛细胞底部有丰富的听神经末梢，呈网状绕于毛细胞上，与其形成突触联系。

2. 感音原理　声波振动通过外耳道、鼓膜、听骨链及镫骨板传向卵圆窗膜使其内移，引起前庭阶中外淋巴、前庭膜和蜗管中内淋巴振动，同时基底膜、螺旋器也相应发生振动。卵圆窗膜随着上述振动发生相反方向振动，起缓冲压力的作用。振动以**行波**（traveling wave）的形式从基底膜底部沿基底膜向耳蜗顶部方向传播，就像抖动一条绸带一样，行波向远端传播。振动的振幅，随着振动由卵圆窗向前推进而逐渐增大，传播速度则逐渐减慢，行至一定距离时，振幅达到最大，而后又迅速减小乃至消失。声波频率不同，行波传播的远近和最大振幅出现的部位也不同。声波频率愈高，行波传播愈近，最大振幅出现的部位愈靠近蜗底；相反，声波频率愈低，行波传播愈远，最大振幅出现的部位愈靠近蜗顶。因此，每一种频率的声波在传播过程中与基底膜不同的部位发生共振而形成一个相应的最大振幅区，该区域的毛细胞受到的刺激最强，与该区域毛细胞相联系的听神经的传入冲动就最多。起自基底膜不同部位的听神经传入冲动传向听觉中枢的不同部位，产生不同的音调感觉。这就是耳蜗对声音频率进行初步分析的基本原理。

外毛细胞的顶端镶嵌在网状板的网眼中，外毛细胞顶端一些较长的纤毛穿过其顶部的表皮板而埋置在盖膜的胶质中。由于基底膜与盖膜附着于蜗轴的不同部位，故当行波引起基底膜向上或向下移动时，盖膜与基底膜之间发生交错移行运动，两膜之间产生一种剪切力，使埋置在盖膜中的纤毛发生弯曲或偏转。内毛细胞的纤毛较短，不与盖膜接触，呈游离状态，由内淋巴的运动使其弯曲或偏转。毛细胞顶部纤毛的弯曲或偏转引起毛细胞兴奋，产生生物电（图5-13）。

（二）内耳的生物电现象

1. 耳蜗内电位　耳蜗内、外淋巴的离子组成差异很大，内淋巴液接近于细胞内液，含有高浓度 K^+，外淋巴液类似于脑脊液，含有高浓度的 Na^+。因此，静息状态下耳蜗不同部位之间存在一定的电位差。**耳蜗内电位**（endocochlear potential）又称**内淋巴电位**（endolymphatic potential）是存在于耳蜗内淋巴液与外淋巴液之间的电位差。耳蜗未受刺激时，如果以鼓阶外淋巴电位为参考零电位，则耳蜗内电位值为+80mV 左右。由于毛细胞顶端浸浴在内淋巴中，其他部分浸浴在外淋巴中，而毛细胞内部的电位比外淋巴液要低 70~80mV，因此，毛细胞顶端膜内外电位差可达 150~160mV 左右，毛细胞基底膜内外电位差为 80mV 左右，这是

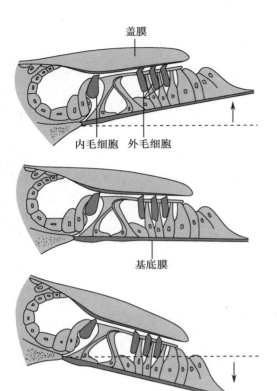

图 5-13 基底膜和盖膜振动时毛细胞顶部听毛受力情况模式图

上:基底膜在振动中上移时,因与盖膜之间的切向运动,听毛弯向蜗管外侧;中:静止时的情况;下:基底膜在振动中下移时,听毛弯向蜗管内侧。

毛细胞膜电位与一般细胞的不同之处。内淋巴中正电位的产生与维持与蜗管外侧壁血管纹细胞的活动密切相关。由于血管纹细胞膜上存在高活性的 Na^+-K^+-ATP 酶和 Na^+-K^+-$2Cl^-$ 同向转运体,能将血浆中的 K^+ 泵到内淋巴中,因此内淋巴有较高的正电位。耳蜗内电位对缺氧或哇巴因(Na^+-K^+-ATP 酶抑制剂)非常敏感,缺氧可使 ATP 生成减少及 Na^+ 泵的活动受阻,导致听力障碍。临床上呋塞米等利尿剂引起的一过性耳聋现象,就是因其抑制 Na^+-K^+-$2Cl^-$ 同向转运体,阻碍内淋巴电位的产生和维持。

2. 耳蜗微音器电位 **耳蜗微音器电位**(cochlear microphonic potential)是耳蜗对声音刺激产生的一种交流电位变化,它的频率与作用与耳蜗的声波振动频率完全一致。在低频时,振幅与声压呈线性关系。微音器电位是由多个毛细胞在接受声音刺激时产生的复合感受器电位。其特点是无真正的阈值,无潜伏期和不应期,不易疲劳,不发生适应现象。

3. 听神经动作电位 听神经动作电位是耳蜗接受声音刺激引起听神经兴奋所产生的电位,是耳蜗对声音刺激进行换能和编码的结果,其作用是向听觉中枢传递声音信息。根据引导方法的不同,可记录到听神经复合动作电位和单纤维动作电位。

听神经复合动作电位是所有听神经动作电位的总和。复合动作电位的振幅取决于声波的强度、兴奋的听神经纤维数及不同纤维放电的同步化程度,其反应阈接近于听阈,是听觉功能测定的有用指标。单纤维动作电位在安静时有自发放电,有声音刺激时放电频率则增加。某一特定频率的纯音只需很小的刺激强度就可引起单一听神经兴奋,这个频率称为该听神经的**特征频率**(characteristic frequency)。听神经纤维的特征频率与该纤维末梢在基底膜上的起源部位有关,而这一位置正好是该频率声音引起的行波最大振幅所在的位置。当某一频率的声音强度较弱时,神经信息由少数对该频率最敏感的神经纤维传向中枢;当声音强度增大时,更多纤维兴奋,共同向中枢传递声音的频率和强度信息。作用于人耳声音的频率和强度变化十分复杂,基底膜的振动形式和由此引起的听神经兴奋及其组合也很复杂,这就是人耳能区别不同音色的生理学基础。

（三）听觉感受器的换能作用

毛细胞顶端有机械门控离子通道。在生理状态下,内淋巴液中含有高浓度的 K^+。毛细胞处于安静状态时,少量通道开放,有少量稳定的 K^+ 内流。当基底膜在振动中上移时,短纤毛向长纤毛一侧弯曲,则通道进一步开放,形成以 K^+ 为主的内向电流,引起去极化感受器电位,并引起毛细胞基底侧膜上的电压门控钙通道的激活开放,引发 Ca^{2+} 内流。Ca^{2+} 内流促使兴奋性神经递质(可能是谷氨酸)释放,激活了毛细胞突触后螺旋神经和听神经,产生动作电位;相反,当基底膜在振动中下移,长纤毛向短纤毛一侧弯曲,机械门控离子通道关闭,K^+ 内流减少,引起超极化感受器电位。

（四）声音的编码作用

听觉器官依据神经冲动的节律、冲动间隔时间、发放冲动纤维数以及该纤维在基底膜上的起源部位来对声音信息进行编码。声音频率在同一听神经上可由动作电位的频率大小来反映,也可由一组神经纤维中动作电位的空间模式来反映。不同形式编码的神经冲动作用于听觉中枢产生不同的音调和响度感觉。

1. 声音的频率编码　声音的频率编码有两个原则:①部位编码(place coding),指不同频率的声波通过基底膜不同部位的神经纤维发放冲动来传递声频信息。引起某部位基底膜发生共振的声波频率也是该处听神经的特征频率。因而,此处听神经兴奋程度最高,是频率分析的依据。②频率原则,不同频率的声波引起听神经发放相应频率的冲动来传递音频信号,即频率编码(frequency coding)。如果音频低于400Hz,听神经按声音频率发放冲动;如果音频在400~5 000Hz之间,则听神经分组发放冲动,各组错开,依次进行。虽然每一组发放的冲动频率跟不上声波频率,但每个声波周期内总会有一定数量的纤维发放冲动。各组纤维同时发放冲动数相加的总和与声音频率接近。

2. 声音的强度编码　当某一频率的声音强度较弱时,信息由少数对该频率最敏感的神经纤维传导;当声音强度增大时,单根听神经纤维上的放电频率增加,参与传递信息的神经纤维数也增加,共同向中枢传递频率和强度信息。

二、听觉传入通路及听觉中枢的分析功能

声音刺激信息由耳蜗换能后转变为动作电位序列,经听神经传入中枢。传入通路经三级神经元接替后到达大脑皮层颞横回和颞上回。

（一）听觉传导通路

听觉传导通路包括上行通路和下行通路。上行通路:耳蜗编码信息→听神经→延髓蜗腹侧核和蜗背侧核→同侧和对侧上橄榄核→下丘(部分纤维经外侧丘系换元后到下丘)→内侧膝状体→颞叶听皮层(Brodmann 41 和 42 区)。其中,由上橄榄核发出的一些纤维也可直接到达内侧膝状体。在传导通路中,上橄榄核以上为双侧性,故该水平以上一侧通路损伤不会引起明显听觉障碍;下行通路:皮层→内侧膝状体→下丘→上橄榄核→蜗核→耳蜗毛细胞,起源于听觉皮层。下行通路的主要功能是对听觉传入信息行抑制性反馈调节。

（二）听觉中枢的结构特点

在听觉系统各级中枢(上橄榄核、外侧丘系、下丘、内膝状体及听皮层)的每一个特定部位中,特征频率不同的神经元都按一定顺序排列,表现出音频区域定位。根据对声音的反应特点,听觉各级中枢的细胞大致归为以下类型:①以传递声音信息为主的接替神经元。分布于蜗腹侧核、斜方体的内侧核、下丘的中央核、内侧膝状体的腹核等,它们的突触前末梢较大,囊泡中颗粒较多,在放电的时间构型、谐振曲线、锁相关系及特征频率方面具有与初级听神经元类似的特征。②参与声音信息的鉴别、整合过程的神经元:包括蜗背侧核、下丘及内侧膝状体等神经元。③专门检测某种特殊形式的耳蜗编码信息的神经元:在听皮层、上橄榄核、下丘中有些神经元分别对两耳输入信号的强度差或时间差特别敏感,在声源定位中起重要作用。

（三）听皮层

人脑的初级听皮层位于颞横回和颞上回。初级听皮层接受来自内侧膝状体腹侧的点对点投射,因而细胞排列具有精确的频率定位。听皮层神经元能对听觉刺激强度、持续时间、重复频率等参数,尤其是声源方向作出反应。

初级听皮层具有与其他感觉皮层类似的功能柱。同一柱内不同深度的神经元具有相同的最佳频率。初级听皮层中在垂直于频率组织排列的方向上,细胞按双耳反应特性作带状排列。一条带上的细胞可被双耳兴奋,相邻带上的细胞则被一侧耳兴奋而被另一侧耳抑制。兴奋带和抑制带交替排列,与声源的空间定位功能有关。听觉皮层上的其他区域与各种频率组合的处理有关。

第五节　嗅　　觉

嗅觉是一种主观感觉,其感受器的适宜刺激是有气味的气体分子。嗅觉是最原始、最古老的感觉。人类嗅觉感受器位于上鼻道及鼻中隔后上部的鼻黏膜中。嗅觉系统由鼻黏膜嗅上皮、嗅神经、嗅球、嗅束、嗅皮层所组成的嗅觉传导路径以及由大脑边缘系统有关结构组成的嗅反射路径组成。

一、嗅觉感受器与嗅觉生理特性

嗅上皮(olfactory epithelium)由**嗅细胞**(olfactory cell)、支持细胞、基底细胞和 Bowman 腺组成。嗅细胞是**嗅觉感受器**(olfactory receptors),为双极神经元,属快适应感受器,镶嵌在支持细胞之间。嗅细胞顶部树突伸至嗅上皮表面 Bowman 腺分泌的黏液层内,突起终端膨大呈球形称为**嗅泡**(olfactory vesicle),又称嗅结节(图 5-14)。嗅泡表面伸出 10~30 根**嗅纤毛**(olfactory cilia),嗅纤毛膜表面有多种嗅受体,接受气味刺激,参与嗅觉的产生。嗅细胞底部伸出轴突(中枢突),由无髓神经纤维组成嗅丝即嗅神经,穿过颅骨筛板,止于嗅球。

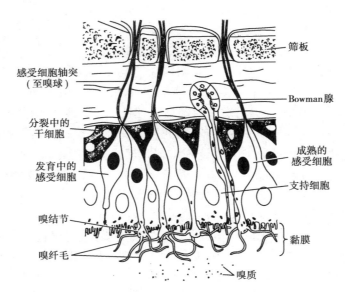

图 5-14　嗅上皮结构模式图

用以检测嗅觉的气味物质称嗅质。自然界中的嗅质高达 2 万余种,人类能分辨和记忆的约 1 万种。至少有 7 种基本嗅质组合而形成多种嗅觉,这 7 种嗅质气味是:樟脑味、麝香味、花草味、乙醚味、薄荷味、辛辣味和腐腥味。

人对嗅质的敏感程度称为嗅敏度,可用嗅阈值来衡量。能引起嗅觉的气味物质的最小浓度称为**嗅阈值**(olfactory threshold),可用 1 升空气中含有某物质的毫克数来表示。人类嗅阈值低,嗅觉灵敏,并有种族、性别及个体差异。通常女性低于男性,儿童低于成人,婴儿不辨香臭,月经期嗅觉减退。嗅觉可因嗅上皮损伤或嗅细胞减少而降低,也受环境及机体功能状态的影响,如感冒、鼻炎、吸烟者的嗅敏度降低。

二、嗅觉受体及其信号转导

人类约有 1 000 种基因编码**嗅觉受体**(olfactory receptor),且每个嗅觉受体基因在结构上和其他基因都有所不同,所以由这些基因编码的受体与嗅质结合的能力也不尽相同。每个嗅细胞似乎只表达这 1 000 种嗅受体基因中的一种,人类大约有 1 000 种嗅感受器细胞。

嗅觉受体与嗅质结合后产生感受器电位。感受器电位以电紧张形式扩布到嗅神经起始处引发动作电位。嗅觉具有群体编码特性,即每个嗅细胞可对多种嗅质发生反应,但反应程度差异很大。一种嗅质可不同程度地激活多种嗅觉感受器细胞。因此嗅细胞虽然只有 1 000 种,但它们可产生大量的组合,形成不同的嗅质模式。不同气味刺激有其专用的感受位点和传输路径,非基本气味感觉的产生是由于它们在不同的传输线路上引起不同数量神经冲动组合,引起特有的主观感受。

嗅觉受体与嗅质特异性结合后的信号转导途径有两条:①cAMP-PKA 信号系统:Gs 介导→腺苷酸环化酶→cAMP 增加→电压门控 Na^+ 通道开放→Na^+ 内流,→去极化型感受器电位→嗅细胞动作电位;②磷脂酰肌醇信号系统:Gq 介导→磷脂酶 C(PLC)→IP_3 增加→电压门控 Ca^{2+} 通道开放→胞内 Ca^{2+} 增加→去极化型感受器电位→嗅细胞动作电位。

三、嗅觉中枢及其对嗅觉信息的整合

嗅脑(rhinencephalon)是大脑半球中接受与整合嗅觉冲动的皮层部分,属于旧皮层,包括嗅球、嗅束、嗅结节、嗅前核、前穿质、前梨状皮层和部分杏仁核。

(一)嗅觉信息在嗅球的传递

嗅球(olfactory bulb)是嗅觉通路中传递和信息处理的第一个中继站,其浅层为嗅神经纤维层,由嗅丝组成,深层为嗅束纤维层,由有髓鞘轴突组成,两层之间是灰质层,含四种神经元:①**僧帽细胞**(mitral cells):属大锥体细胞,有尖树突和两侧基树突,形如僧帽,在嗅球内排列成单行;②**丛状细胞**(tufted cells):形如僧帽细胞,但较小,位置较浅;③**颗粒细胞**(granular cells):小圆或星形,数量多,遍布于嗅球各层,相对集中于深层;④**球周细胞**(periglomerular cells):分布在**嗅小球**(glomerulus)的周围。僧帽细胞和丛状细胞是嗅通路的第二级神经元,其远端树突分支伸向浅纤维层,树突末端反复分支与嗅神经丝末端分支紧紧环抱,形成嗅小球。每个嗅小球内约有 2.5 万个嗅细胞轴突末梢终止于僧帽细胞和丛状细胞的树突上。僧帽细胞和丛状细胞的轴突再形成嗅束将信息传到高级嗅觉中枢。嗅球内的颗粒细胞与球周细胞都是中间神经元。颗粒细胞以 GABA 作为抑制性递质,球周细胞含多巴胺或 GABA,亦富含神经肽,如 SP、NPY、VIP 和 SS。僧帽细胞与丛状细胞以 Glu 兴奋性递质作用于其他神经细胞,并与颗粒细胞形成复杂的环路(图 5-15),交互抑制,引起嗅球神经元对嗅刺激的多变反应模式。例如,某一嗅球神经元对嗅味 A 的反应是兴奋性,对嗅味 B 的反应是抑制的,对嗅味 C 无反应。

嗅球还接受来自中枢的传入纤维,除来自嗅前核外,也来自蓝斑核、中缝核及基底前脑,终止于颗粒细胞或直接进入突触小球内,发挥反馈性调节作用。

(二)嗅觉信息在嗅皮层的整合

嗅球僧帽细胞和丛状细胞的轴突组成嗅束投射至嗅皮层,嗅皮层负责嗅觉分辨,并传递嗅觉信息到下丘脑和边缘系统。

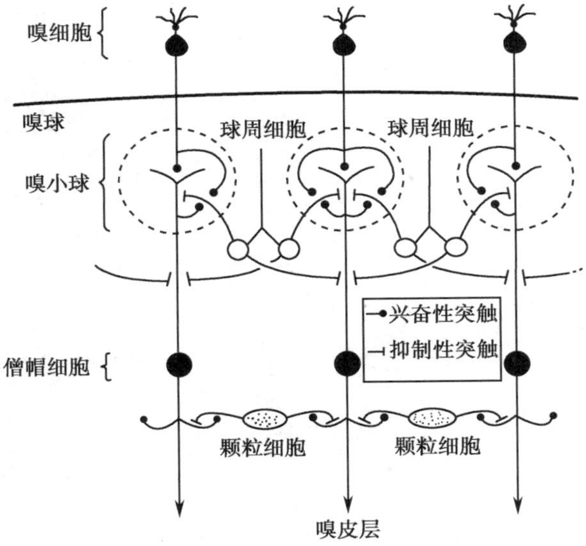

图 5-15　嗅球中的交互抑制作用示意图

嗅束直接或经换元后终止于脑的两个主要部位,即内嗅区和外嗅区。内嗅区位于下丘脑前方,包括嗅神经核、嗅结节、部分下丘脑以及相邻核团。外嗅区包括梨状前区、钩回、犁状皮层及部分杏仁核。外嗅区还接受来自额、顶、枕联络区及岛叶和额叶眶回的感觉输入,负责复杂嗅觉反应,如嗅觉与体感、视觉、触觉等的关系,产生人体对某些食物的特殊爱好或厌恶。

第六节　味　觉

味觉感受器的适宜刺激是水溶性化学物质,它们直接作用于分布在舌面、咽喉的黏膜和软腭等处的**味蕾**(taste bud)而引起味觉。舌背黏膜上分布有四种乳头,即丝状乳头、菌状乳头、轮廓乳头和叶状乳头。丝状乳头不含味蕾,仅起机械支持作用,后三者因含味蕾而被称为味乳头,其中菌状乳头散布于整个舌表面,轮廓乳头局限于靠近舌根部,叶状乳头分布于舌体侧缘。

一、味觉感受器与味质

味蕾是**味觉感受器**(gustatory receptor),属于快适应感受器。每个味蕾由 60~100 个味觉感受器细胞(**味蕾细胞**,taste bud cell)、支持细胞和基底细胞成簇排列而成(图 5-16)。味蕾细胞顶部有微绒毛(也称味毛)伸出味孔,暴露于口腔,可与舌表面溶解于唾液中的化学物质接触,味蕾细胞基底部胞质内含突触囊泡样颗粒,基底面与味觉传入神经末梢形成突触。

作用于味觉感受器的基本刺激物质称为味质。人类能分辨出的不同味觉可能有 4 000~10 000 种,大多数味道都是由咸、酸、甜、苦和鲜五种基本味质组合而成。味质在舌上的最敏感部位呈一定的空间分布:舌尖对所有味敏感,尤其是甜和咸,舌两侧对酸敏感,舌根和软腭部对苦味较敏感。味质浓度越高,产生的味觉越强。人体对味质的辨别能力也受机体功能状态的影响。例如,肾上腺皮质功能低下患者,由于血液中 Na^+ 减少,因而喜食咸味食物,且可提高分辨 Na^+ 浓度的能力。随着年龄增长,味蕾减少,对味质的敏感度也会随之下降。

味质作用于味蕾细胞微绒毛膜可引起去极化反应,称为味觉感受器电位,它使细胞基底部的突触前膜释放神经递质,引起味觉神经末梢产生动作电位。

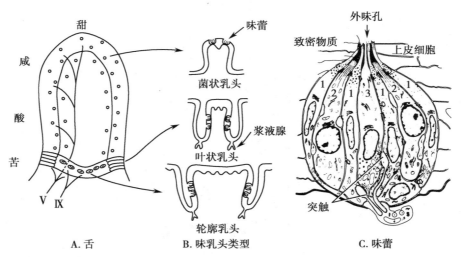

图 5-16 舌、味乳头和味蕾结构模式图
1—支持细胞;2 和 3—味蕾细胞。

二、味觉信号转导

不同味觉信号的转导机制有多种途径,引起感受器细胞产生去极化感受器电位,释放递质,在突触后神经元产生动作电位。每一种味觉可能有一种或多种转导机制,主要途径见表 5-4。

表 5-4 四种基本味质的信号转导途径

味质	信号转导途径
咸	Na^+→化学门控 Na^+ 通道开放→胞内 Na^+↑→去极化感受器电位
酸	①H^+结合阻塞 K^+ 通道→K^+外流↓→去极化感受器电位 ②H^+经化学门控钠离子通道入胞→去极化感受器电位
甜	甜味质与特异性受体结合→Gs 蛋白→腺苷酸环化酶系统→cAMP↑→电压门控 K^+ 通道关闭→去极化感受器电位
苦	①苦味质结合并阻塞 K^+ 通道→K^+外流↓→去极化感受器电位 ②苦味质与受体结合→G 蛋白→PLC↑→IP_3↑→Ca^{2+} 通道开放→胞内 Ca^{2+}↑→递质释放

三、味觉信息传递与整合

人类味觉传导的第一级神经元胞体位于第Ⅶ、Ⅸ、Ⅹ脑神经的神经节内,其周围突分布于味蕾细胞的基底面,传导通路为:中枢突→孤束核(第二级神经元)→丘脑腹后内侧核(第三级神经元)→大脑皮层中央后回的下端(43 区)和岛叶皮层(味觉中枢)。不同味觉的产生一方面取决于不同味觉感受器对味觉刺激的敏感性不同,另一方面也决定于不同味觉刺激引起传入神经冲动的时间、空间编码模式,也与味觉各级中枢的整合机制有关。此外,触觉、温度觉和嗅觉也参与味觉形成。

第七节 平衡感觉

内耳由一系列复杂的管腔组成,亦称迷路,分为骨迷路和膜迷路。骨迷路是骨性管道,膜迷路是包含于骨迷路内的膜性管和囊,由上皮和结缔组织构成,与骨迷路形态基本一致。膜迷路是封闭的,含有内淋巴液。膜迷路与骨迷路之间的间隙内含有外淋巴液。内、外淋巴液互不交通。内耳迷路可分为耳蜗、前庭器官两部分,耳蜗与听觉有关,前庭器官主要功能是感受机体姿势和运动状态(运动觉)以及头部在空间的位置(位置觉),这些感觉合称为**平衡感觉**(equilibrium)。

前庭是位居骨迷路中部略呈椭圆形的空腔,内有膜迷路的**椭圆囊**(utricle)和**球囊**(saccule),前庭的后部有五个小孔与三个**半规管**(semicircular canal)相通,前部有一大孔连通耳蜗。椭圆囊、球囊和三个半规管总称为**前庭器官**(vestibular organ)。它们都是膜质管道,其中充满内淋巴液并互相连通。椭圆囊与球囊是膜质管的相对膨大部分,椭圆囊外侧壁和球囊前壁的局部黏膜增厚隆起,构成**囊斑**(macula),分别称为椭圆囊斑与球囊斑,二者呈相互垂直关系。囊斑是位置觉感受器,上有感受性毛细胞,毛细胞的纤毛埋置于位砂膜中。位砂膜的表面含位砂,主要由蛋白质和碳酸钙组成,比重大于内淋巴液,因而具有较大的惯性。三个半规管形状大致相似,分布于上、后、外(水平)三方,分别代表空间的三个互相垂直的平面。每个半规管约占三分之二圆周,与椭圆囊相连的一端均有一膨大的部分,称为**壶腹**(ampulla)。膜壶腹一侧黏膜增厚,形成一横行隆起,称为**壶腹嵴**(crista ampullaris)。壶腹嵴也是位置觉感受器,内有一排感受性毛细胞,其顶部的纤毛埋植在一种胶质性的圆顶形**壶腹帽**(cupula)中。

一、前庭器官的感受细胞及适宜刺激

前庭器官的感受细胞是毛细胞,每个毛细胞顶部有60~100条纤毛插入位砂膜中,其中最长的一条叫**动纤毛**(kinocilium),位于一侧边缘部;其余纤毛较短,呈阶梯状排列,称为**静纤毛**(stereocilium)。毛细胞基底部与前庭神经末梢形成突触。各类毛细胞的适宜刺激都是与纤毛的生长平面呈平行方向的机械力的作用。当动纤毛和静纤毛都处于自然状态时,细胞膜内外存在着约-80mV的静息电位。如果外力使纤毛倒向动纤毛一侧时,毛细胞膜电位即发生去极化,达到阈电位(-60mV)时,毛细胞兴奋,传入纤维放电频率增加。如果外力使纤毛倒向静纤毛一侧时,毛细胞膜电位发生超极化,膜内电位下移到-120mV,传入纤维放电频率减少,毛细胞抑制(图5-17)。上述现象是前庭器官中所有毛细胞感受刺激的一般规律,其换能机制与前述耳蜗毛细胞类似。

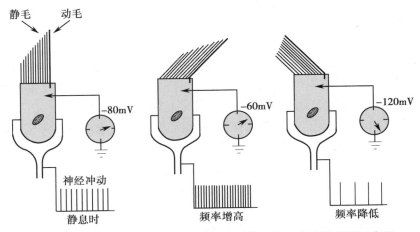

图 5-17 前庭器官中毛细胞顶部纤毛受力情况与电位变化关系示意图
当静纤毛向动纤毛一侧偏转时,毛细胞膜去极化,传入冲动增多;当动纤毛向静纤毛一侧偏转时,毛细胞膜超极化,传入冲动减少。

笔记栏

ER-5-2

耳科生理
学家巴
拉尼

在正常情况下,由于前庭器官中各种毛细胞所在位置和附属结构不同,不同形式的位置变化和变速运动都能以特定方式改变毛细胞纤毛的倒向,改变神经纤维冲动发放频率,把机体运动状态和头在空间位置的信息传送到中枢,引起特殊运动觉和位置觉,并产生各种姿势反射以维持身体平衡,同时产生相应内脏功能反应。

二、前庭器官的功能

椭圆囊和球囊囊斑的适宜刺激是头部空间位置的改变和身体水平方向的直线变速运动。当人体直立时,椭圆囊的囊斑处于水平位,毛细胞的顶部朝上,位砂膜在纤毛的上方;球囊的囊斑则处于垂直位,毛细胞的纵轴与地面平行,位砂膜悬在纤毛外侧。在这两种囊斑中,各个毛细胞顶部的静纤毛和动纤毛相对位置都不相同,因此能够感受各个方向的变化。当头部的空间位置发生改变时,由于重力的作用,位砂膜与毛细胞的相对位置发生改变;当躯体在水平方向做直线变速运动时,由于惯性的作用,位砂膜与毛细胞的相对位置发生改变。以上两种情况均可使纤毛弯曲,倒向某一方向,改变了相应的传入神经纤维冲动,并将信息传入中枢。

三个半规管的一端都有一个膨大的壶腹,内有壶腹嵴。壶腹嵴中含有一排毛细胞,面对管腔。半规管壶腹嵴的适宜刺激是正、负角加速度,即旋转变速运动。人体三个半规管所处的平面互相垂直,因此可以感受空间任何方向的角加速度。当头部以冠状轴为轴心进行旋转时,上半规管和后半规管受到的刺激最大。当人体直立并绕身体纵轴旋转时,外半规管(水平)受到的刺激最大。旋转开始时,半规管的内淋巴因惯性作用,启动稍晚于人体和半规管本身的运动。例如,当人体开始向左旋转时,由于惯性,左侧水平半规管中的内淋巴液流向壶腹,壶腹嵴受冲击的方向正好使毛细胞顶部的静纤毛向动纤毛一侧弯曲,使该侧毛细胞兴奋,引起该壶腹嵴向中枢发放的神经冲动增加。与此同时,右侧水平半规管中内淋巴的流动方向是离开壶腹嵴,该壶腹嵴向中枢发放的神经冲动减少。当旋转突然停止时,由于管腔中内淋巴液的惯性作用,使两侧壶腹中毛细胞纤毛向相反方向弯曲。这些信息经前庭神经传入中枢,可引起**眼震颤**(nystagmus)和姿势反射,冲动上传到大脑皮层,引起旋转的感觉。

眼震颤是由于身体旋转运动时引起眼外肌的节律性活动,造成眼球的重复性往返运动。生理情况下,当两侧水平、上、后半规管受刺激时,分别引起水平、垂直和旋转性眼震颤。水平震颤包括两个运动时相:先是两眼球向一侧缓慢移动,当到达眼裂的顶端时,再突然快速地返回到眼裂的中心位置。前者称为慢动相,后者称为快动相。例如,当头部保持前倾30°的姿势,人体以垂直方向为轴向左旋转。开始时,因惯性作用,左侧壶腹嵴的毛细胞受到刺激而兴奋,两侧眼球先缓慢向右侧移动,为慢动相,然后突然返回到眼裂正中,为快动相,接着又出现新的慢动相和快动相,如此往返。当继续匀速旋转时,由于内淋巴液的惯性滞后作用消除,眼球不再震颤而居于正中;当旋转减速或停止时,内淋巴液因惯性而不能立刻停止运动,使右侧壶腹嵴的毛细胞受到刺激而兴奋,又引起两侧眼球与开始方向相反的慢动相和快动相(图5-18)。慢动相是由于前庭器官受刺激而引起,而快动相是中枢矫正性运动。眼球偏向的方向取决于被刺激的半规管组合。临床上可通过眼震颤实验检测前庭功能是否正常,眼震颤时间过长或过短,说明前庭功能过于敏感或减弱。

当前庭器官受到过强、过久的刺激,或前庭感受器过于敏感时,常引起自主神经功能失调,出现一系列内脏反应,如恶心、呕吐、皮肤苍白、出汗、呼吸加快、心率加快、血压下降等现象,称为前庭自主神经反应,主要为迷走神经兴奋的反应,严重时可导致晕车、晕船或航空病。

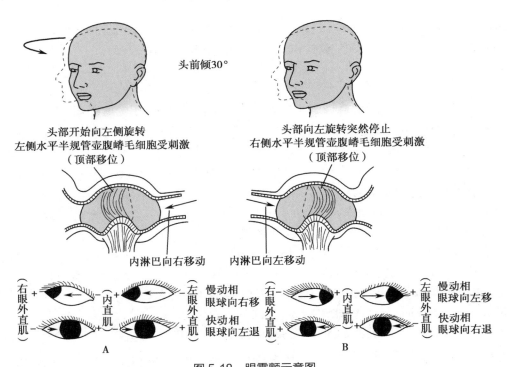

图 5-18 眼震颤示意图

A. 头前倾 30°、旋转开始时的眼震颤方向；B. 旋转突然停止时的眼震颤方向。

三、平衡感觉中枢的信息传递与整合

前庭神经节内双极细胞的周围突分布于内耳半规管的壶腹嵴及前庭内的球囊斑和椭圆囊斑，其传导通路为：中枢突→前庭神经核群→背侧丘脑腹后核→颞上回前方，产生平衡感觉。

前庭神经核群发出纤维投射到其他脑区或神经核团，完成以下重要功能：①经背侧丘脑腹后核换元→颞上回前方，形成平衡感觉；②至中线两侧组成内侧纵束，上升纤维止于动眼、滑车和展神经核，完成眼肌-前庭反射；内侧纵束下行纤维至副神经脊髓核和上段颈髓前角，完成颈肌-前庭反射，形成转眼、转头的协调运动；③组成前庭脊髓束，完成躯干和四肢的姿势反射；④与部分前庭神经直接来的纤维共同经小脑下脚进入小脑，参与平衡调节；⑤与脑干网状结构、迷走神经背核及疑核联系，受刺激时引起眩晕、呕吐、恶心等症状。

第八节 触-压觉

皮肤是人体最大的感受器，产生的主要感觉有触-压觉、温度觉和痛觉。微弱的机械刺激兴奋皮肤浅层的触觉感受器引起触觉，压觉是较强的机械刺激导致深部组织变形时引起的感觉，两者性质类似，统称为**触-压觉**（touch-pressure sensation）。当机械刺激引起感觉神经末梢变形时，导致机械门控 Na^+ 通道开放，Na^+ 内流，产生感受器电位。感受器电位使神经纤维去极化达到阈电位时，产生动作电位。传入冲动到达大脑皮层感觉区，产生触-压觉。如果用纤细的毛轻触皮肤表面，只有当某些特殊点被触及时，才能引起触觉，这些点称为触点。在触点上能引起触觉的最小压陷深度称为触觉阈。两个点状刺激同时或者相继触及皮肤时，人体能分辨出这两个点的最小距离称为两点辨别阈。皮肤感受器分布的密度和感受野

大小决定了触觉阈和两点辨别阈的高低。颜面、口唇、指尖等处阈值较低,背部密度较高。通过触-压觉可感知物体的大小、形状和质地,对盲人有特殊意义。

一、触-压觉感受器

位于表皮和真皮内,感受机械刺激的各种感受装置称为**触-压觉感受器**(tactile-pressure receptor)。皮肤触-压觉感受器根据形态分为两类:游离神经末梢和有被囊的神经末梢。

(一)游离神经末梢

游离神经末梢多是$A_δ$类和C类神经纤维,广泛分布于表皮、角膜、毛囊上皮细胞或结缔组织内,感受轻触觉和痛温觉。

(二)有被囊的神经末梢

有被囊神经末梢的轴突终末都包以结缔组织被囊,有多种形态,大小不一(图5-19)。**环层小体**(lamellar corpuscle)[又称帕奇尼小体(Pacinian corpuscle)]、**触觉小体**(tactile corpuscle)[又称为迈斯纳小体(Meissner's corpuscle)]、**鲁菲尼小体**(Ruffini corpuscle)和**梅克尔触盘**(Merkel's tactile disk)分布在无毛的皮肤区。有毛皮肤中毛囊感受器取代了触觉小体,其余三种与无毛皮肤区类似。

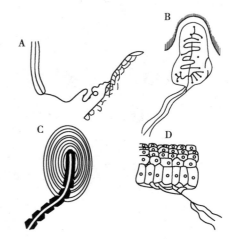

图5-19　皮肤触-压觉感受器种类模式图
A.鲁菲尼小体;B.触觉小体;C.环层小体;D.皮肤游离神经末梢。

1. 环层小体　多层囊样结构,分布于皮下、肠系膜、腹膜、韧带、关节囊等处,以手掌、指(趾)及外生殖器最常见。传入纤维为$A_β$类,属快适应感受器,感受野大,感受压觉和振动觉。一个刺激缓慢作用于环层小体,小体内层很快发生适应性变化,神经末梢不再继续发放冲动。如果刺激是波动性的,每一波动刺激都将引起环层小体快速变形,使神经末梢产生动作电位,其频率与刺激频率一致。环层小体主要对波动性刺激频率进行编码。

2. 触觉小体　位于皮肤的真皮乳头内,口唇、手指掌侧分布密度较大,手背、躯干背部分布密度较低。传入纤维为$A_β$类,为快适应感受器,感受野小。此感受器主要对刺激强度变化率进行编码。

3. 鲁菲尼小体　位于皮肤真皮及关节囊结缔组织中,是一个充满胶质丝状物的小囊,伸入小囊的神经是$A_β$纤维末梢,属慢适应感受器,感受野大,主要对刺激强度进行编码。

4. 梅克尔触盘　位于表皮内,在手掌表皮、毛囊、甲床上皮、口腔和生殖道黏膜上皮中较多见,是皮肤中唯一不以神经末梢为感受器的机械感受器。属慢适应感受器,感受野小,主要对刺激的部位进行编码。

二、触-压觉信息传导通路

躯体触-压觉传导通路有三级神经元接替。初级传入神经元胞体位于后根神经节和脑神经节中。其周围突和触-压觉感受器相连,中枢突进入脊髓和脑干。①精细触-压觉传导通路:中枢突组成薄束和楔束→薄束核和楔束核换元→交叉到对侧组成内侧丘系→丘脑特异性感觉中继核(后外侧腹核)→大脑皮层躯体感觉区;②粗略触-压觉传导通路:中枢突→脊髓后角神经元换元后→经中央管交叉到对侧组成脊髓丘脑前束→丘脑特异性感觉中继核(后外侧腹核)→皮层躯体感觉区(图5-20)。

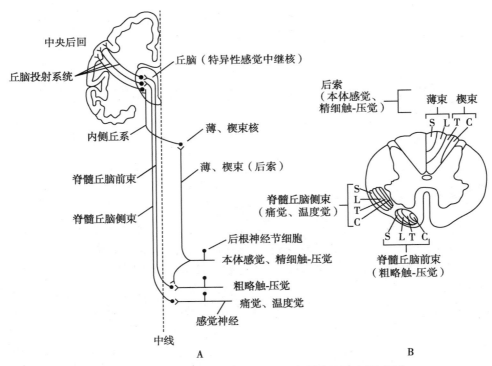

图 5-20 体表感觉传导通路（A）和脊髓横断面示意图（B）
C:颈;T:胸;L:腰;S:骶。

三、躯体感觉皮层与触-压觉

躯体感觉皮层主要位于中央后回,具有精细的空间定位,点对点的投射关系,倒置分布,身体各部分在皮层代表区的面积与其感觉灵敏程度成正比,与其体表面积并不相符。示指皮层代表区面积很大,而背部代表区面积很小。皮层感觉区的神经元反应非常复杂,有的神经元对感受野的点状刺激不反应,而对机械刺激反应活跃,有的神经元具有方向选择性。目前发现,神经元有三种不同的动态反应形式:①运动敏感神经元:对各方向的运动均反应;②方向敏感神经元:对某一方向的运动有较好的反应,而对相反方向的运动反应差;③方位敏感神经元:对不同角度的运动反应不同,但对同一轴上的两个相反方向的运动反应相同。大脑皮层需对各种触-压觉信息整合之后,才能识别物体的大小、形状和运动,作出综合判断。

（尤行宏 蔡 青 孙 静）

复习思考题

1. 试述伤害性刺激引起躯干四肢疼痛的机制及其主要传导通路。
2. 试述视杆系统、视锥系统的感光原理。
3. 从结构和功能结合上说明视网膜对视觉信息的处理作用。
4. 耳蜗是如何感受声音的? 它对声频、音强是如何进行初步分析的?
5. 听觉系统中感受器电位是如何产生的?
6. 嗅球内的结构及信息处理特点是什么?
7. 辣是味觉吗? 为什么?

第六章

神经系统对躯体运动的调节

学习目标

掌握脊髓调节躯体运动的神经元及传入传出神经纤维,脊髓完成的反射,脊休克;脑干网状结构对躯体运动和姿势的调节;小脑在调节躯体运动和运动学习中的作用;基底神经节对躯体运动的作用;初级运动皮层对躯体运动功能的调节。

熟悉运动的类型;脑干下行系统,脑干对姿势的调节,中枢前庭系统对躯体运动和姿势的调节;小脑功能的结构基础;基底神经节调节躯体运动的结构基础,与基底神经节损伤有关的疾病;大脑皮层调节躯体运动的结构基础。

了解控制运动的主要中枢神经结构;支配四肢运动的脊髓环路;次级运动皮层、后顶叶皮层对躯体运动功能的调节。

躯体运动是人体最基本的功能活动,从简单的腱反射到复杂的随意运动都是以骨骼肌的活动为基础,不同肌群相互协调和配合形成各种有意义的躯体运动。

躯体运动的结构基础是由神经、肌肉和骨关节连接共同构成的运动系统,其中神经系统是控制机构,肌肉和骨关节系统是执行机构。躯体运动是在中枢神经系统的整合调控下完成的,运动的协调有赖于各级中枢神经结构的完整和功能的完善,所以躯体运动是各级中枢之间高度协同、整合的结果。

第一节　躯　体　运　动

躯体运动是机体对外界反应的主要活动。神经系统不同部位对躯体运动的整合作用有明显的程度差别,越是复杂的躯体运动越需要高水平的神经系统的参与。

一、运动的类型

机体的运动非常复杂,运动类型也是多种多样。通常按运动的发动形式分为三大类:随意运动、反射运动和节律性运动。

（一）随意运动

随意运动(voluntary movement)是指受意识控制的有目的的运动,是因主观意愿而发生的运动。随意运动的方向、轨迹、速度、时相等都可随意选择,并可在运动执行中随意改变。

随意运动需要三个复杂过程:①辨认目标的形状和空间位置;②编制运动程序,决定运动的部位和方向;③启动和执行运动。绝大多数较复杂的随意运动都需要经过反复练习,不断提高精确度,逐渐完善和熟练地掌握,进而成为下意识即可顺利完成的动作。此时运动的复杂细节已被编程并贮存,可以随时调用而完成运动。

（二）反射运动

反射运动（reflex movement）是指不受意识控制、运动形式固定、反应迅速的运动,是最简单和最基本的运动形式。反射运动由特定的刺激引起,有固定的运动轨迹,故又称为**定型运动**（stereotyped movement）,运动的强度与刺激强弱有关,涉及的神经元数量较少。如膝跳反射、肱二头肌反射、跟腱反射等都属于这种运动形式。

（三）节律性运动

节律性运动（rhythmic movement）是介于随意运动和反射运动之间的运动形式。其形式固定,具有节律性和连续性特点。这类运动,如呼吸、奔跑、咀嚼等,可随意开始或终止。一般由随意运动发起,但开始后的节律性运动可不再受意识控制,而是自动地以固定模式重复进行,并且在进行过程中能被感觉信息所调制。

二、控制运动的主要中枢神经结构

脑内的躯体运动调控系统从高级到低级,由大脑皮层的运动区、皮层下中枢（基底神经节和小脑）、脑干下行系统和脊髓组成（图6-1）。各级中枢既是一种高级结构与低级结构的等级关系,又是一种相对独立而各有分工的平行关系。如高级中枢发出运动指令,通过低级中枢产生传出冲动,有组织地兴奋肌肉形成反射。高级中枢除逐级控制下级中枢外,还可以直接控制最低一级的神经元。例如,大脑皮层运动区可通过调节基底神经节、小脑、脑干等间接兴奋脊髓运动神经元,也可以通过皮层脊髓束直接兴奋脊髓运动神经元。这种串行和平行联系、直接和间接途径的重复安排,除为运动控制的实现提供灵活多样的选择外,还对神经系统受损后的功能恢复和代偿有重要意义。

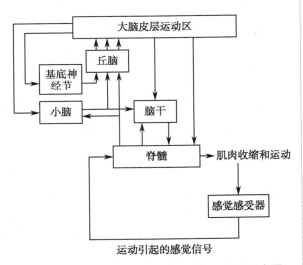

图6-1 脑运动调控中枢各结构间相互关系示意图

小脑和基底神经节对运动调节也起十分重要的作用。小脑主要通过比较下行的运动指令和实际运动的反馈信息,来提高运动的精确程度;基底神经节接受来自大脑皮层各个区域的传入后,主要投射至和运动计划有关的额叶皮层。

总之,在运动系统中,脊髓和脑干主要完成反射运动和简单的运动形式,而大脑皮层的运动区则是发起复杂随意运动的最高级中枢,补充运动区、前运动皮层和基底神经节主要参与运动的计划和准备,小脑则主要协调运动以提高运动的精确性。

第二节 脊髓对躯体运动的调节

躯体运动最基本的反射中枢位于脊髓,通过脊髓可以完成一些较简单的反射活动。

一、脊髓调节躯体运动的神经元及神经纤维

脊髓是运动调控的最低级中枢,能产生多种协调四肢运动所需的神经冲动。在脊髓由

感觉传入纤维、中间神经元和运动神经元组成的**神经元网络**（neuronal network）能整合多种反射。简单的反射由初级传入纤维直接兴奋运动神经元而产生，而绝大部分反射（多突触反射）均需经过中间神经元的整合，再影响运动神经元。

（一）初级传入纤维

躯体感觉纤维都是通过脊髓的背根传入，这些传入纤维称为**初级传入纤维**（primary afferent fiber）。初级传入纤维进入脊髓背根后很快分成上升支和下降支，上升支和下降支在脊髓背柱中上行或下行，并发出侧支进入脊髓灰质。几乎每一根进入脊髓的初级传入纤维都既向高级中枢投射感觉信息，又与脊髓灰质的神经元发生突触联系，后者构成了脊髓反射的结构基础。本体感受器和皮肤感受器分别通过不同的传入纤维进入中枢。

1. 肌肉本体感觉传入纤维　根据肌肉神经中传入纤维的特点，分类如下。

（1）肌肉Ⅰ类传入纤维：占肌肉有髓传入神经纤维的25%。Ⅰ类纤维又可分为Ⅰ$_a$和Ⅰ$_b$两类：①肌肉Ⅰ$_a$类传入纤维：进入脊髓背柱的Ⅰ$_a$类传入纤维发出侧支进入脊髓灰质，其末梢终止于脊髓灰质的第Ⅴ~Ⅶ层和第Ⅸ层，与这四个部位的神经元形成兴奋性的突触联系。Ⅰ$_a$类传入纤维与运动神经元之间存在单突触的联系，其中单根Ⅰ$_a$类传入纤维可与支配同名肌的80%~100%的运动神经元发生直接联系，与支配协同肌的60%的运动神经元发生直接联系。另外，刺激Ⅰ$_a$类传入纤维，除在同名肌和协同肌的运动神经元上引起单突触兴奋性突触后电位（EPSP）外，还可在同名肌的拮抗肌运动神经元上引起一个双突触的抑制性突触后电位（IPSP），即产生**交互抑制**（reciprocal inhibition）。②肌肉Ⅰ$_b$类传入纤维：Ⅰ$_b$类纤维主要投射区为脊髓灰质的第Ⅴ~Ⅶ层，并在第Ⅴ、Ⅵ层与Ⅰ$_a$类传入纤维发生会聚。Ⅰ$_b$类传入纤维在运动神经元上引起的反应具有交互支配特征，即刺激来自伸肌的Ⅰ$_b$类传入纤维在伸肌运动神经元引起双突触或多突触的IPSP，而在屈肌运动神经元上则引起类似潜伏期的EPSP。兴奋来自屈肌的Ⅰ$_b$类传入纤维在屈肌运动神经元引起IPSP，而在伸肌运动神经元则产生EPSP。

（2）肌肉Ⅱ类传入纤维：主要终止于脊髓灰质的第Ⅳ~Ⅵ层以及第Ⅸ层。单根肌肉Ⅱ类传入纤维可与50%左右的同名肌运动神经元发生单突触联系，只在20%的协同肌运动神经元产生单突触的EPSP。Ⅱ类传入纤维在运动神经元上引起的反应同样具有交互支配的特征，即在屈肌运动神经元引起IPSP，而在伸肌运动神经元则引起EPSP，从而在屈肌和伸肌运动神经元产生不同形式的反应。

（3）肌肉Ⅲ类传入纤维：是肌神经中最细的有髓纤维，其中2/3纤维作用于游离神经末梢，1/3纤维支配肌肉中的血管。肌肉Ⅲ类传入纤维与肌肉Ⅱ类传入纤维在运动神经元引起的反应特征相似。因此，这两类传入可能会聚在同一类中间神经元上。

（4）肌肉Ⅳ类传入纤维：占肌肉神经传入纤维总数的50%。刺激肌肉的Ⅳ类传入纤维可在屈肌运动神经元引起多突触EPSP，而在伸肌运动神经元上则引起多突触IPSP。

2. 皮肤传入纤维　皮肤A类传入纤维末梢主要终止于脊髓灰质的第Ⅲ~Ⅶ层。A$_β$纤维传导皮肤触、压感觉，A$_δ$纤维则传导皮肤温度觉和快痛觉；C类纤维则传导慢痛觉。电刺激实验动物后肢皮神经中的A类纤维，在屈肌运动神经元引起多突触的EPSP，而在伸肌运动神经元则引起多突触的IPSP，类似刺激肌肉Ⅱ类传入纤维所诱发的反应。由此可见，兴奋屈肌运动神经元和抑制伸肌运动神经元是皮肤传入纤维和肌肉Ⅱ、Ⅲ及Ⅳ类传入纤维所引起反射的最主要作用。

（二）脊髓中间神经元

脊髓灰质中数量最多的神经元是中间神经元，它们散布在脊髓灰质的所有区域，主要位于脊髓的中间区。中间神经元在脊髓反射中发挥特别重要的作用，中间神经元网络也参与随意运动的组织和控制。

各类中间神经元在脊髓有一定的排列顺序,在脊髓中间区最内侧的中间神经元投射至双侧控制躯干肌肉的运动神经元,稍外侧的中间神经元投射至同侧控制肢体近端肌肉的运动神经元,而最外侧的则投射至同侧控制肢体远端肌肉的运动神经元。

1. 闰绍细胞　闰绍细胞(Renshaw cell)是一种抑制性中间神经元,位于脊髓灰质腹角的第Ⅶ层内,在腹角运动神经元的腹内侧区。它主要接受来自同名肌和协同肌运动神经元轴突侧支的兴奋性传入。闰绍细胞的轴突与运动神经元形成抑制性突触,二者组成负反馈回路,产生回返性抑制。其功能是调节运动神经元的放电频率,使放电频率趋向稳定。如运动神经元的放电频率增加时,通过闰绍细胞的反馈抑制,使运动神经元的放电频率降低;反之,则放电频率增加。

闰绍细胞还发出侧支抑制Ⅰ$_a$交互抑制中间神经元,因此闰绍细胞兴奋时,不仅抑制了同名肌和协同肌的运动神经元,而且在拮抗肌运动神经元产生**去抑制**(disinhibition)效应。闰绍细胞也接受许多高级中枢(如中脑红核、大脑皮层)的下行控制。

2. Ⅰ$_a$交互抑制中间神经元　位于脊髓灰质的第Ⅶ层运动神经元核的背内侧部。主要接受来自同名肌和协同肌的Ⅰ$_a$类传入纤维的单突触兴奋性传入,其轴突与支配拮抗肌的运动神经元形成抑制性突触,是传入侧支抑制的神经基础。其主要功能是防止拮抗肌同时收缩,以协调反射活动。Ⅰ$_a$类交互抑制中间神经元也接受来自高位中枢的下行控制。这样,当高位中枢特定的运动神经元群发出运动指令时,可同时通过Ⅰ$_a$交互抑制中间神经元抑制拮抗肌群的运动,使运动得以顺利进行。

3. Ⅰ$_b$抑制性中间神经元　位于脊髓灰质的第Ⅵ、Ⅶ层的中间内侧核区域。接受来自腱器官的Ⅰ$_b$纤维的传入冲动,发出轴突与同名肌和协同肌运动神经元形成抑制性突触联系,组成调节肌张力的负反馈系统。当肌张力过强时,Ⅰ$_b$纤维的传入冲动兴奋Ⅰ$_b$中间神经元,导致运动神经元抑制,使肌张力不会进一步升高。但当肌肉因疲劳等原因导致肌张力降低时,Ⅰ$_b$传入纤维的放电将减少,使Ⅰ$_b$中间神经元的兴奋性下降,对运动神经元的抑制减弱,使肌张力增大,可补偿因肌肉疲劳而产生的收缩不足。

Ⅰ$_b$中间神经元还接受低阈值皮肤传入和关节传入纤维的会聚。其作用可能是当一个运动的肢体遇到障碍时,来自皮肤和关节的传入冲动可兴奋Ⅰ$_b$中间神经元以抑制运动神经元,从而使肌张力降低而避开障碍。

4. 脊髓固有神经元　脊髓固有神经元是指其神经纤维局限在脊髓内,其胞体位于灰质的中间部,轴突在白质中上行和下行,终止于若干节段以外的运动神经元或中间神经元。在内侧的固有神经元的轴突较长,甚至可以伸展至整个脊髓,便于在姿势控制中协调各节段躯干肌肉的活动,在外侧的固有神经元则分布比较局限。脊髓固有神经元接受外周的感觉传入和高级中枢的下行冲动,参与多种脊髓反射,协调不同肌群的舒缩活动。

由于在同类中间神经元上可以有多种下行和传入冲动的会聚,各类中间神经元之间又有复杂的相互联系,因此在脊髓中形成了多种神经元环路。脊髓的中间神经元网络是各类传入冲动和高级中枢的下行冲动互相整合的部位。通过中间神经元的多种联系,对输入信息在时间和空间上起放大作用,并可对兴奋性和抑制性信号起"过滤"和"闸门"作用,最后将整合结果发送给运动神经元,引起肌肉协调的舒缩活动。中间神经元网络除参与反射活动外,也参与随意运动的组织和控制。

（三）脊髓运动神经元

脊髓前角存在大量运动神经元,包括α、β和γ运动神经元,它们的轴突经前根离开脊髓到达所支配的肌肉。

笔记栏

1. α运动神经元和运动单位　α运动神经元接受自皮肤、肌肉和关节等外周传入的信息,也接受自脑干到大脑皮层等各级高位中枢下传的信息,产生相应的反射性传出冲动。因此,α运动神经元是躯体骨骼肌运动反射的最后公路。一个α运动神经元发出的A_α传出纤维末梢分出许多分支,每一分支支配一根骨骼肌纤维。由一个α运动神经元及其所支配的全部肌纤维构成的功能单位,称为**运动单位**(motor unit)。运动单位的大小根据功能的不同有很大的差别,如一个四肢肌肉的运动神经元所支配的肌纤维数目可达2 000根左右,而一个眼外肌运动神经元只支配6~12根肌纤维。前者有利于产生巨大的肌张力,而后者则有利于肌肉进行精细运动。

根据α运动神经元对运动单位内肌纤维反应特性的不同,将运动单位分为三类:①缓慢收缩型(S型)运动单位:由轴突传导速度较慢的小α运动神经元支配。其特点是收缩张力小,收缩时间长,不易疲劳。②快速收缩抗疲劳型(FR型)运动单位:由轴突传导速度中等的、中等大小的α运动神经元支配。其特点是收缩张力较大,收缩较快,不易疲劳。③快速收缩易疲劳型(FF型)运动单位:是由轴突传导速度较快的大α运动神经元支配。其特点是收缩张力大,收缩速度快,但极易疲劳。

2. γ运动神经元　γ运动神经元发出的A_γ纤维分布于肌梭感受器两端的梭内肌上,支配梭内肌纤维。γ运动神经元兴奋性较高,常以较高频率持续放电,主要功能是调节肌梭对牵张刺激的敏感性。正常情况下γ运动神经元的活动主要受高位中枢的下行性调节。

3. β运动神经元　β运动神经元发出的纤维支配梭内肌和梭外肌,β运动神经元的体积较大,但具体功能尚不清楚。

二、脊髓反射

脊髓是调节躯体运动最基本的反射中枢。脊髓反射是指在脊髓水平上机体对外周感受器受到刺激时产生的反应。通过脊髓能完成一些比较简单的躯体运动反射,包括牵张反射、屈肌反射等。在整体情况下脊髓反射受高位中枢的调节。

(一)牵张反射

牵张反射(stretch reflex)是指受神经支配的骨骼肌在受到外力牵拉而伸长时,引起受牵拉的同一肌肉收缩(图6-2)。

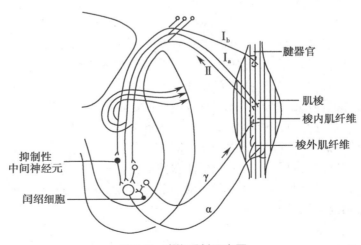

图6-2　牵张反射示意图

1. **牵张反射的类型** 由于牵拉的形式与肌肉收缩的反射效应不同,牵张反射可分为腱反射与肌紧张两种类型(表6-1)。

表6-1 牵张反射的分类

项目	肌紧张	腱反射
反射分类	多突触反射	单突触反射
牵拉刺激	缓慢持续地牵拉肌肉	迅速而短暂地牵拉肌肉
感受器	肌梭-静态反应	肌梭-动态反应
传入纤维	I_a类和Ⅱ类	I_a类
反射基本中枢	脊髓	脊髓
效应器	慢肌成分	快肌成分
肌肉收缩形式	交替收缩	同步收缩
意义	维持躯体姿势	辅助诊断疾病

(1) **腱反射**:**腱反射**(tendon reflex)是指快速牵拉肌腱时发生的牵张反射,又称**位相性牵张反射**(phasic stretch reflex)。膝跳反射、跟腱反射和肱二头肌反射等都属于腱反射。腱反射的传入纤维直径较粗,传导速度较快,反射的潜伏期短,相当于一次突触传递的时间延搁,表明腱反射是单突触反射。临床体格检查中,如腱反射减弱或消失,常提示反射弧的某个环节受损;如反射亢进,常提示控制脊髓的高位中枢病变。

(2) **肌紧张**:**肌紧张**(muscle tonus)是指缓慢持续牵拉肌腱时发生的牵张反射,又称**紧张性牵张反射**(tonic stretch reflex),表现为受牵拉的肌肉发生持续、微弱的收缩,防止肌肉被拉长。肌紧张为多突触反射,由于同一肌肉内的不同运动单位进行交替收缩,故能持久维持而不易疲劳。肌紧张是维持躯体姿势最基本的反射活动,是姿势反射的基础。例如,人体直立时,由于重力的作用,支持体重的关节趋向于弯曲,弯曲的关节势必使伸肌肌腱受到持续牵拉,从而产生牵张反射,使伸肌的肌紧张增强,以对抗关节的屈曲从而保持直立姿势。

2. **牵张反射的感受器** 腱反射和肌紧张的感受器都是**肌梭**(muscle spindle),肌梭是一种感受机械牵拉刺激或肌肉长度变化的感受装置,属于本体感受器。肌梭呈梭形,外层为一结缔组织囊,囊内含有6~12条特殊肌纤维,称为**梭内肌纤维**(intrafusal fiber);而囊外的骨骼肌纤维,则称为**梭外肌纤维**(extrafusal fiber)。整个肌梭附着于梭外肌纤维旁,肌梭与梭外肌纤维呈并联关系;而梭内肌纤维的收缩成分位于纤维的两端,中间部是肌梭的感受成分,两者呈串联关系。当梭外肌被拉长或梭内肌收缩时,肌梭感受器受到牵拉刺激而兴奋。

梭内肌纤维根据其形态分为**核袋纤维**(nuclear bag fiber)和**核链纤维**(nuclear chain fiber)两种类型。核袋纤维直径较粗,中间部膨大呈袋状,细胞核集中于袋内;核链纤维直径较细,中间无膨大,细胞核在整个感受装置内呈链状分布。

肌梭的传入纤维有I_a类和Ⅱ类两类。I_a类纤维的末梢称为初级末梢,以螺旋形式环绕于核袋和核链纤维的中间部;Ⅱ类纤维的末梢称为次级末梢,以花枝状分布于核链纤维上。I_a类纤维和Ⅱ类纤维都终止于脊髓前角α运动神经元(图6-3),α运动神经元发出α传出纤维支配梭外肌。γ运动神经元发出的γ传出纤维支配梭内肌,其末梢有两种,一种为板状末梢,支配核袋纤维,另外一种为蔓状末梢,支配核链纤维。

3. **肌梭的静态反应和动态反应** 当梭内肌被牵拉时,核袋纤维和核链纤维上的螺旋形末梢受到刺激而兴奋,反应的形式有所不同。核链纤维上螺旋形末梢的神经反应表现为**静态反应**(static response),即其放电频率在受牵拉刺激后增加,当肌肉长度维持在被拉长的新

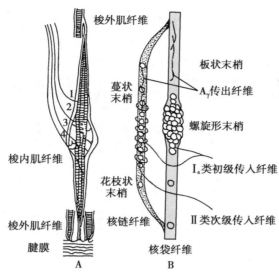

图 6-3　肌梭与神经联系示意图

A. 传出和传入神经支配；B. 核袋纤维与核链纤维；1 和 4—传出纤维；2—I_a 类传入纤维；3—II 类传入纤维。

长度不变时，放电频率无显著差异。静态反应的传入纤维为 I_a 类纤维和 II 类纤维，产生静态牵张反射，即肌紧张。核袋纤维上螺旋形末梢的神经反应表现为**动态反应**（dynamic response），即在肌肉长度不断增加的过程中，放电频率也显著增加。当肌肉维持在被拉长的新长度不变时，放电频率也维持在一定水平，此时放电频率虽比受牵拉刺激前有所增加，但不如在长度增加的过程中显著。动态反应的传入纤维为 I_a 类纤维，产生动态牵张反射，即腱反射。

两种肌梭的反应形式都具有重要意义。在调节肌肉长度的反馈环路中，由于传导延搁而引起的震荡可因迅速、显著的位相反应（核袋纤维）的动态反应而得到衰减，使肌肉运动趋于平稳。

4. 牵张反射的反射途径　当肌肉受外力牵拉时，梭内肌感受装置被拉长，使螺旋形末梢发生变形而导致 I_a 类传入纤维的传入冲动增加，神经冲动的频率与肌梭被牵拉程度成正比，肌梭的传入冲动引起支配同一肌肉的 α 运动神经元兴奋，通过 A_a 纤维传出引起梭外肌收缩，从而完成一次牵张反射。

5. γ 运动神经元对牵张反射的调节　刺激 γ 运动神经元可使梭内肌收缩，从而牵拉核袋纤维上的感受装置，通过 I_a 类传入纤维改变 α 运动神经元的兴奋状态，调节肌肉收缩。这种由 γ 运动神经元兴奋→梭内肌收缩→肌梭敏感性↑→I_a 类传入纤维传入冲动↑→α 运动神经元兴奋→梭外肌收缩所形成的环路，称为 **γ-环路**（γ-loop）（图 6-4）。所以，γ 运动神经元活动可增加肌梭的敏感性。整体情况下 γ 运动神经元接受高位中枢下行传导通路的调节，通过改变肌梭的敏感性调节肌牵张反射，以适应控制姿势的需要。

（二）反牵张反射

当牵拉肌肉的力量增加达到一定程度时，肌肉收缩突然停止，转而舒张，这种舒张反应，称为**反牵张反射**（inverse stretch reflex）。反牵张反射的感受器是**腱器官**（tendon organ）。腱器官是在肌腱胶原纤维之间的牵张感受装置，它与梭外肌纤维呈串联关系。腱器官是张力感受器，对肌肉被动牵拉不敏感，但对肌肉的主动收缩产生的牵拉异常敏感，其传入纤维是 I_b 类纤

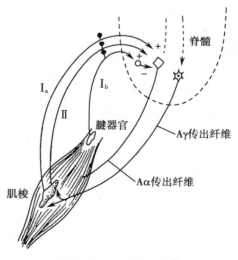

图 6-4　γ-环路示意图

维，它不直接终止于 α 运动神经元，而是通过抑制性中间神经元对同一肌肉的 α 运动神经元起抑制作用。肌肉受牵拉时，肌梭首先兴奋而引起受牵拉肌肉的收缩；若牵拉力量进一步加大，引起的肌肉反射性收缩也进一步增强，当肌肉收缩的牵拉达到一定强度时，则可兴奋腱

器官而抑制牵张反射,使肌肉收缩停止,转而舒张,从而避免肌肉被过度牵拉而受损。

（三）屈反射与对侧伸肌反射

当肢体皮肤受到伤害刺激时引起受刺激一侧肢体的屈肌收缩,伸肌舒张,使肢体屈曲,称为**屈肌反射**(flexor reflex)。屈反射的感受器有多种,如皮肤伤害性感受器、肌梭次级末梢构成的感受器等。屈反射的传入纤维为Ⅱ、Ⅲ、Ⅳ类纤维。进入脊髓后经多级中间神经元后再影响运动神经元。反射弧的传出部分可支配多个关节的肌肉活动。屈肌反射的主要生理意义是保护肢体,使其迅速避开有害刺激。

当伤害刺激加大到一定强度时,可在同侧肢体发生屈反射的基础上引起对侧肢体伸直的反射活动,称为**对侧伸肌反射**(crossed extensor reflex)或称交叉伸肌反射(图6-5)。对侧伸肌反射是一种姿势反射,当一侧肢体屈曲造成身体平衡失调时,对侧肢体伸直以支撑躯体,从而维持身体的姿势平衡。

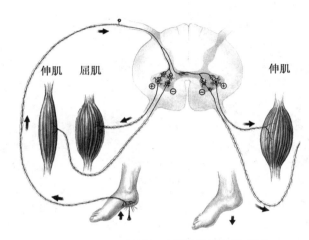

图6-5 屈肌反射和对侧伸肌反射模式图

当大脑皮层运动区或皮层脊髓束发生障碍时,脊髓失去了运动区的调节,往往会出现一些特殊的屈反射。例如,以钝物划患者足趾外侧时,会出现拇趾背屈,而其余四趾向外呈扇形展开的病理反射,称为**巴宾斯基征**(Babinski sign)阳性(图6-6)。当刺激加强时还可伴有踝、膝、髋关节的屈曲。平时脊髓在大脑皮层的控制下,这一原始的屈肌反射并不表现出来,即巴宾斯基征阴性。但在婴儿皮层脊髓束未发育完全以前,或成人深睡或麻醉状态下,巴宾斯基征可为阳性。临床上巴宾斯基征阳性见于锥体束损伤及药物或酒精中毒、脊髓病变、脑出血等病症。

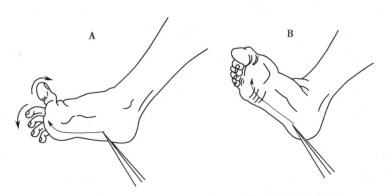

图6-6 巴宾斯基征阳性（A）和阴性（B）示意图

（四）高位中枢对脊髓反射的调节

1. 脊休克现象　**脊休克**（spinal shock）是指人和动物在脊髓与高位中枢之间突然离断后，反射活动暂时丧失而进入无反应状态的现象。脊髓可单独完成许多反射，但由于脊髓经常处于高位中枢的控制下，这些反射不易表现出来。为了研究脊髓本身的功能，将实验动物在脊髓第五颈段水平以下切断，保留膈神经对膈肌的支配，以维持动物的呼吸功能。这种脊髓与高位中枢离断的动物称为**脊动物**（spinal animal）。

脊休克的主要表现：横断面以下脊髓所支配的躯体和内脏反射活动减退以至消失，如骨骼肌的紧张性及躯体运动的反射降低甚至消失，外周血管扩张，血压下降，发汗反射消失，粪、尿潴留。脊休克是暂时的，一些以脊髓为基本中枢的反射活动可逐渐恢复。反射恢复的速度与不同动物脊髓反射对高位中枢的依赖程度有关。低等动物依赖程度低，反射恢复较快，如蛙在数秒或数分钟内反射即可恢复；犬在数天后恢复；人类因外伤等原因引起脊休克后，需数周以至数月才能恢复。在反射恢复过程中，较简单和较原始的反射先恢复，如屈反射、腱反射等；较复杂的反射恢复较迟，如对侧伸肌反射、搔爬反射等。部分内脏反射也得以恢复，如血压逐渐回升到一定水平，具有一定的排尿和排便能力，但这些恢复的反射活动往往不能很好地适应机体生理功能的需要。由于离断以下的脊髓与高级中枢失去联系，因此，离断水平以下的知觉和随意运动将永久丧失，临床上称之为**截瘫**（paraplegia）。

脊休克的上述表现并非由脊髓离断本身引起。因为脊髓反射恢复后，如再次在原脊髓断面下方切断脊髓，脊休克不会再次出现。脊休克的产生是由于脊髓突然失去了高位中枢的控制，特别是失去了大脑皮层、脑干网状结构和前庭核的下行控制作用，使离断水平以下的脊髓反射活动暂时丧失而进入无反应状态。高位中枢对脊髓反射的控制既有易化作用，也有抑制作用。切断脊髓后，伸肌反射往往减弱而屈肌反射往往增强，说明高位中枢具有易化伸肌反射和抑制屈肌反射的作用。脊休克现象说明脊髓内存在一些低级的躯体反射和内脏反射中枢，能单独完成某些简单的反射。

2. 高位中枢对脊髓反射的调节　脊髓反射特别是多突触的反射，接受高位中枢的下行调节和控制，这些调节可以发生在脊髓反射通路的各个环节。

（1）初级传入纤维环节：高级中枢通过产生突触前抑制控制初级传入纤维的活动来影响反射的进行。引起突触前抑制的纤维来自脊髓灰质背角内中间神经元的轴突分支，这些分支的神经冲动使初级传入纤维末梢产生**初级传入去极化**（primary afferent depolarization, PAD），导致突触前抑制。高位中枢的下行纤维可以终止于这类中间神经元，从而在初级传入纤维上引起 PAD。例如，刺激感觉运动皮层或红核可在肌肉 I_b 和皮肤传入纤维的末梢引起 PAD，刺激前庭核和网状脊髓束可以在肌肉 I_a、I_b 类及皮肤传入纤维末梢引起较大的 PAD，但刺激皮层脊髓束或红核只在 I_a 类纤维上产生较小的 PAD。

（2）脊髓中间神经元环节：大多数反射通路是多突触通路，高位中枢对脊髓反射最主要的调节途径是通过影响中间神经元进行的，I_a 交互抑制中间神经元接受来自同侧的外侧前庭脊髓束的兴奋性单突触支配，而来自对侧的外侧前庭脊髓束的纤维及同侧的皮层脊髓束、红核脊髓束，则与之发生双突触或多突触的联系。通过这些下行通路的活动控制 I_a 交互抑制中间神经元的兴奋性。图 6-7 概括了不同来源的传入纤维在 I_a 交互抑制中间神经元的会聚。

此外，I_a 交互抑制中间神经元还接受来自其他脊髓中间神经元的支配。因此，来自本节段和邻近节段其他中间神经元的传入和外周感觉传入与下行控制指令在到达运动神经元之前，即在 I_a 交互抑制中间神经元进行复杂的整合。

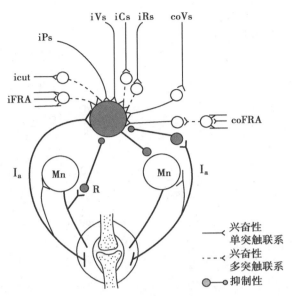

图6-7 高位中枢的下行指令与外周传入在 I_a 交互抑制中间神经元上的会聚示意图

I_a：I_a 类传入；Mn：运动神经元；R：闰绍细胞；iFRA：同侧屈反射传入；icut：同侧低阈值皮肤传入；iPs：同侧固有束传入；iVs：同侧的外侧前庭脊髓束；iCs：同侧(在脊髓内)皮层脊髓束；iRs：同侧红核脊髓束；coVs：对侧的外侧前庭脊髓束；coFRA：对侧屈反射传入。

（3）脊髓运动神经元环节：皮层脊髓束、红核脊髓束均可与脊髓 α 运动神经元构成单突触联系。这些联系主要是兴奋性的,但某些前庭脊髓束和网状脊髓束纤维也可单突触抑制 α 运动神经元。这些下行纤维的传出冲动可直接改变脊髓 α 运动神经元膜电位水平,以调节脊髓反射。皮层脊髓束和前庭脊髓束纤维也可以和 γ 运动神经元直接联系,通过 γ 环路影响 α 运动神经元的活动。因此,高位中枢的下行通路可以直接控制脊髓 α 和 γ 运动神经元的活动,从而在反射通路的最后一级对脊髓反射进行控制,使脊髓反射更加精确。

三、支配四肢运动的脊髓环路

脊髓不仅是某些反射运动的中枢,而且是节律性运动的初级中枢。脊髓内具有**中枢模式发生器**（central pattern generator,CPG）对运动神经节律性活动进行调控（图6-8）。该假说认为 CPG 是躯体运动神经控制的第一单元,由第二单元（脊髓上高级运动中枢）激活与调节。

（一）脊髓中枢模式发生器的神经元环路

高等动物的 CPG 是由数以千计的神经元在脊髓内构成的复杂回路与网络,并以相互抑制的形式协调节律性运动。Brown 提出了四肢伸屈肌交替活动的"半中枢模式",即伸肌运动神经元及其相关的中间神经元与屈肌运动神经元及其相关的中间神经元各构成一个"半中枢"。这两个"半中枢"之间通过抑制性中间神经元相联系。当其中一个"半中枢"被激活时,另一个"半中枢"即被抑制（图6-9）。而且两个"半中枢"之间的抑制效应会因神经元的兴奋而逐渐减弱,使兴奋转移到另一个"半中枢"。如此循环,伸、屈肌之间便产生了连续地、自动地、节律性地交替收缩活动,如走路、奔跑、呼吸等。

笔记栏

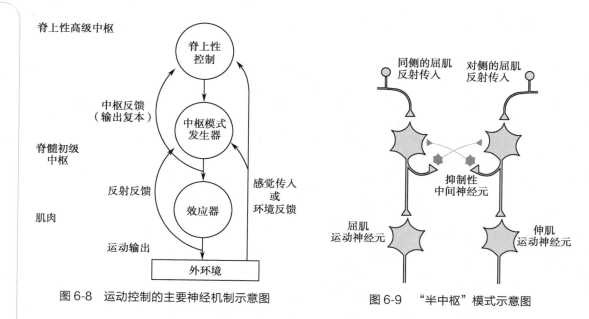

图6-8　运动控制的主要神经机制示意图

图6-9　"半中枢"模式示意图

（二）脊髓中枢模式发生器的特点

1. 脊髓中枢模式发生器活动与感觉信息反馈　通常CPG神经网络的活动并不需要肢体感觉信息参与,但是外周感觉信息对行走具有非常重要的调节作用。在随意运动前后,来自肌梭、腱器官、关节等本体感觉信息输入可通过前馈和负反馈及时调整运动和姿势,以随时适应活动时的变化。此外,皮肤感受器的传入信号也将影响CPG,其主要作用是监测外界障碍物并调整步伐,以避开障碍物对行走的影响。如果没有感觉信息的反馈,虽然CPG仍能产生肢体交替屈伸运动的循环,但是活动刻板,容易被打断。

2. 脊髓内中枢模式发生器之间的可塑性　CPG可通过脊髓固有束通路实现脊髓内可塑性联系以实现不同速度时的不同步态,使运动更加准确。

第三节　脑干对躯体运动的调节

脑干是脊髓以上水平控制运动的重要中枢,在调节姿势反射和运动中具有非常重要的作用,其中脑干网状结构和中枢前庭系统的调节作用尤为重要。

一、脑干下行系统

脑干是大脑皮层下行运动通路的重要中转站。脑干不仅广泛接受大脑皮层、小脑、基底神经节以及脊髓的投射,而且通过多条下行通路向脊髓发送运动信息。根据脑干下行系统的功能和解剖,将脑干分为内侧下行系统和外侧下行系统。

（一）内侧下行系统

内侧下行系统包括起源于大脑皮层的内侧皮层脊髓束和大部分皮层脑干束纤维,以及起源于脑干的网状脊髓束、前庭脊髓束、顶盖脊髓束等。该组通路在脊髓同侧的腹索内下行,终止于脊髓内侧的运动神经元和中间神经元。该系统的特点是终止末梢呈双侧性,多节段、辐射式支配,其主要功能是控制躯干和肢体近端肌肉的活动,协同完成姿势反射,调节视觉引导的肢体运动。

（二）外侧下行系统

外侧下行系统包括外侧皮层脊髓束、部分皮层脑干束和红核脊髓束，它们主要终止于脊髓灰质背外侧区。该系统的特点是集中支配少数节段，仅管理数目有限的神经元活动，主要功能是控制肢体远端肌肉的活动，特别是与精细运动有关的肌肉活动。

二、脑干对姿势的调节

姿势是指机体的头、颈、躯干和四肢的相对位置及其在空间的朝向。机体的平衡和不同状态下姿势的维持是依靠中枢神经系统整合各种感受器的传入冲动，反射性地调节肌肉张力或引起相应的运动来实现的，这类反射活动称为**姿势反射**（postural reflex）。由脑干整合而完成的姿势反射主要有状态反射和翻正反射两种。

（一）状态反射

状态反射（attitudinal reflex）是指头部的空间位置改变以及头部与躯干的相对位置改变反射性地引起躯体肌肉紧张性改变的反射活动。状态反射主要有颈紧张反射和紧张性迷路反射两种。完整动物的状态反射处于高位中枢控制下，不易表现出来，只有去大脑动物才明显可见。

1. 颈紧张反射 **颈紧张反射**（tonic neck reflex）是指当颈部扭曲时，颈部脊椎关节、韧带和肌肉本体感受器传入冲动对四肢肌肉紧张性的反射性调节，其反射中枢位于颈部脊髓。该反射对于维持动物一定的姿势起重要作用。实验发现，将去大脑动物的头向一侧扭转时，下颏所指侧的伸肌紧张性增强；头后仰时，则前肢伸肌紧张性增强，后肢伸肌紧张性减弱；相反，若头前俯时，后肢伸肌紧张性增强，前肢伸肌紧张性减弱。

2. 紧张性迷路反射 **紧张性迷路反射**（tonic labyrinthine reflex）是指内耳迷路的椭圆囊和球囊的传入冲动对躯体伸肌紧张性的反射性调节，其反射中枢主要是前庭核。该反射是由于头在空间位置改变时，位砂膜所受重力影响不同，导致毛细胞所受的刺激不同而引起的。如动物仰卧时四肢伸肌紧张性最高；俯卧时四肢伸肌紧张性最低。

（二）翻正反射

翻正反射（righting reflex）是指正常动物可保持站立姿势，如将其推倒则可翻正过来。翻正反射包括一系列的反射活动，最先是头部位置的异常刺激了视觉感受器与内耳迷路，从而引起头部位置的翻正；之后，头与躯干之间的相对位置异常刺激颈部关节、韧带和肌肉，使躯干的位置也得以翻正。

三、脑干网状结构对躯体运动和姿势的调节

脑干网状结构（reticular formation of brain stem，RF）是由在脑干内界限清楚、功能明确的神经元核团和神经纤维束，以及纵横交错、交织成网的神经纤维和散布在其中的神经细胞共同构成。脑干网状结构内比较重要的运动控制核团有：位于延髓的巨细胞网状核和旁巨细胞核；位于脑桥的尾侧网状核和吻侧网状核。脑干网状结构是一个整合中枢，负责对来自脊髓、小脑、基底神经节和大脑皮层等各级中枢传来的感觉和运动信息进行整合，对肌紧张和节律性运动进行调节。

（一）脑干网状结构对肌紧张的调节

1. **脑干网状结构易化区与抑制区** 正常情况下脑干通过网状脊髓束、前庭脊髓束和红核脊髓束对牵张反射发挥经常性的调控，以维持姿势平衡。在脑干网状结构中存在有加强

和抑制肌紧张及肌肉运动的区域,前者称为易化区,后者称为抑制区(图 6-10)。

（1）**易化区**（facilitatory area）:分布范围较抑制区广,包括延髓网状结构的背外侧部、脑桥被盖、中脑的中央灰质与被盖等脑干中央区域结构,下丘脑和丘脑中线核群、延髓前庭核、小脑前叶两侧部等部位的易化功能也是通过脑干易化区完成的,上述结构共同构成了易化系统。此外,易化区还接受各种上行纤维的传入冲动。

（2）**抑制区**（inhibitory area）:主要位于延髓网状结构的腹内侧部分。大脑皮层运动区、纹状体与小脑前叶蚓部等结构对肌紧张的抑制作用也通过网状结构抑制区完成,由此构成抑制系统。

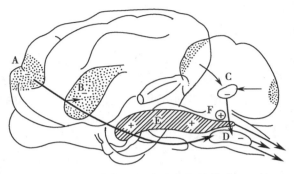

图 6-10　猫脑内与肌紧张调节有关的脑区及其下行路径示意图

（-）:下行抑制作用途径:D 为脑干网状结构抑制区,发放下行冲动抑制脊髓牵张反射,该区接受大脑皮层 A、基底神经节 B 和小脑 C 传来的冲动;（+）:下行易化作用途径:E 为脑干网状结构易化区,发放下行冲动加强脊髓牵张反射;F 为延髓前庭核,有加强脊髓牵张反射的作用。

易化系统与抑制系统均通过网状脊髓束的下行纤维,主要与脊髓 γ 运动神经元建立突触联系,兴奋或抑制 γ 运动神经元,对肌紧张发挥调节作用,但易化区对 α 运动神经元也有一定的易化作用。易化区和抑制区在功能活动上相互拮抗以维持正常肌紧张。从活动的强度来看,易化区具有持续的自发放电活动,其自主活动较抑制区强。而抑制区本身无自发放电活动,只有在接受高位中枢传入冲动时,才被激活而发挥下行抑制作用。因此在肌紧张平衡调节中,易化区略占优势。

2. 去大脑僵直　去大脑僵直（decerebrate rigidity）是指在中脑上、下丘之间横断脑干的去大脑动物立即出现全身肌紧张,特别是伸肌肌紧张过度亢进,表现为头尾昂起、脊柱挺硬、四肢伸直的角弓反张现象（图 6-11）。

在去大脑动物中,切断了大脑皮层运动区和纹状体等神经结构与脑干网状结构的联系,使抑制区失去了高位中枢的始动作用,活动减弱,因此肌紧张的易化与抑制失去平衡,使肌紧张易化的活动占优势。由于易化作用主要影响抗重力肌（伸肌）,故出现伸肌肌紧张加强的去大脑僵直现象。去大脑僵直分为 γ 僵直与 α 僵直两种。

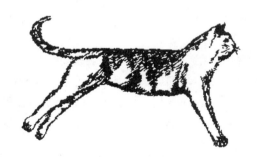

图 6-11　去大脑僵直示意图

（1）γ 僵直:是指高位中枢的下行作用提高了 γ 运动神经元的活动,通过加强 γ 环路的活动,进而增强 α 运动神经元的活动,使肌紧张增强而出现的僵直。上述在中脑上、下丘之间横断形成的去大脑僵直现象即属于 γ 僵直。因为将去大脑动物的背根传入纤维切断,消除了肌梭的传入冲动,僵直现象便消失。这表明其肌紧张亢进主要是通过 γ 环路的活动实现的。临床上,脑损伤、脑出血与脑炎等患者,有时也可出现类似 γ 僵直的表现,预示病变已严重侵犯脑干、预后不良。

（2）α 僵直:是指由于高位中枢的下行性作用直接或间接通过脊髓中间神经元增强了 α 运动神经元的活动,导致肌紧张增强的僵直。若在切断背根的去大脑动物身上,再切除小脑前叶,可使僵直重新出现。由于这种动物已不能产生 γ 僵直,显然只能是 α 运动神经元的活动增强所致,因此属于α僵直。如果在此基础上,进一步破坏前庭核或切除第Ⅷ对脑神经;以消除内耳前庭传入冲动对前庭核的兴奋作用,则α僵直也消失。说明α僵直是通过前庭核作用于α运动神经元所致。

（二）脑干对节律性运动的调节

节律性运动主要是由脑干和脊髓的神经元网络控制。目前已知在中脑下丘和结合臂之间有一个控制运动的**中脑运动区**(mesencephalic locomotor region,MLR)。MLR接受来自感觉皮层、边缘系统和基底神经节的传入,并与脑桥和延髓网状结构有着广泛的下行联系,通过后者与脊髓所有平面的灰质细胞形成突触联系,组成中脑运动区-网状脊髓系统(MLR-RSS)。目前已知MLR-RSS在运动控制中的作用是参与对CPG的控制。当电刺激动物MLR时,可引起行走运动,而且行走速度随刺激强度的增强而加快,并继而转为小跑乃至快跑。MLR的下行指令经MLR-RSS,沿脊髓外侧索下行激活CPG,再由CPG将下行通路的紧张性放电转变为运动神经元节律性放电,从而产生节律性行走运动。MLR-RSS的活动受大脑皮层运动区的意向性指令的控制,因而行走运动可以随意地发动和终止。

四、中枢前庭系统对躯体运动和姿势的调节

中枢前庭系统由前庭神经、脑干前庭核、前庭小脑、小脑-前庭纤维、前庭-脊髓束等结构组成,是调节运动和姿势的一个重要中枢。当机体的状态、位置发生变化时,前庭器官将机体运动及头部空间位置和方向的信息,经前庭神经传入至脑干的前庭核和小脑的前庭区(前庭小脑),调节躯体运动与姿势反射以及眼球运动,从而维持机体平衡。

（一）前庭核和前庭脊髓束

1. 前庭核 由四个主核和一些小的细胞群组成,称为前庭复合核(VNC)。四个主核包括前庭上核(NVS)、前庭外侧核(NVL)、前庭内侧核(NVM)和前庭降核(NVD)。在四个主核附近还有一些小的细胞群,包括X细胞群、Z细胞群和Y细胞群等。支配眼外肌运动核的前庭纤维来自NVS和NVM,而下行投射至脊髓的前庭纤维则来自NVL、NVM和NVD。

2. 前庭脊髓束 **前庭脊髓束**(vestibulo-spinal tract,VST)是前庭核至脊髓的下行投射,包括外侧前庭脊髓束(LVST)和内侧前庭脊髓束(MVST)两部分。

（1）外侧前庭脊髓束:LVST起源于NVL,在脊髓内侧下行,轴突终止于脊髓前角内侧部。刺激NVL可使支配颈、背、前后肢伸肌的运动神经元产生EPSP,同时使屈肌运动神经元产生双突触交互抑制。刺激LVST可使伸肌紧张加强,LVST可以通过中间神经元对脊髓节段性反射进行调节,引起拮抗肌间的交互抑制和对侧伸肌反射。

（2）内侧前庭脊髓束:MVST起源于NVM、NVD和NVL,其纤维在脊髓两侧下行,轴突终止于脊髓前角。MVST含有兴奋性和抑制性两种纤维,主要作用于脊髓支配颈、背部肌肉的运动神经元,产生同侧兴奋和对侧抑制作用。刺激NVM通过MVST可引起颈部伸肌和背部肌肉运动神经元的单突触抑制。

（二）前庭核对信息处理的特点

迷路中不同感受器的传入终止在前庭核的不同区域;椭圆囊传入主要终止于NVL和NVD;半规管的传入主要终止于NVS、NVM和NVD的头端及NVL的内部。因此,LVST与传递囊斑信号有关,而MVST与传递半规管信号有关。

所有单突触的前庭传入均为兴奋性的,半规管传入激活的二级前庭神经元还可经过前庭连合纤维引起对侧抑制,但囊斑传入无此现象。

（三）前庭在维持姿势平衡中的反馈性调节

当身体失去平衡时,由感觉传入引起的紧张性迷路反射和颈紧张反射使身体恢复平衡。

其反射由三种感觉传入引发:①前庭器官:感受并传入身体的倾斜方向与程度等信息;②视觉器官:监测并传入人体空间变化的信息;③肌肉、关节本体感受器和皮肤感受器:感受并传入相关关节肌肉的张力、长度以及足底皮肤剪切力变化的信息。

在身体平衡的负反馈调节中,中枢前庭系统是主体,前庭反射(紧张性迷路反射)发挥重要作用:①半规管受刺激时,主要影响眼外肌和颈肌的活动,也可影响肢体肌的活动。肢体肌所受的影响与颈肌相似,其作用在于阻止身体向一侧倾倒。②囊斑受刺激引起的紧张性迷路反射是因头部和躯体位置的变化改变了与空间的关系所致。前庭反射的作用是使头、颈、躯干、四肢恢复姿势平衡。

来自本体感受器和皮肤的传入冲动与来自前庭器官的传入冲动不断地相互作用,特别是颈肌紧张反射和紧张性迷路反射彼此相互影响。如图6-12所示,在不同的头部及颈部位置的条件下,有的反射可相互加强(c、g),有的反射可相互抵消(a、i)。

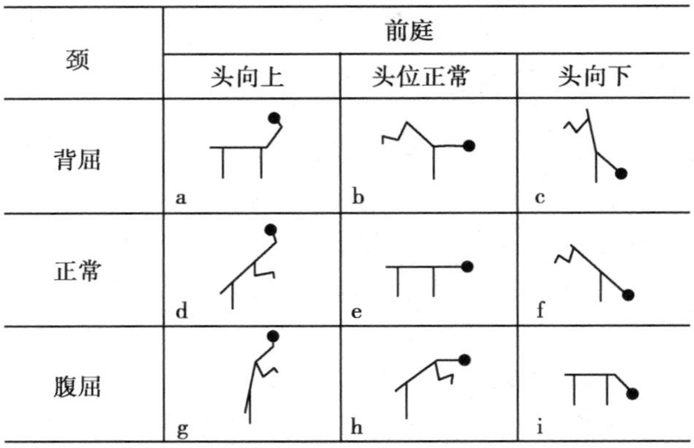

颈	前庭		
	头向上	头位正常	头向下
背屈	a	b	c
正常	d	e	f
腹屈	g	h	i

图6-12 颈肌紧张反射和紧张性迷路反射对四肢的综合性影响示意图

总之,牵张反射和颈肌紧张反射的关键作用在于使躯干稳定,以便使头部运动自如,保持姿势平衡。当身体将要失去平衡时,通过预先调整姿势,使可预见的姿势不稳定得到改善。

第四节 小脑对躯体运动的调节

小脑是重要的皮层下躯体运动调节中枢,虽然它不直接发动随意运动,但通过与其他中枢的协调作用来配合大脑皮层完善躯体运动。小脑在维持身体平衡、调节肌紧张、协调随意运动、参与随意运动的设计以及感觉运动整合等方面均有重要作用。

一、小脑功能的结构基础

小脑由外层的皮质、内部的白质和位于白质间的三对小脑深部核团(简称小脑深核)组成。小脑深核包括顶核、间位核和齿状核。其中间位核又分为球状核和栓状核。

小脑的传入联系主要来自脊髓、前庭和大脑皮层等处,传入小脑的纤维分别与小脑深核和小脑皮层的神经元形成突触联系。小脑皮层的传出纤维,即浦肯野细胞的轴突大多数投射到小脑深核,再由小脑深核神经元发出离核纤维构成小脑的传出纤维,投射到大脑皮层运动区和脑干的运动核团。

（一）小脑的纵区组成

小脑的表面有大量相互平行的横向窄沟,这些沟将小脑分成 3 个小叶,即前叶、后叶和绒球小结叶。也可根据小脑表面中线两侧的两条纵向浅沟将其分为内侧区(蚓部)、中间区和外侧区(图 6-13)。纵区分法是根据小脑皮层浦肯野细胞轴突投射到小脑深核,即所谓皮层-核团投射规律划分的,各纵区与其他脑区之间的神经连接有其各自的规律,更易于理解小脑不同部位之间的功能差异。小脑内侧区经顶核与内侧下行系统相连接,控制躯体近端(体轴)肌肉的活动;中间区经间位核连接外侧下行系统,主要调节躯体远端(肢体)肌肉的活动;外侧区通过齿状核与大脑皮层运动区和运动前区相联系,参与随意运动的计划和编程。

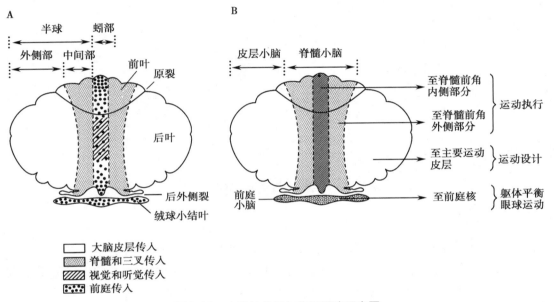

图 6-13　小脑的分区与传导通路示意图
A. 小脑的分区与传入纤维联系;B. 小脑的功能分区与传出投射。

（二）小脑皮层神经网络及其整合功能

小脑皮层由表及里排成 3 层,依次为分子层、浦肯野细胞层和颗粒层,其中含有浦肯野细胞、颗粒细胞、篮状细胞、星状细胞和高尔基细胞五种神经元,可接受苔状纤维(又称苔藓纤维)、爬行纤维(又称攀缘纤维)和单胺能纤维三类纤维的传入信息。小脑皮层神经元环路的组成及其活动具有高度的规律性,其中苔状纤维、爬行纤维和局部中间神经元以浦肯野细胞为核心构成了小脑皮层神经元网络,以完成感觉和运动功能的整合(图 6-14);单胺能纤维可分别投射到小脑皮层的分子层、浦肯野细胞层和颗粒层,其突触末梢有曲张体,也可与各层神经元构成定向突触联系。通常认为单胺能神经纤维不参与特异性信息的传导,可能参与调节苔状纤维、爬行纤维的兴奋性。

小脑的**浦肯野细胞**(Purkinje cell)又称梨状细胞,是一种抑制性神经元,递质为 **γ-氨基丁酸**(γ-aminobutyric acid,GABA),其轴突构成小脑皮层唯一的传出路径,对其所支配的小脑深核神经元和前庭核神经元发挥抑制作用。小脑皮层其余四种神经元都是中间神经元。颗粒细胞是小脑皮层中唯一的兴奋性神经元,递质为**谷氨酸**(glutamate acid,Glu),其轴突进入分子层呈 T 型分叉,形成与小脑叶片长轴平行的"平行纤维";篮状细胞、星状细胞和高尔基细胞则均为抑制性神经元,递质为 GABA。

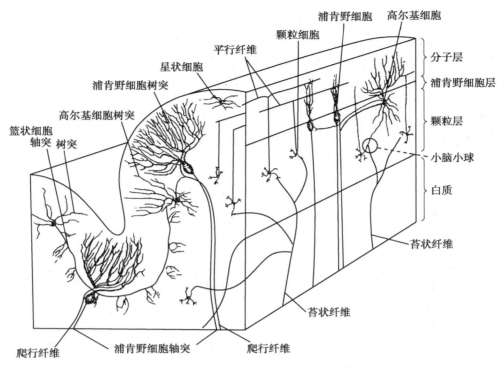

图 6-14　小脑的分区及传导通路示意图

大多数苔状纤维和爬行纤维都是兴奋性传入纤维（递质是兴奋性氨基酸），分别对颗粒细胞和浦肯野细胞发挥兴奋作用，而单胺能纤维是抑制性的。

1. 小脑皮层的两个传入系统　苔状纤维和爬行纤维是进入小脑的主要传入纤维，支配小脑皮层和小脑深核的神经元，特别是影响到小脑皮层浦肯野细胞的活动。两种传入系统的比较见表 6-2。

表 6-2　苔状纤维传入系统和爬行纤维传入系统的比较

传入系统	苔状纤维传入系统	爬行纤维传入系统
起源部位	脊髓、前庭核和脑干中的一些中继核团（桥核、外侧网状核、三叉神经核）	延髓的下橄榄核
系统构成	苔状纤维→颗粒细胞→平行纤维→浦肯野细胞	爬行纤维→浦肯野细胞（投射局限与 1 ~ 10 个浦肯野细胞联系）
在浦肯野细胞上发生的突触反应	等级小的 EPSP，需总和才能产生足够大的电位差	一次传入即可产生足够大 EPSP，导致全或无的兴奋
在浦肯野细胞上发生的主动反应	简单锋电位	复杂锋电位
传至小脑皮层的潜伏期	短	长

苔状纤维和爬行纤维向小脑传递了来源不同的信息，在小脑的功能活动中也起着不同的作用。苔状纤维向浦肯野细胞提供外周本体感觉和皮肤感觉的强度和时间编码信息，直接参与运动的控制。而爬行纤维的传入信息不具有运动和感觉刺激的强度和时间特征，因而该系统不直接参加运动的控制。

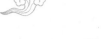

2. 下橄榄核-小脑系统对肌肉运动的定时作用　下橄榄核神经元具有自我激活的特性，神经元的兴奋又可通过树突上的缝隙连接进行电耦合性传递，兴奋传递速度快，因而许多下橄榄核神经元可以作为一个整体产生同步的节律性放电活动。这种同步的节律性放电活动可以通过爬行纤维传入小脑皮层，经浦肯野细胞向小脑深核神经元传递，使小脑深核神经元也发生同步的节律性放电活动，从而使下橄榄核-小脑系统作为一个中枢时钟样机构，对肌肉的舒缩活动起到定时作用。

3. 抑制性中间神经元调节浦肯野细胞活动　浦肯野细胞的活动受到篮状细胞、星状细胞和高尔基细胞三种抑制性中间神经元的调节。篮状细胞和星状细胞接受平行纤维的兴奋性传入，它们的轴突分别与浦肯野细胞轴突始段和树突形成抑制性突触联系。高尔基细胞也接受平行纤维的兴奋性传入，但它通过抑制颗粒细胞减弱或去除颗粒细胞-平行纤维对浦肯野细胞的兴奋性传入，限制浦肯野细胞的进一步激活。这种由苔状纤维末梢与高尔基细胞轴突，以及颗粒细胞树突之间形成的复核突触，称为小脑小球（图 6-14）。上述三种中间神经元的抑制作用对于肌肉运动在空间和时间上的协调具有重要意义。

4. 小脑皮层神经网络的整合功能　浦肯野细胞是小脑皮层唯一的传出神经元，因而它的放电活动代表了小脑皮层神经元环路的各种传入信息整合后的结果。苔状纤维和爬行纤维进入小脑之后，首先发出侧支到达小脑深核，激活深核神经元，构成小脑感觉运动整合活动的初级环路。初级小脑环路的输出活动也可因浦肯野细胞对小脑深核神经元的强烈抑制作用而被调控。同时，浦肯野细胞本身也接受苔状纤维和爬行纤维的兴奋性传入，有的活动还受到篮状细胞等抑制性中间神经元的调节。

二、小脑在调节躯体运动和运动学习中的作用

按照进化先后的顺序小脑可分为古小脑、旧小脑和新小脑三个部分。按功能特点划分，依次将它们称为前庭小脑、脊髓小脑和皮层小脑，分别接受前庭系统、脊髓和大脑皮层的信息传入，其传出也相应地作用于前庭核、脊髓和大脑皮层（图 6-13）。表 6-3 归纳了它们的主要传入、传出联系和功能。

表6-3　小脑的主要传入、传出纤维联系和功能

功能区	解剖学分区	传入起源	深部核团	传出终点	功能
前庭小脑	绒球小结叶	前庭	外侧前庭核	内侧下行系统、躯体肌、运动神经元	调节姿势平衡、前庭反射
脊髓小脑	小脑半球内侧区（蚓部）	前庭、脊髓（肢体近端）	顶核	内侧下行系统、前庭核、脑干网状结构、运动皮层的躯干和近端肢体代表区	躯干和近端肢体的运动控制
	小脑半球中间区	脊髓（肢体远端）	间位核	外侧下行系统、红核大细胞部、运动皮层的远端肢体代表区	远端肢体运动控制的适时管理
皮层小脑	小脑半球外侧区	大脑皮层	齿状核	整合区、红核小细胞部、运动皮层的远端肢体代表区、前运动皮层	运动的发起、计划和定时

（一）前庭小脑控制躯体平衡和眼球运动

1. 维持身体平衡　**前庭小脑**（vestibulocerebellum）主要由绒球小结叶构成。前庭小脑主要接受前庭器官的信息传入，传出纤维则在前庭核换元，再经前庭脊髓束抵达脊髓前角内侧

部的运动神经元,即前庭小脑与前庭核之间存在双向的纤维联系。具体反射途径为:前庭器官→前庭核→绒球小结叶→前庭叶→脊髓运动神经元→肌肉。前庭小脑接受前庭器官传入的有关头部位置改变和直线或旋转加速度等运动平衡感觉信息,从而通过脊髓运动神经元调节躯干和四肢近端肌肉的活动,以维持身体平衡。绒球小结叶损伤或受肿瘤压迫的病人可出现步基宽(站立时两脚之间的距离增宽)、站立不稳、步态蹒跚和容易跌倒等症状,但在躯体得到支持物扶持时,其随意运动仍能协调进行。

2. 调节眼球运动 前庭小脑也接受经脑桥核转接的外侧膝状体、上丘和纹状皮层等处的视觉传入信息,通过对眼外肌神经核的传出,控制眼球的运动,协调头部运动时眼球为保持视像而进行的凝视运动。

3. 参与运动的视觉监视 前庭小脑不但接受与管理眼球运动或追踪视像有关的苔状纤维的信息传入,同时也接受被视网膜激活的爬行纤维的信息传入。因此,前庭小脑还参与运动的视觉监视。

(二) 脊髓小脑调节肌紧张和随意运动

脊髓小脑(spinocerebellum)由蚓部和半球中间部组成。脊髓小脑主要接受脊髓小脑束和三叉小脑束传入纤维以及部分视觉和听觉的纤维投射,也接受皮层脊髓侧束的投射。其传出冲动分别通过网状脊髓束、前庭脊髓束以及腹侧皮层脊髓束的下行系统调节肌紧张;同时也经丘脑外侧腹核上行至运动皮层躯体近端的代表区,其主要功能是调节正在进行的运动,协助大脑皮层对随意运动进行适时控制。脊髓小脑受损后,运动变得笨拙而不准确,表现为不能很好地控制随意运动的力量、方向及限度。如患者不能完成精巧动作,在动作进行过程中肌肉发生抖动而把握不住方向,特别在精细动作的终末出现震颤,称为**意向性震颤**(intention tremor);行走时跨步过大而躯干落后,从而容易发生倾倒,或走路摇晃呈酩酊蹒跚状,沿直线行走则更不平稳,双手不能进行快速的轮替动作,统称为**小脑性共济失调**(cerebellar ataxia)。

脊髓小脑对肌紧张的调节具有易化和抑制双重作用,分别通过脑干网状结构易化区和抑制区而发挥作用。易化肌紧张的区域是小脑前叶两侧部和半球中间部。抑制肌紧张的区域是小脑前叶蚓部。在进化过程中,小脑抑制肌紧张的作用逐渐减退,而易化作用逐渐增强,所以脊髓小脑受损后可出现肌张力减退、四肢乏力等情况。

(三) 皮层小脑参与随意运动的计划和编程

皮层小脑(cerebrocerebellum)是指小脑半球外侧部。皮层小脑不接受外周感觉的传入,主要与大脑皮层感觉区、运动区和联络区构成回路。皮层小脑的主要功能是参与随意运动的设计和程序的编制。一个随意运动的产生包括运动的设计和执行两个阶段(图6-15)。皮层小脑与基底神经节参与随意运动的设计过程,而脊髓小脑则参与运动的执行过程。例如,

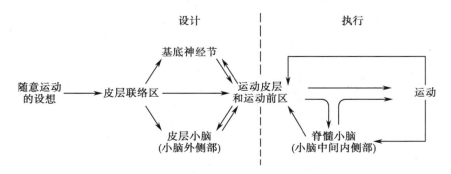

图6-15 高位中枢在产生和调节随意运动中作用的示意图

在学习某种精巧运动如打字或乐器演奏的开始阶段,动作往往不协调。在学习过程中,大脑皮层与小脑之间不断进行联合活动,脊髓小脑针对传入的运动信息,不断纠正运动过程中发生的偏差,从而使运动逐步协调起来。在此过程中,皮层小脑参与了运动计划的形成和运动程序的编制。等运动熟练后,皮层小脑内就储存了一套运动程序。这样当大脑皮层发动精巧运动时,首先通过大脑-小脑回路从皮层小脑提取程序,并将它回输到运动皮层,再通过皮层脊髓束发动运动,运动就变得协调、精巧和快速。但在人类,小脑半球外侧部受损后无明显临床表现,说明皮层小脑调节运动的机制还有待进一步研究。

第五节　基底神经节对躯体运动的调节

基底神经节(basal ganglion)位于大脑两侧半球深部,其中与运动功能有关的主要结构是纹状体。纹状体的主要传入冲动来自大脑皮层,传出冲动经过丘脑返回皮层,而与脊髓没有直接的联系。纹状体包括尾核、壳核(新纹状体)和苍白球(旧纹状体)。此外,丘脑底核、中脑的黑质、红核以及被盖网状结构等也归属于基底神经节系统。一般来说,尾核和壳核是基底神经节的主要输入部位,苍白球内侧部、脚桥核和黑质网状部是基底神经节的主要输出部位。基底神经节各个核团之间以及它们与大脑皮层、皮层下结构之间的纤维联系,构成了基底神经节控制运动的重要环路。

一、基底神经节是调节躯体运动的结构基础

基底神经节对躯体运动的调节起着重要作用。除此之外还与感觉、自主神经功能、心理行为和学习记忆等活动密切相关。本节主要叙述纹状体、丘脑底核、黑质、红核等在运动调节中的作用。

（一）纹状体投射神经元和中间神经元

纹状体由多棘投射神经元(Golgi I 型神经元)和局部的无棘中间神经元(Golgi II 型神经元)构成,投射神经元的数量多于中间神经元。

1. 纹状体投射神经元　中型多棘投射神经元是纹状体的主要信息整合神经元和传出神经元。几乎所有的中型多棘投射神经元都以 γ-氨基丁酸(GABA)作为主要神经递质,其他递质有脑啡肽、P 物质和神经降压素等。

中型多棘投射神经元接受大量外源性和内源性的传入投射。来自大脑皮层、丘脑和黑质网状部含谷氨酸(Glu)和多巴胺(DA)的外源性传入投射,主要终止于中型多棘投射神经元树突远端的树突树上,分别形成非对称性和对称性突触;来自含 GABA 和 ACh 的无棘中间神经元的投射,主要终止于中型多棘投射神经元胞体和树突的起始段,形成对称性为主的突触。

2. 纹状体中间神经元　分为大型无棘神经元和中型无棘神经元两类。大型无棘神经元的递质是 ACh。中型无棘神经元的神经递质有两类:一类为 GABA;另一类为生长抑素、神经肽 Y 和 NO 等。

（二）纹状体与大脑皮层之间的环路

纹状体与大脑皮层及其他脑区的纤维联系非常复杂,其中与运动有关的神经联系主要是与大脑皮层之间的联系,可概括为以下几个回路。

1. 直接通路　即大脑皮层-新纹状体-苍白球(内)-丘脑-大脑皮层环路。起自大脑皮层(包括运动区、体感区、联合区、边缘区甚至顶叶)→新纹状体→苍白球的内侧部→丘脑(包括腹前核、腹外侧核)→大脑皮层(补充运动区和运动前皮层)。

2. 间接通路 即大脑皮层-新纹状体-苍白球(外)-丘脑底核-苍白球(内)-丘脑-大脑皮层环路。起自大脑皮层→新纹状体→苍白球的外侧部→丘脑底核→苍白球的内侧部→丘脑→大脑皮层。丘脑底核也接受运动区和运动前区直接下行的纤维。

3. 皮层环路 即大脑皮层-新纹状体-黑质-丘脑-大脑皮层环路。起自大脑皮层→新纹状体→黑质网状部→丘脑(腹前核和腹外侧核)→大脑皮层的运动区和运动前区。壳核-黑质间存在具有局部定位特征的往返纤维联系。

4. 黑质-纹状体投射系统 即黑质(致密部)→新纹状体→黑质(网状部)。

二、基底神经节对躯体运动的作用

(一)调节随意运动和肌紧张

基底神经节对随意运动和肌紧张的调节与基底神经节诸多的环路有密切关系(图6-16)。

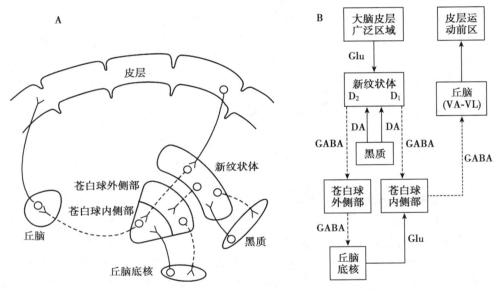

图 6-16 基底神经节与大脑皮层之间神经回路模式图

A. 基底神经节与大脑皮层的神经回路;B. 直接通路和间接通路;实线:兴奋;虚线:抑制;
DA:多巴胺;GABA:γ-氨基丁酸;Glu:谷氨酸。

1. 直接通路的作用 直接通路为反馈抑制性系统,由大脑皮层发出的纤维对新纹状体是兴奋的,但新纹状体到苍白球内侧,以及由苍白球内侧到丘脑均为抑制性纤维。所以当新纹状体兴奋时,由于加强了对苍白球的抑制,可使丘脑和大脑皮层活动加强,此现象称为**去抑制**(disinhibition)。在新纹状体与苍白球间的神经递质为 GABA,并有 P 物质与强啡肽共存。

2. 间接通路的作用 间接通路功能是一种抑制性作用。从新纹状体发出到苍白球的纤维均为抑制性,而间接通路中由丘脑底核投向苍白球内侧部纤维则为兴奋性。因此,当新纹状体活动增强时,由于苍白球活动受抑制而丘脑底核活动增强,进而通过促进苍白球内侧抑制功能使丘脑腹前核、腹外侧核以及大脑皮层活动减少,以消除由直接通路对丘脑及大脑皮层的兴奋性影响。

激活直接环路可易化运动功能,而激活间接环路则抑制运动功能,正常时两者功能处于动态平衡状态,制约这种平衡的是黑质-纹状体投射系统。

3. 黑质-纹状体投射系统的作用 由黑质(致密部)中的多巴胺能神经元发出纤维到新纹状体,释放 DA,与新纹状体两种 DA 受体结合,一种是作用到新纹状体的 D_1 受体上,可激活直接通路,产生易化运动的效应;另一种是作用到新纹状体的 D_2 受体上,抑制间接通路,也产生易化运动的效应,即多巴胺对这两条通路调节的效应都使丘脑-皮层投射系统的活动加强。

（二）参与运动的设计与编程

基底神经节和皮层小脑功能相似,在运动的设计与程序编制中也起一定作用。二者一起接受并处理来自感觉联络皮层的运动意念信息,编制运动指令,并将生成的指令交给前运动皮层和运动皮层去执行。与此同时,基底神经节与小脑共同对协调的随意运动和肌紧张发挥调节作用。

三、与基底神经节损伤有关的疾病

临床上基底神经节受损或病变时可产生两类运动障碍性疾病:一类是肌紧张过强而运动过少性疾病,如帕金森病。另一类是肌紧张不全而运动过多性疾病,如亨廷顿病与手足徐动症。

（一）帕金森病

帕金森病(Parkinson disease,PD)又称震颤麻痹(paralysis agitans),是常见的中老年神经系统变性疾病之一,因最早由英国医生帕金森描述而被命名。帕金森病的主要症状是全身肌紧张增高、肌肉强直、随意运动减少、动作缓慢、面部表情呆板,常伴有**静止性震颤**(static tremor),运动症状主要发生在动作的准备阶段,而动作一旦发起,则可继续进行。

帕金森病的主要病因是中脑双侧黑质病变,多巴胺能神经元变性受损。由于 DA 可通过 D_1 受体增强直接通路的活动,亦可通过 D_2 受体抑制间接通路的活动,所以该递质系统受损时,可引起直接通路活动减弱而间接通路的活动增强,使大脑皮层对运动的发动受到抑制,从而出现运动减少和动作缓慢的症状。临床上给予 DA 的前体**左旋多巴**(L-多巴)能明显改善帕金森病患者的症状。此外,用 M 受体拮抗剂东莨菪碱或苯海索等对治疗此病也有一定作用。黑质-纹状体 DA 递质系统的作用机制是抑制纹状体内乙酰胆碱递质的作用,当黑质多巴胺能神经元受损后,对纹状体内胆碱能神经元的抑制作用减弱,导致乙酰胆碱递质系统功能亢进,进而影响新纹状体传出神经元功能活动而引起一系列症状。因此,黑质 DA 系统与纹状体乙酰胆碱系统之间的功能失衡可能是帕金森病发病的原因之一。但临床应用左旋多巴和 M 受体拮抗剂对静止性震颤均无明显疗效。记录帕金森病患者丘脑外侧腹核的神经元放电,可观察到某些神经元放电的周期性节律与患者震颤肢体的节律相同步,而破坏丘脑外侧腹核则静止性震颤消失,因而静止性震颤可能与丘脑外侧腹核等结构的功能异常有关。

（二）亨廷顿病

亨廷顿病(Huntington disease)也称舞蹈病,是一种常染色体显性遗传性神经退行性疾病,因首先由亨廷顿报道而得名。其主要表现为不自主的上肢和头部舞蹈样动作,并伴有肌张力降低等症状。其主要病理改变是基底神经节萎缩,其中以尾核最明显,壳核和苍白球也有不同程度的萎缩。其病因是双侧新纹状体病变,新纹状体内的 γ-氨基丁酸能中间神经元变性或遗传性缺损,使新纹状体对苍白球外侧部的抑制作用减弱,进而加强对丘脑底核活动的抑制,引起间接通路作用减弱而直接通路作用相对增强,对大脑皮层发动运动产生易化作用,从而出现运动过多的症状。临床上亨廷顿病患者脑内 GABA 减少,胆碱能活动受抑制,而 DA 活动过度,常用利血平耗竭 DA 递质可缓解其症状。

第六节 大脑皮层对躯体运动的调节

大脑皮层运动区是人类控制运动的最高级中枢。通过皮层脊髓束和皮层脑干束直接或间接地影响脊髓运动神经元,以控制躯体运动。

一、大脑皮层调节躯体运动的结构基础

（一）大脑皮层运动区

根据大脑皮层信息传递和功能的特点,可分为**运动皮层**(motor cortex)、**感觉皮层**(sensory cortex)和**联络皮层**(association cortex)。运动皮层主要由初级运动皮层和次级运动区构成。

1. 初级运动皮层 **初级运动皮层**(primary motor cortex)位于中央前回,相当于 Brodmann 第 4 区(图 6-17),主要参与调节肢体远端运动。初级运动皮层神经元和肌肉活动之间有比较直接的联系。刺激初级运动皮层引起特定的运动,并且所需刺激的阈值最低。损毁初级运动皮层可引起相应肌肉出现软瘫,但 1~2 周后近侧关节的运动常可恢复,同时受累肢体(尤其是肢体远端,如腕和手指的伸肌)出现肌强直。

2. 次级运动区 次级运动区由**补充运动区**(supplementary motor area,SMA)和**前运动皮层**(premotor cortex)组成。位于中央前回,相当于 Brodmann 第 6 区,其中补充运动区位于初级运动皮层之前,第 6 区皮层的内侧;前运动皮层位于第 6 区皮层的外侧,主要参与调节肢体近端运动。次级运动区和肌肉之间有更多的突触联系,在功能上比较复杂。刺激次级运动区也可引起肌肉运动,但所需刺激较强,且引起的运动多为复杂的运动。损伤次级运动区只引起不太显著和较特殊的运动障碍。

（二）运动皮层神经元与神经纤维投射

大脑运动皮层中的神经细胞可分为锥体细胞和非锥体细胞两类。锥体细胞包括大锥体细胞和小锥体细胞,是主要的传出神经元,其特征是具有向大脑皮层表面伸展的顶树突。大部分大锥体细胞轴突投射至皮层下结构,而小锥体细胞轴突留在皮层内。在第Ⅱ、Ⅲ层中的

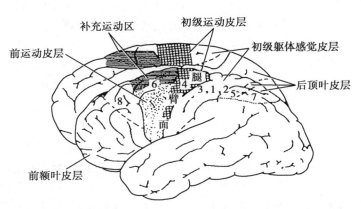

图 6-17　人初级运动皮层、补充运动区和前运动皮层在大脑皮层的位置示意图

锥体细胞投射至其他皮层区,位置较浅的锥体细胞投射至同侧皮层,位置较深的锥体细胞经胼胝体投射至对侧皮层;向皮层下结构投射的锥体细胞主要起源于第Ⅴ层,皮层脊髓神经元发自第Ⅴ层的深部,其中包括最大的锥体细胞即**贝兹**(Betz)细胞;较浅的第Ⅴ层锥体细胞投射于延髓、脑桥和红核,其中最大锥体细胞投射于纹状体。第Ⅵ层锥体细胞投射于丘脑,其上行轴突侧支投射至皮层的各层。

非锥体细胞包括星形细胞、篮状细胞和颗粒细胞。有相当数量的非锥体细胞属于抑制性神经元。

（三）运动柱

大脑皮层运动区的垂直切面上可见细胞呈纵向柱状排列,组成调节运动的基本功能单位,称为**运动柱**(motor column)。一个运动柱可控制同一关节几块肌肉的活动,而一块肌肉又可接受几个运动柱的控制。

（四）皮层脊髓系统

大脑皮层通过皮层脊髓束和皮层脑干束控制运动。

1. 皮层脊髓束　是由皮层发出后经过内囊、脑干一直下行至脊髓前角的传导束,又分为皮层脊髓侧束和皮层脊髓前束。皮层脊髓束在下行过程中约80%的纤维于延髓锥体处交叉到对侧,沿着脊髓外侧索下行,并贯穿脊髓的全长,形成皮层脊髓侧束。其功能是控制四肢远端肌群,与精细运动发动、肌紧张性调节关系密切。其余20%在下行过程中纤维只在脊髓同侧前索下行,到胸部并逐节段经白质前联合交叉,终止于双侧前角运动神经元,形成皮层脊髓前束。其功能是控制躯干与四肢近端肌群,特别是屈肌的活动,与姿势的维持、粗大运动有关。

2. 皮层脑干束　是经皮层、内囊后到达脑干内各脑神经运动神经元的传导束,终止于脑干的脑神经感觉和运动核,控制面部肌肉的活动。

皮层脊髓束与皮层脑干束在下行过程中发出的侧支以及源于运动皮层的纤维,经脑干某些核团后构成网状脊髓束、顶盖脊髓束以及前庭脊髓束下行与脊髓前角运动神经元形成突触,参与躯体近端肌肉的运动、维持姿势平衡;红核脊髓束的下行纤维与脊髓前角运动神经元形成突触后,主要参与四肢远端肌肉的精细运动的调节。

3. 皮层脊髓束与脊髓运动神经元的联系

（1）直接影响:皮层脊髓神经元的下行轴突在脊髓中可有许多分支,终止于支配不同肌肉的脊髓前角运动神经元中,对脊髓的 α 运动神经元有强烈的兴奋作用。支配肢体远端肌肉的运动神经元产生的 EPSP 大于肢体近端肌肉的运动神经产生的 EPSP。

（2）间接影响：除与脊髓运动神经元有直接突触联系外，皮层脊髓束还可以间接地影响脊髓运动神经元的活动。例如，皮层脊髓束经过上颈段脊髓中的脊髓固有神经元，影响位于颈膨大中的支配前臂肌的脊髓运动神经元。

皮层运动区可以通过脑干神经元间接地控制脊髓运动神经元。在初级运动皮层、前运动皮层和补充运动区中，均有神经元通过支配脑干网状神经元及其他下行神经元而间接影响脊髓运动神经元的功能活动。

（五）大脑皮层控制运动的反馈环路

1. 大脑皮层运动区的传入 大脑皮层运动区接受外周、小脑和基底神经节的传入：①来自外周传入：经过脊髓到达丘脑的 VPLo 和 VLc，再投射到初级运动皮层。②来自小脑的传入：从齿状核嘴端上行的纤维，经过丘脑 VPLo 和 VLc，到达初级运动皮层。从齿状核尾端上行的纤维，经 X 核换元投射至前运动皮层。③来自苍白球及黑质的传入：冲动经过丘脑 VLo 核投射至补充运动区。由此可见，初级运动皮层及次级运动区各自从不同的丘脑核接受传入，这些通路互不重叠。基底神经节和小脑齿状核的尾端部分只能通过补充运动区和前运动皮层的中介，才能将信息传递于初级运动皮层（图 6-18）。

此外，丘脑的髓板内侧核和网状核也发出纤维投射到运动皮层，这些纤维的功能可能参与调节大脑皮层神经元的兴奋性。

2. 运动皮层神经元接收运动执行的信息 运动皮层神经元通过各种感觉传入途径接收关于运动的实际执行情况的信息。皮层神经元可对关节移动、皮肤触觉、深部感觉、视觉、听觉等多种刺激起反应。

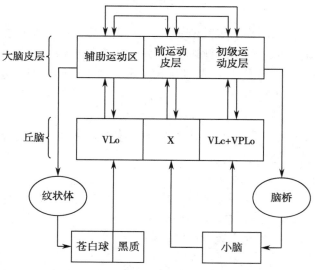

图 6-18 大脑皮层运动区接受来自丘脑的皮层下投射的示意图
VLo：腹外侧核吻部；X：X 核；VLc：腹外侧核尾部；VPLo：腹后外侧核吻部。

运动皮层神经元的传入和传出有密切的关系。运动皮层神经元接受它所控制的肌肉内感受器的传入信息，和脊髓运动神经元接受同名肌肌梭传入的情况相似，这表明可能存在一个经过运动皮层控制肌肉收缩的长反馈环。这一反馈路径将帮助运动中的肢体克服运动过程中发生的障碍。例如，当运动由于负载增加而滞后时，肌梭初级末梢的传入放电增加，这不仅通过脊髓引起牵张反射，而且将使运动皮层神经元的放电频率增加，从而经运动神经元增强肌肉收缩，以克服增加的负载。

二、初级运动皮层对躯体运动功能的调节

初级运动皮层位于中央前回，其功能是发出运动控制指令以及为运动参数编码。初级运动皮层神经元的活动与运动时肌力的大小编码等功能有关。

（一）初级运动皮层与运动的躯体定位

1. 初级运动皮层代表区 初级运动皮层代表区是根据躯体来定位的（图 6-19）。初级运动皮层代表区分布有如下功能特点：

（1）具有交叉支配的性质：即一侧皮层支配对侧躯体的运动，但头面部肌肉的运动，除

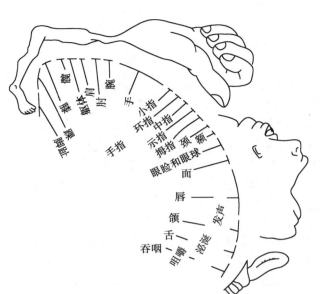

图 6-19 初级运动皮层躯体各部位肌肉代表区分布的示意图

面神经支配的下部面肌和舌下神经支配的舌肌主要受对侧支配外,其余多数是受双侧皮层支配,如咀嚼肌、喉肌及上部面肌的活动。

（2）具有精细的功能定位:即皮层的特定区域支配躯体某一特定部位的肌肉。其定位安排与感觉区类似,呈倒置分布,即下肢代表区在皮层顶部,上肢代表区在中间部,头面部肌肉代表区在底部。但是头面部内部的安排仍为正立位。

（3）皮层功能代表区的面积大小与运动精细、复杂程度有关:即运动越精细、越复杂,皮层相应运动区面积越大。如拇指所占皮层面积几乎是大腿所占面积的 10 倍。

2. 皮层神经元群的协同活动是运动的基础 研究发现:①拇指、示指运动和上臂肌肉收缩时在初级运动皮层各有 2 个激活区,分别位于 4 区皮层的前部和后部;②面部、手、手臂和腿运动时,在初级运动皮层激活区的中心位置虽然和传统躯体定位组织的排列相符,但相邻身体部位运动时的激活区却有高度的重叠,如拇指、示指、中指、环指和腕部的代表区互相有 40% ~ 70% 的重叠,即当一个手指运动时会出现好几个激活区;③身体各部位的运动代表区并不是固定不变的,它们的位置和大小可随运动学习的变化而改变。这说明不同运动在运动皮层的代表区在很大程度上是互相重叠交叉的,分散在相当大区域内的许多皮层神经元群的协同活动是运动的基础。

（二）初级运动皮层中运动参数的编码

初级运动皮层在运动的控制中起重要作用,并参与运动编码。

1. 初级运动皮层参与发起运动 采用操作式条件反射的方法训练猴子,记录运动皮层单个神经元的活动和肌电活动,观察神经元的活动和运动的关系。结果表明,初级运动皮层神经元的活动出现在有关肌肉的肌电活动前 10 ~ 100ms;也有实验表明,运动皮层和小脑神经元开始活动的时间在运动开始前数百毫秒之内,两者有很大的重叠,说明初级运动皮层参与了发起运动。

2. 初级运动皮层参与运动编码

（1）初级运动皮层通过肌力编码:大多数初级运动皮层神经元的放电频率和肌力的大小成正相关。采用"锋电位触发平均"方法证明,一些直接与脊髓运动神经元有突触联系的运动皮层神经元的放电,可以易化肢体肌肉的肌电活动,而且其放电频率和所需产生或维持的肌力相关。有少数初级运动皮层神经元的放电活动还和肌力的改变速度有关。

（2）初级运动皮层通过运动方向编码:初级运动皮层神经元的放电频率还与运动的方向有关。以向目标点进行运动为最适宜的运动方向,此时,运动皮层神经元放电频率最高;而运动逐渐由最适宜的方向偏离时,运动皮层神经元放电频率逐渐降低;当运动向相反方向运动时运动皮层神经元放电停止。运动的方向是由一群神经元的活动决定的。数个神经元放电的平均值比其中任何一个神经元的放电更接近肌力变化的时程、肢体位置变化轨迹和肌力改变的速度。

三、次级运动区对躯体运动功能的调节

次级运动区中的前运动皮层和补充运动区都有纤维投射到初级运动皮层,而且接受来

自后顶叶皮层和前额叶联络皮层的纤维。前运动皮层和补充运动区在协调和计划复杂的运动中起着重要作用。

（一）前运动皮层的运动功能

前运动皮层主要接受后顶叶皮层的投射,然后发出大量纤维终止于发出内侧下行系统(特别是网状脊髓系统)的脑干部位。此外,也有部分纤维终止于控制躯干中轴及近侧肌肉的脊髓部位。因此,前运动皮层的功能和躯体、四肢、面部等的运动密切相关。前运动皮层参与视觉支配的**手臂抓握运动**(reaching movement)。前运动皮层的腹侧则与言语发生功能相关。

此外,最近发现前运动皮层中有镜像神经元。镜像神经元是在动物体执行某个动作或观察其他人或动物执行同一动作时发放冲动的神经元,其功能可能与动作的模仿、学习以及解读他人意图有关。

（二）补充运动区的运动功能

补充运动区可分前补充运动区(Pre-SMA)和后补充运动区(Caudal SMA)。补充运动区的功能与运动的计划有关。与前运动皮层不同,补充运动区主要参与机体自身产生和控制的运动,而不是在外界刺激下所产生的运动。例如补充运动区参与从记忆中产生的序列运动。

前补充运动区的功能与学习新运动序列有关。该区域中的神经活动在动物执行较新的运动序列时较高,而在该运动序列学习完后降低。后补充运动区与前补充运动区不同,它在执行学习好的运动序列时激活。有些后补充运动区中的神经元在执行特定的动作序列时发放冲动,其他一些后补充运动区中的神经元则在准备特定位次的动作时发放冲动。

四、后顶叶皮层对躯体运动功能的调节

运动准备过程的重要步骤之一是通过各种感觉传入通路获得关于外界物体(包括运动的目标)在空间位置上相互关系的信息,并将此信息与本身躯体的位置联系起来,这是运动编程的基础之一。后顶叶皮层在这一过程中起一定作用。

人的后顶叶皮层包括 5 区、7 区、39 区和 40 区。5 区接受躯体感觉皮层和前庭系统的投射,从而得到肢体和头部空间位置的信息;还接受前运动皮层和边缘系统的投射,得到关于运动计划和动机的信息。7 区主要和关于物体空间位置的视觉信息加工有关。在 7 区中,视觉信息可与从 5 区投射来的躯体感觉信息相整合,同时信息经 7 区传至前运动皮层和小脑外侧部。

左侧后顶叶皮层主要和语言文字信息的加工有关,而右侧后顶叶皮层则与空间位置信息的加工有关。后顶叶皮层受损后,患者不能获知一侧躯体的触觉或视觉信息,这种现象称为忽略。患者会否认一侧肢体是自己的,并对这侧肢体完全不加理会,对于物体的空间位置的判断也发生错误。虽然患者的感觉是正常的,但不能依赖触摸辨别放在手中复杂物体的形状或画出物体的三维图形。由于不能利用对侧躯体的信息(包括视觉信息),他们不能得出正确的空间坐标,运动不能依照正确的坐标进行。例如在画一只钟时,他们会将所有数字都画在一边,而且意识不到这是错误的。

（程　薇　汝　晶）

复习思考题

1. 试比较肌梭和腱器官的结构特点和感受机制等的不同点。

2. 何谓牵张反射? 简述牵张反射的类型、过程及生理意义。

3. 脊休克的表现是什么? 该现象说明了什么?

4. 简要分析小脑与基底神经节对躯体运动调节的功能异同。

5. 当一侧皮层脊髓束损伤时,机体运动障碍的表现如何? 为什么?

第七章

神经系统对内脏活动的调节

学习目标

掌握自主神经系统的结构和功能,自主神经末梢的兴奋传递;脑干对内脏活动的调节作用,下丘脑对内脏活动的调节作用;心血管活动的反射性调节,呼吸系统的反射性调节和消化系统的反射性调节。

熟悉内脏感觉传入,肠神经系统;排泄活动的反射性调节。

了解心神经系统,脊髓对内脏活动的调节作用;新皮层-边缘系统对内脏活动的调节作用,自主神经功能紊乱与相关临床疾病。

自主神经系统(autonomic nervous system)也称内脏神经系统,是人体内脏活动调节的主要途径。从下丘脑到脑干存在一系列调控自主神经活动的中枢,从脑干直到骶髓发出的交感和副交感神经则支配全身内脏器官,在部分内脏还存在局部神经环路调节系统,共同调控内脏活动。

第一节　自主神经系统对内脏活动的调节

自主神经系统主要分布于内脏、心血管和腺体,按功能活动不同可分为内脏感觉神经和内脏运动神经,即包括传入神经和传出神经两个部分,通常仅指支配内脏器官活动的传出神经部分。自主神经系统对内脏活动的调节是通过反射实现的。

一、内脏感觉的传入

内脏活动的反射性调节极其复杂,诱发内脏反射主要有三种途径:①高级神经精神活动(如焦虑、恐惧等心理情绪改变)诱发的内脏反射;②各种感官刺激(视、听、嗅、味和躯体感觉等)引起感觉的同时伴发的内脏反射;③内脏活动和内脏环境改变引发的内脏反射。内脏感觉的传入纤维经脊神经节上传至中枢不同水平的神经核团(包括脑干、下丘脑、边缘系统及大脑皮层),经过中枢整合后,发出冲动,经自主神经传至效应器,调节内脏器官和腺体活动。

(一)内脏感受器

内脏感觉(visceral sensation)是由体内各脏器的感受器受刺激后产生的一种主观感受。**内脏感受器**(visceral receptor)是指一般的游离神经末梢,可感受机体内环境的各种微小变化,通过传入神经传至中枢,进而产生各种内脏感觉或激发机体产生相应的调节反应,维持机体的稳态。根据所感受的不同适宜刺激,内脏感受器可分为化学感受器、压力感受器、牵张感受器及容量感受器等多种类型。如血管壁中游离的神经末梢可感受血液中氧、二氧化碳分压和 H^+ 的浓度变化;支气管的游离神经末梢主要感受牵张刺激等。

（二）内脏感觉传入中枢的途径

内脏感觉主要经交感神经和副交感神经传入中枢。内脏感受器感受到的各种刺激（如压力变化、化学刺激、机械牵拉以及内脏舒缩等）经**内脏初级传入神经元**（visceral primary afferent neuron）传向初级中枢（位于脊髓和低位脑干）。内脏及其附属结构的感觉传入冲动,主要通过三种不同类型的传入纤维进入中枢:① A_β 有髓纤维主要传导肠系膜环层小体的感受信息;② A_δ 有髓纤维主要传导内脏的痛觉;③ C 类无髓鞘纤维传导内脏的痛觉。

内脏传入神经元的中枢突在后根外侧集中,其外周突在副交感神经（迷走神经和盆神经）或交感神经（内脏大、小神经）中。参与神经丛的交感神经纤维由交感神经节及交通支到达脊神经节（图 7-1）,然后向中枢投射。

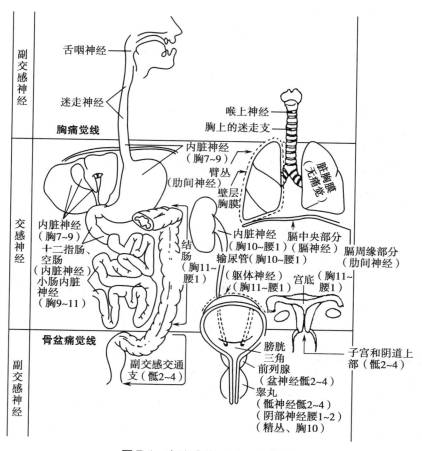

图 7-1 内脏感觉传入通路示意图

胸痛觉线和骨盆痛觉线之间的器官,其痛觉通过交感神经纤维传入;胸痛觉线以上和骨盆痛觉线以下的器官,其痛觉通过副交感神经纤维传入。

二、自主神经系统的功能

中枢对内脏活动的神经支配是通过分布于各内脏器官、平滑肌和腺体的自主神经传出部分实现的。

（一）自主神经系统的结构基础

自主神经系统分为中枢和外周两部分。中枢部分包括从脊髓到大脑的有关神经结构。外周部分包括传入神经和传出神经，但多数情况下指支配内脏器官的传出神经，并将其分为**交感神经**（sympathetic nerve）和**副交感神经**（parasympathetic nerve）两部分。

自主神经从中枢发出以后，在到达效应器之前都要在神经节中更换神经元。由中枢发出的纤维叫**节前纤维**（preganglionic fiber）；而由外周神经节发出的纤维叫**节后纤维**（postganglionic fiber）。

1. 交感神经系统　交感神经系统由交感神经节前神经元和交感节后神经元及其纤维组成。

（1）交感节前神经元

1）交感节前神经元胞体：位于脊髓胸腰段背角和腹角之间的灰质内。每个交感神经节以及肾上腺髓质都接受来自几个脊髓节段的交感节前神经元支配，但以一个节段的节前神经元为主。

2）交感神经的节前纤维：交感神经的节前纤维多数在椎旁神经节组成的交感链换元，再发出节后纤维调节内脏器官活动。交感神经节前纤维短节后纤维长。少数节前神经纤维进入交感神经节后，与神经节内的交感节后神经元形成突触。分布到肾上腺髓质的节前纤维与嗜铬细胞形成突触。一根交感神经节前纤维可以和许多节后纤维发生突触联系。因此，交感神经兴奋时所影响的范围比较广泛。

3）交感节前与节后神经元的突触：突触大多为轴突-树突型。

（2）交感节后神经元：交感节后神经元的胞体发出数根树突和一根轴突，其树突的数量决定了与之形成突触的节前神经元数目。轴突进入所支配的效应器就发生分支，分支的末梢上有呈串珠状的曲张体。每个节后神经元的末梢约有 3 万~3.5 万个曲张体。

2. 副交感神经系统　副交感神经系统由副交感节前神经元和副交感节后神经元及其纤维组成。

（1）副交感节前神经元：分布在中脑（动眼神经副核）、延髓（上涎核、下涎核、迷走神经背核）和脊髓骶段（$S_2 \sim S_4$）。它们发出纤维行走于颅神经（Ⅲ、Ⅶ、Ⅸ、Ⅹ）及盆神经中。

（2）副交感节后神经元：位于壁旁神经节（如睫状神经节、蝶腭神经节、下颌下神经节和耳神经节等）和壁内神经节。

副交感神经的外周神经节位于所支配的器官近旁或器官壁内，所以副交感节前神经纤维长，而节后神经纤维短。一根副交感神经的节前纤维只与几个节后神经元形成突触，所以兴奋时影响范围较为局限（图 7-2）。某些器官没有副交感神经的支配，只接受交感神经的支配，例如皮肤和肌肉的血管、汗腺、立毛肌、肾上腺髓质和肾等。

（二）自主神经系统的功能

除少数器官外，多数组织器官都接受交感和副交感神经的双重支配，并且交感和副交感神经的作用往往具有拮抗性。交感和副交感神经对内脏器官活动的影响是通过不同的递质和受体实现的。交感神经节后纤维释放的主要递质是 NE；副交感神经后纤维则主要释放ACh；后交感神经系统的神经递质种类较多，有 5-HT、P 物质（SP）、脑啡肽（ENK）、生长抑素（SS）、血管活性肠肽（VIP）及缩胆囊素（CCK）等。递质与相应的受体结合后发挥其调节功能。

1. 自主神经系统主要功能　自主神经系统的功能在于调节内脏器官、平滑肌和腺体（消化腺、汗腺、部分内分泌腺）的活动。表 7-1 概括了交感神经和副交感神经对不同器官的作用及其生理功能。

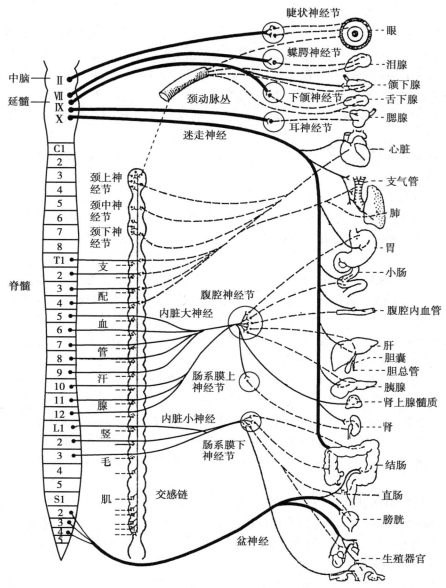

图 7-2 自主神经分布示意图
细线:交感神经;粗线:副交感神经;实线:节前纤维;虚线:节后纤维。

表 7-1 自主神经系统主要功能

器官	交感神经	副交感神经
循环	心跳加快加强,腹腔内脏血管、皮肤血管以及分布于唾液腺与外生殖器的血管收缩	心跳减慢,心房收缩减弱
呼吸	支气管平滑肌舒张	支气管平滑肌收缩
消化	分泌黏稠唾液,抑制胃肠运动,促进括约肌收缩,抑制胆囊活动	分泌稀薄唾液,促进胃液、胰液分泌,促进胃肠运动,括约肌舒张,促进胆囊收缩
泌尿生殖	逼尿肌舒张,括约肌收缩,有孕子宫收缩,无孕子宫舒张	逼尿肌收缩,括约肌舒张
眼睛	瞳孔扩大,睫状肌松弛	瞳孔缩小,睫状肌收缩,促进泪腺分泌
皮肤	立毛肌收缩,汗腺分泌	
代谢	促进糖原分解,促进肾上腺髓质分泌	促进胰岛素分泌

2. 自主神经系统功能特点 自主神经系统对内脏器官活动的支配功能不同,其主要特点见表7-2。

表7-2 自主神经系统功能特点

特点	说明	例子
双重支配	多数内脏器官同时接受交感神经和副交感神经支配	如心脏、胃肠道等
拮抗作用	具双重神经支配的器官中,交感神经和副交感神经所起作用往往相反	交感神经兴奋心脏,副交感神经抑制心脏
协同作用	交感和副交感对所支配器官的作用一致	交感和副交感都促进唾液腺分泌,不同的是交感神经分泌量少而黏稠,副交感神经分泌量多而稀薄
紧张性作用	安静时两种神经持续发放低频率神经冲动	切断心交感神经后心率减慢,切断心迷走神经后心率加快
整体功能	交感神经活动范围广泛,常以整个系统来参加反应;副交感活动范围较小,主要促进消化吸收,储备能量	活动兴奋时,交感-肾上腺髓质系统活动为主;安静和睡眠时,迷走-胰岛素系统活动为主

交感-肾上腺髓质系统和迷走-胰岛素系统是机体调节内脏活动的两大功能系统。通常机体在活动和兴奋时,交感-肾上腺髓质系统活动水平较高;而相对安静和睡眠状态下,迷走-胰岛素系统活动水平较高。当机体处于紧急状态时,不仅交感-肾上腺髓质系统广泛兴奋,迷走-胰岛素系统活动也加强,但往往前者作用更强,因而掩盖了后者的效应。从支配的效应器官活动来看,两大系统的作用是拮抗的,但从维持整体功能活动稳态的作用来看是协同的。

（三）肠神经系统

胃肠道的壁内有丰富的神经元分布,这些神经元构成**肠神经系统**（enteric nervous system,ENS）,又称**内在神经系统**（intrinsic nervous system）。

1. 肠神经系统的组成 肠神经系统包含胃肠道的黏膜下神经丛和肌间神经丛的神经元、中间连结纤维以及从神经丛发出支配胃肠道平滑肌、腺体和血管的神经纤维。

（1）肠神经系统神经元:人类肠壁内的神经元超过1亿个,约与脊髓内所含神经元的总数相近,广泛分布在从食管到直肠的消化道管壁内。ENS的神经元包括**感觉神经元**（sensory neuron）、**中间神经元**（interneuron）和**运动神经元**（motor neuron）。图7-3显示了感觉神经元、中间神经元和运动神经元通过突触相互连接形成完整的ENS微环路。

1）感觉神经元:根据胃肠道的状态接受感觉信息,感受食物对胃肠道的化学（渗透压、酸碱度以及葡萄糖浓度）、温度和机械刺激,并将信息传入中枢神经系统（CNS）和ENS中间神经元。

2）中间神经元:与ENS内在感觉神经元和运动神经元相联系。中间神经元经突触连接构成**中间神经网络**（internuncial network）,对胃肠信息进行综合分析和处理,并将总和的信息传递给运动神经元,产生一种特殊形式的消化活动。

3）运动神经元:与脊髓α、γ运动神经元一样,是将信息从中间微环路传向效应器的最后共同通路。其所传达的信息可调节效应器（肌肉组织、分泌上皮和血管）的活动,以控制胃肠平滑肌的紧张性、消化腺的分泌及血流。

（2）肠神经系统神经丛:ENS主要由黏膜下神经丛和肌间神经丛两类神经丛构成。此外,还有黏膜神经丛（在黏膜层）和浆膜下神经丛（在肠系膜以及肠肌层的外面）。

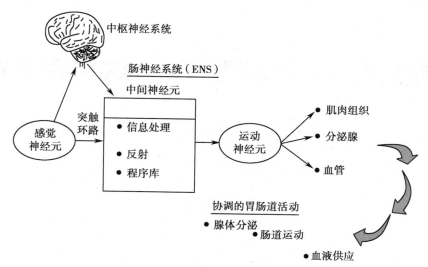

图 7-3 肠神经系统微环路示意图

1）黏膜下神经丛：**黏膜下神经丛**（submucosal plexus）位于消化道黏膜下层。其运动神经元释放 ACh 和 VIP，主要作用是调节胃肠道腺细胞的分泌和局部血流量。

2）肌间神经丛：**肌间神经丛**（myenteric plexus）位于环形肌和纵行肌之间，主要功能是参与胃肠平滑肌运动的调节，调控胃肠的紧张性和节律性收缩。

根据肌间神经丛的运动神经元的作用不同，可分为兴奋性运动神经元和抑制性运动神经元两类：①兴奋性运动神经元：有的单纯含 ACh，有的同时含有 P 物质、神经激肽 A、神经激肽 B、神经肽 Y 和神经肽 K 等。P 物质、神经激肽 A 的兴奋性运动神经元对环形肌和纵行肌均有调节作用，能引起平滑肌的收缩，增加基础张力或节律性收缩的幅度。②抑制性运动神经元：含有垂体腺苷酸环化酶活性肽（PACAP）或 VIP 的神经元，可以是中间神经元，也可是支配环形肌的抑制性运动神经元，但对纵行肌的调控作用较弱。抑制性运动神经元引起平滑肌松弛，抑制其收缩活动。

此外，肌间神经丛的大多数神经元还含有一种或一种以上活性物质：如铃蟾肽、神经肽 Y、阿片肽和甘丙肽；少数神经元还含有 GABA、5-HT 或 SS。含 5-HT 或 SS 的神经元仅在神经元之间起作用，并通过其他神经元而间接调节平滑肌细胞活动。

2. 肠神经系统的神经递质 ENS 的神经元几乎具有所有 CNS 中的神经递质和神经调质（表 7-3）。

表 7-3 消化道内在神经元的主要神经递质和调质

神经递质（调质）	分布及作用
乙酰胆碱（ACh）	支配胃肠道平滑肌细胞、某些肠道内分泌细胞、肠上皮细胞、壁细胞的内在神经元，是主要的兴奋性递质
去甲肾上腺素（NE）	见于某些分泌调节性神经元和中间神经元，可能参与兴奋性传递，与平滑肌兴奋有关
缩胆囊素（CCK）	可能参与兴奋性神经元突触传递
5-羟色胺（5-HT）	是分泌调节性神经元的兴奋性递质，也可能是肠道内血管舒张神经元的递质，与肠内抑制性运动神经元的信息传递有关
血管活性肠肽（VIP）	见于分泌调节性神经元，可能抑制水和电解质的分泌；也见于中间神经元及某些抑制性运动神经元

续表

神经递质（调质）	分布及作用
一氧化氮（NO）	是肠内抑制性运动神经元的共存递质
促胃液素释放肽	对促胃液素细胞（G 细胞）有兴奋作用，也见于支配肌肉的神经纤维和中间神经元
速激肽（包括 P 物质和神经激肽）	是肠道肌肉兴奋性运动神经元的主要递质，也可能是肠道初级感觉神经元的递质
降钙素基因相关肽（CGRP）	见于某些分泌调节性神经元和中间神经元，调节胃肠血流、分泌与运动
三磷酸腺苷（ATP）	与肠内抑制性运动神经元的信息传递有关
生长抑素（SS）	广泛分布于胃肠道内在神经元

（四）心（内）神经系统

心（内）神经系统是指广泛分布于心脏内部的神经节、散在的神经元、神经纤维丛所构成的心内神经网络。

1. 心神经节分布与特点　心神经节全部位于心房，较大的心神经节主要分布于窦房结和房室结周围，较小的心神经节分布于心房、心室和房间隔等处。心神经节的分布特点是：①在左心房，心神经节分布于心房前部和后部的分界处，左心房膈面延至肺动脉右侧壁，少数神经节分布在左心房上壁及肺静脉入口处。②在右心房，心神经节分布于窦房结、窦后区、腔静脉区域及界沟等处。

2. 心神经节细胞纤维联系　心神经节是迷走神经的换元处，由心神经节发出的节后纤维分布至心脏特殊传导系统、心肌、心瓣膜及冠状血管等组织。部分心神经节细胞并不接受迷走神经支配，而与其他心神经节细胞发生联系，接受其他心神经节纤维投射的影响，属于心内感觉神经元。心神经节有感觉神经元，其中枢突可到达心神经节其他细胞、外周神经节、中枢感觉核团等；其周围突可达心壁组织，形成外周短程环路和心内局部反射环路，参与心功能的调控。

3. 心（内）神经系统的功能

（1）独立完成心脏功能的初级调节：心内神经系统作为不依赖中枢的心内局部反射环路，可感受心脏局部刺激，通过反馈、整合，参与心率、心肌长度和张力、心肌传导及冠脉血流的调节。

（2）协调自主神经对心脏功能的调控：心内神经节细胞既接受迷走神经支配，也接受交感神经支配，因此在整合自主神经对心脏功能的调控中，心内神经节细胞起着"闸门"和"最后通路"的作用。

三、自主神经末梢的兴奋传递

（一）自主神经纤维的分类

1. 胆碱能纤维　凡是末梢释放 ACh 作为神经递质的神经纤维都称为胆碱能纤维。包括交感神经、副交感神经节前纤维，副交感神经节后纤维和交感神经少部分节后纤维，如支配汗腺和骨骼肌舒血管纤维。

2. 肾上腺素能纤维　凡是释放 NE 作为递质的神经纤维都称为肾上腺素能纤维。在外周，除少数交感胆碱能纤维外，大部分交感神经节后纤维末梢释放 NE，属于肾上腺素能纤维。

（二）外周递质作用的机制

交感和副交感神经系统传出神经的功能主要是调节内脏器官（心肌、平滑肌）和腺体的活动，其作用机制是通过不同的递质与相应的受体结合实现的。主要的外周神经递质包括三大类。

1. 乙酰胆碱　副交感神经（如迷走神经和盆神经）节后纤维和少数交感神经节后纤维（如支配骨骼肌血管的交感舒血管神经和支配汗腺的胆碱能节后纤维）释放 ACh，与内脏、血管和腺体等效应器的胆碱能受体（M 型受体）结合，从而产生生理功能。

2. 去甲肾上腺素　大多数的交感神经节后纤维释放 NE，与内脏、血管和腺体等效应器的肾上腺素能受体（α 受体和 β 受体）结合，发挥生理效应。

3. 神经肽　一些自主神经的节后纤维属于非胆碱非肾上腺素能纤维，释放的递质是肽类物质，如 SP、VIP、ENK 和 SS 等，又称为**肽能神经元**（peptidergic neuron）。

（三）主要器官和组织的受体及其作用

不同的递质和受体结合后产生相应的生理效应，调控各器官的功能。具体的受体分布和生理功能见表 7-4。

表 7-4　自主神经系统胆碱能和肾上腺素能受体的分布及其生理功能

效应器	胆碱能系统		肾上腺素能系统	
	受体	效应	受体	效应
自主神经节	N_1	节前-节后兴奋传递		
眼				
瞳孔括约肌	M	收缩（缩瞳）		
瞳孔开大肌			α_1	收缩（扩瞳）
睫状体肌	M	收缩（视近物）	β_2	舒张（视远物）
心				
窦房结	M	心率减慢	β_1	心率加快
房室传导系统	M	传导减慢	β_1	传导加快
心肌	M	收缩力减弱	β_1	收缩力增强
血管				
冠状血管	M	舒张	α_1	收缩
			β_2	舒张（为主）
皮肤黏膜血管	M	舒张	α_1	收缩
骨骼肌血管	M	舒张[①]	α_1	收缩
			β_2	舒张（为主）
脑血管	M	舒张	α_1	收缩
腹腔内脏血管			α_1	收缩（为主）
			β_2	舒张
唾液腺血管	M	舒张	α_1	收缩

续表

效应器	胆碱能系统		肾上腺素能系统	
	受体	效应	受体	效应
支气管				
平滑肌	M	收缩	β_2	舒张
腺体	M	促进分泌	α_1	抑制分泌
			β_2	促进分泌
胃肠				
胃平滑肌	M	收缩	β_2	舒张
小肠平滑肌	M	收缩	α_2	舒张[2]
			β_2	舒张
括约肌	M	舒张	α_1	收缩
腺体	M	促进分泌	α_2	抑制分泌
胆囊和胆道	M	收缩	β_2	舒张
膀胱				
逼尿肌	M	收缩	β_2	舒张
三角区和括约肌	M	舒张	α_1	收缩
输尿管平滑肌	M	收缩（？）	α_1	收缩
子宫平滑肌	M	可变[3]	α_1	收缩（有孕子宫）
			β_2	舒张（无孕子宫）
皮肤				
汗腺	M	促进温热性发汗[1]	α_1	促进精神性发汗
立毛肌			α_1	收缩
唾液腺	M	分泌大量稀薄唾液	α_1	分泌少量黏稠唾液
代谢				
糖酵解			β_2	加强
脂肪分解			β_3	加强

注：[1] 为交感节后胆碱能纤维支配；[2] 可能是突触前调制递质的释放所致；[3] 因月经周期、循环中雌激素、孕激素水平、妊娠以及其他因素而发生变动。

第二节 中枢神经系统对内脏活动的调节

在中枢系统的各级水平都存在调节内脏活动的核团，它们在内脏反射活动的整合中起不同的作用。较简单的内脏反射通过脊髓整合即可完成，而较复杂的内脏反射则需要延髓以上中枢参与才能完成。

一、脊髓对内脏活动的调节作用

脊髓是内脏反射活动的初级中枢。在整体内，脊髓本身并不具有精确的整合调节功能，它们是中枢神经系统调节内脏功能的最后传出通路。

（一）脊髓初级中枢的位置

脊髓参与内脏活动中枢部位已明确，在脊髓胸、腰段灰质侧角中有支配心脏和血管的交感节前神经元，在脊髓骶段有支配血管的副交感节前神经元。支配呼吸肌的运动神经元位于脊髓颈段第3~5节前角（支配膈肌）和胸腰段前角（支配肋间肌和腹肌）。调节泌尿生殖、直肠及肛门的交感中枢位于脊髓腰段（L_1~L_2），副交感中枢位于脊髓骶段（S_2~S_4）。在正常情况下，这些神经元的活动完全受延髓及延髓以上高级中枢的控制。

（二）脊髓初级中枢的调节

研究表明，脊休克后机体的血管张力反射、发汗反射、排尿反射、排便反射、勃起反射等可以得到不同程度的恢复。但是，这些内脏反射很初级，不能很好地适应生理功能的需要。例如，脊髓高位截瘫患者，由平卧位转成直立位时，病人会感到头晕，原因是脊髓交感中枢虽能完成血管张力反射，保持一定的外周阻力，但体位性血压反射的调节能力很差，因此血管的紧张性和血流阻力不能及时调控到位。又如，病人虽有一定的反射性排尿能力，但排尿不受意识控制，而且排尿不完全。可见，机体脊髓的自主性神经功能是在上位高级中枢调节下完成的。

二、脑干对内脏活动的调节作用

脑干由延髓、脑桥和中脑组成，是许多内脏活动的基本中枢所在部位，其中延髓是维持生命活动的基本中枢。延髓由于受压、穿刺等原因而受损时，可迅速导致死亡，故延髓也称为生命中枢。

（一）延髓对内脏活动的调控

在延髓网状结构中存在许多与调控循环、呼吸和消化等内脏活动的神经元，其下行纤维支配脊髓，调节脊髓的自主神经功能。由延髓发出的自主神经纤维支配心、胃、小肠、胰腺、肝、喉头、支气管、食管，及头面部的所有腺体。

1. 延髓是心血管活动的基本中枢　在中枢神经系统中参与心血管反射的神经元群称为心血管中枢，分布于从脊髓到大脑皮层的各个部位（图7-4）。延髓至下丘脑是最重要的心血管活动调控部位。心血管的紧张性活动起源于延髓，许多基本的心血管反射都是在延髓联通的，高位中枢的作用也是通过延髓下传至脊髓心血管神经元的。

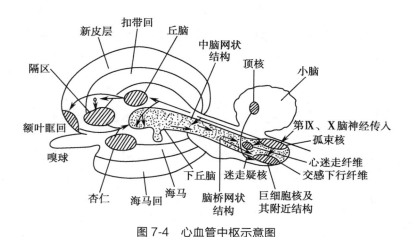

图7-4　心血管中枢示意图

延髓心血管中枢是控制心迷走神经、心交感神经和交感缩血管神经的延髓神经元群,可分别称为心迷走中枢、心交感中枢和交感缩血管中枢。这些神经元群平时都有紧张性活动,分别称为心迷走紧张、心交感紧张和交感缩血管紧张,并分别呈现相应的紧张性活动。在机体安静状态时,心迷走紧张性较强,使心率维持在 70 次/min 左右;情绪激动或运动时,心交感紧张性和交感缩血管紧张性加强,心率明显加快,心血管活动增强,血压增加。

（1）心血管交感中枢:延髓腹外侧区(ventrolateral medulla,VLM)是交感缩血管神经元和心交感神经元紧张性活动起源的部位,即交感缩血管中枢和心交感中枢的所在部位。VLM 接受并整合外周多种感受器以及中枢某些核团传入的心血管信息,并将整合后的指令传至脊髓灰质中间外侧柱(intermediolateral column,IML)的交感节前神经元。VLM 的心血管神经元主要分布在两个区域,即延髓头端腹外侧区(rostral ventrolateral medulla,RVLM)和延髓尾端腹外侧区(caudal rostral ventrolateral medulla,CVLM)。其中 RVLM 神经元是维持心交感神经和交感缩血管神经紧张性活动的基本部位,电刺激 RVLM 可使交感神经紧张性活动增强,心率加快,血压升高;而 CVLM 神经元可抑制 RVLM 神经元的活动,间接导致心交感和交感缩血管紧张降低,心率减慢、血管舒张、血压降低。

（2）心迷走中枢:心迷走中枢位于延髓的迷走神经背核和疑核。心迷走中枢的神经元广泛地接受来自端脑、下丘脑和脑干其他核团的纤维投射。孤束核至心迷走神经元有单突触联系,压力感受器和化学感受器的传入冲动对维持心迷走神经中枢的紧张性活动具有重要的作用。

（3）心血管反射换元站:孤束核(nucleus tractus solitarius,NTS)是多种心血管反射传入纤维在中枢更换神经元的部位。NTS 的联系有三方面:①接受上位不同脑区(端脑、下丘脑、小脑)心血管调节有关核团的纤维投射;②接受压力感受器、化学感受器和心肺感受器,经舌咽神经和迷走神经传入信息;③发出传出纤维至延髓以及中枢其他部位的神经元。NTS 发出纤维投射到延髓尾端腹外侧部,能抑制心血管交感紧张性活动。NTS 发出纤维投射到迷走神经背核、疑核等,可加强心迷走神经的紧张性活动。此外,NTS 还可发出纤维直接投射到脊髓交感神经元,抑制交感紧张性活动。

2. 延髓是呼吸运动的基本中枢

（1）延髓是基本呼吸节律发源地:呼吸节律由延髓产生,延髓是呼吸运动的基本中枢。

（2）延髓呼吸神经元:应用微电极记录细胞自发放电的结果表明,在延髓内有许多呈节律性自发放电并与呼吸周期有关的神经元,称为呼吸相关神经元。在吸气相放电的为吸气神经元,在呼气相放电的为呼气神经元。呼吸神经元主要集中在延髓背内侧部和腹外侧部,分别称为背侧呼吸组(DRG)和腹侧呼吸组(VRG)。

1）背侧呼吸组:相当于孤束核的腹外侧部,以吸气神经元(增强型)为主。吸气神经元轴突交叉到对侧下行至脊髓颈段和胸段,支配膈肌和肋间外肌运动神经元,兴奋时引起吸气。

2）腹侧呼吸组:位于延髓腹外侧部,VRG 有吸气和呼气两类神经元,二者数目大致相当。VRG 呈纵向排列,沿纵轴方向可分为以下三个部分:①尾端:位于脊髓和延髓连接处到闩门附近。此处呼气神经元的密度高,中间夹杂少量吸气神经元。大部分呼气神经元的轴突在闩门后方交叉至对侧,在脊髓腹外侧下行投射到胸段和腰段,分别支配与肋间内肌和腹肌有关的呼气运动神经元,兴奋时引起主动呼气。②中间部:位于延髓腹外侧,主要包括吸气相放电的神经元,其中大约 70% ~ 80% 为增强型吸气神经元,其轴突在闩门交叉至对侧,在脊髓腹外侧下行投射到颈、胸段的膈运动神经元和肋间外运动神经元,以驱动吸气。③头端:为疑核头端部包括面神经后核和包钦格复合体(Bötzinger complex)。包钦格复合体主要含呼气神经元。其功能是防止在呼气相有吸气神经元的突发性放电,构成呼气神经元对吸气神经元的反馈性抑制作用。

此外,延髓还是调控消化活动重要的中枢。整个机体的消化活动,包括消化道的运动和消化腺的分泌,其反射性调节活动的基本中枢都位于延髓,如咀嚼反射、吞咽反射、唾液分泌反射、呕吐反射等。

（二）脑桥对内脏活动的调控作用

脑桥为脑干的中段,位于小脑下方延髓和中脑之间,有横行纤维构成连接小脑左右两侧的桥样结构。脑桥内的神经核团与延髓网状结构自主神经中枢之间有密切联系。

1. 脑桥心血管运动中枢　　脑桥心血管运动中枢主要存在于两个部位:①蓝斑:兴奋蓝斑引起血压升高,可通过肾上腺素能纤维作用于室旁核的肾上腺素受体产生效应,也可通过投射到延髓腹外侧部的肾上腺素能纤维,直接或间接引起升压反应。②臂旁核:臂旁核与脑内重要心血管中枢有广泛联系。实验表明,电刺激该区域可引起明显的升压反射,提示其在调节心血管活动中起重要作用。

2. 脑桥呼吸调整中枢　　**脑桥呼吸组**（pontine respiratory group,PRG）神经元在脑桥上部,呼吸神经元相对集中于臂旁内侧核和相邻的 Kölliker-Fuse（KF）核,合称 PBKF 核群。该部位是呼吸调整中枢,控制吸气的时程。生理条件下,脑桥呼吸调整中枢发挥着持续的调控作用,维持人体正常的呼吸节律和深度。

（三）中脑对内脏活动的调控作用

1. 中脑是防御性心血管反应的主要中枢部位　　刺激中脑的一定部位,可引起典型的防御反应和有关的心血管活动变化,表现为非常明显的自主神经反应,如心肌收缩加强加快、动脉血压升高、瞳孔扩大、竖毛等。

2. 中脑导水管周围灰质（PAG）是重要的升压区　　该区域兴奋时可出现一系列行为和自主活动的变化,包括动脉血压升高和心率加快,其机制可能是通过肾上腺素能神经元投射纤维,作用于延髓腹外侧部的肾上腺素受体（α 受体和 β 受体）,而使动脉血压升高。

三、下丘脑对内脏活动的调节作用

下丘脑是自主神经系统的高级中枢。下丘脑把内脏活动与其他生理活动联系起来,成为自主性、躯体性和内分泌性功能活动的重要整合中枢,调节着内脏、体温、营养摄取、水平衡、内分泌、情绪反应、生物节律等重要生理过程。下丘脑内含有丰富的参与调节内脏活动的神经核团,如视上核、视交叉上核、室旁核、弓状核和乳头体核群等（图 7-5）。

（一）下丘脑整合调控内脏活动的结构基础

下丘脑与中枢神经系统其他部位之间具有密切的神经联系（图 7-6）,进入下丘脑的传入冲动可来自边缘前脑、丘脑、脑干等结构;其传出冲动也可抵达这些部位。此外,下丘脑还可通过垂体门脉系统与下丘脑-垂体束调节腺垂体与神经垂体的活动。

1. 信息传入下丘脑的模式与通路　　下丘脑既接受从脊髓和脑干传来的特异性和非特异性的内脏感觉信息传入,又接受大脑-边缘系统、丘脑、小脑和基底神经节的纤维投射,还能接受中枢及外周的体液信息。

（1）接受脊髓和脑干的内脏感觉传入:脊髓和脑干网状结构及各种核团传来的特异性和非特异性的内脏感觉传入,以单突触形式传至下丘脑。主要有四条通路:①内脏初级传入脊髓换元（经脊髓-下丘脑束）→下丘脑外侧区（主要传递伤害性信息传至室旁核）。②孤束核（中继内脏传入）→下丘脑外侧区和室旁核。③中缝大核→下丘脑。④蓝斑核→下丘脑后核、室旁核、正中隆起。

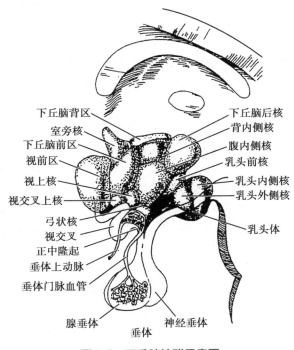

图 7-5　下丘脑核群示意图

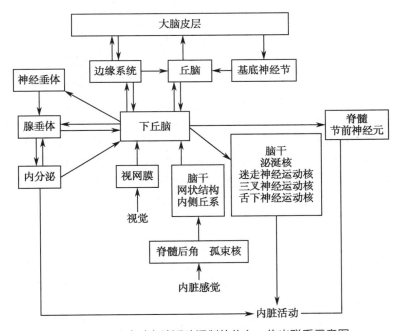

图 7-6　下丘脑对内脏活动调制的传入、传出联系示意图

（2）接受大脑-边缘系统、丘脑、小脑和基底神经节纤维投射:边缘系统以多突触形式投射至下丘脑。主要有四条通路:①嗅球→嗅结节→杏仁核、梨状皮层→经内侧前脑束、穹窿→下丘脑。②海马→穹窿→下丘脑。③大脑皮层（颞叶、额叶）→下丘脑。④丘脑（丘脑内侧核、中线核）→下丘脑。杏仁核、海马等前脑神经元多与下丘脑形成双向突触联系。

（3）接受中枢及外周的体液信息:下丘脑还可借助体液途径感受中枢及外周的信息,主要有两条途径:①下丘脑内的终板血管器（OVLT）和正中隆起,因缺乏血-脑屏障,可直接感

笔记栏

受血液理化性质和化学成分的变化。②第三脑室室管膜上的伸展细胞,也可沟通脑脊液和下丘脑核团之间的联系。

2. 下丘脑内部的局部环路联系　下丘脑含有多种形式的环路,主要有三种形式:①下丘脑内部各区域之间存在广泛的纤维联系;②下丘脑内部各核团之间的纤维联系,如弓状核神经元投射到室旁核神经元;③下丘脑同一核团中不同性质神经元之间的纤维联系,如室旁核大细胞神经元与小细胞神经元之间的突触联系。

3. 下丘脑传出通路　下丘脑的传出通路主要有三条:①下丘脑-脑干通路:自下丘脑室周区、内侧区发出纤维到达脑干的红核、迷走神经背核、疑核、孤束核、迷走神经运动核、三叉神经运动核和舌下神经核等,参与内脏活动的调节。②下丘脑-神经垂体系统:由下丘脑视上核、室旁核发出沿下丘脑-垂体束到达神经垂体构成,参与心血管活动和体液代谢的调节。③下丘脑-腺垂体系统:由下丘脑促垂体区中的肽能神经元末梢通过垂体-门脉系统与腺垂体共同构成,参与对神经-内分泌的调节进而调节内脏活动。

（二）下丘脑对内脏活动的调控作用

1. 下丘脑对内脏活动的调控作用　下丘脑的不同部位对自主神经系统的影响各有不同。如刺激下丘脑前区及邻近部位,则引起多种内脏活动的副交感反应;刺激下丘脑灰结节内侧部,可使心率减慢、胃蠕动增强、胃内压升高,膀胱壁张力增强;而刺激灰结节外侧部,可使动脉血压升高,呼吸加快,胃蠕动减弱;刺激漏斗后部,则导致心率和呼吸加快,胃蠕动减弱、胃内压降低等变化。

2. 下丘脑对内脏活动的整合作用　下丘脑是自主神经系统的高级中枢,又是调节心血管活动的重要部位。

（1）下丘脑是压力感受性反射的整合中枢:刺激下丘脑前区出现降压反应,与降压反射一致。损毁下丘脑前区,压力感受性反射减弱。电生理实验观察到,颈动脉窦压力升高时,下丘脑降压区大多数神经元兴奋,表明下丘脑前区与延髓降压区构成功能单位,共同参与压力感受器反射的整合调控。

（2）下丘脑是防御反应和心血管活动的整合部位:在完整机体中由环境变化引起的心血管反应均表现为特殊的整合形式。例如,动物处于紧急状态时可发生**防御反应**（defense reaction）,并伴有心血管活动的变化。电刺激下丘脑腹内侧区引起的心血管变化,表现出防御反应的心血管整合模式,引起动脉血压升高、心率加快、心收缩力增强、心输出量增加等反应。这些心血管反应主要是使骨骼肌有充足血液供应,以适应防御、搏斗或逃跑等行为的需要。

3. 下丘脑是神经内分泌和功能调节的整合中枢　室旁核（PVN）与延髓心血管中枢和脊髓心血管运动神经元均有联系。PVN通过小细胞神经元参与压力感受性反射的调节,参与防御反应和应激反应中的心血管反应;PVN还可通过大细胞神经元释放血管升压素,调节循环血量和动脉血压,参与心血管活动的调节。

四、新皮层-边缘系统对内脏活动的调节作用

人类的大脑皮层可分为新皮层、旧皮层和古皮层。新皮层是指进化较新、分化程度最高的大脑半球外侧面结构。旧皮层和古皮层则是指比较古旧的、围绕着脑干的大脑内侧面部分;其中最内侧的海马、穹窿等环形结构为古皮层,较外圈的环形结构包括扣带回、海马回等为旧皮层。古皮层和旧皮层曾被称为边缘叶,由于它在结构和功能上与大脑皮层的岛叶、颞极、眶回等,以及皮层下的杏仁核、隔区、下丘脑、丘脑前核等密切相关,故将边缘叶连同这些结构称为**边缘系统**（limbic system）。

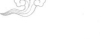

　　此外,中脑导水管周围灰质、被盖等也与上述结构存在着密切的上、下行纤维双向联系,于是这部分结构也被包括进来,从而形成**边缘前脑**(limbic forebrain)和**边缘中脑**(limbic mid-brain)的概念。边缘前脑包括海马、穹窿、海马回、扣带回、杏仁核、隔区、梨状区、岛叶、颞极、眶回等结构。边缘中脑包括中脑导水管周围灰质、被盖的中央部及外侧部、脚间核等结构。海马、扣带回、杏仁核、隔区、梨状区、岛叶等是大脑对自主性功能调节的重要中枢结构。

　　边缘皮层与下丘脑及脑干之间存在许多密切的交互连接,形成复杂的通路与环路。主要有:①内侧前脑束:包括下行纤维和上行纤维,下行纤维从胼胝体下回下行穿过视前区和下丘脑外侧区到中脑,上行纤维从边缘中脑上行至隔区和杏仁。②海马环路:海马→乳头体→乳头丘脑束→丘脑前核→扣带回→海马(图7-7)。

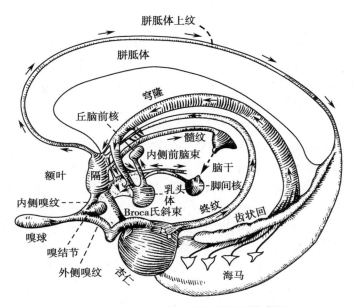

图 7-7　边缘系统的主要核群联系模式图

（一）新皮层对内脏活动的调节作用

　　新皮层与内脏活动密切相关,且具有区域分布特征。电刺激动物的新皮层除能引起躯体运动等反应外,还可出现内脏活动的变化。例如,刺激新皮层4区内侧面能引起直肠与膀胱运动改变;刺激4区外侧面可产生呼吸与血管运动改变;刺激4区底部会出现消化道运动和唾液分泌变化。电刺激人类大脑皮层也能见到类似结果。如切除动物新皮层,除有感觉和运动丧失外,很多自主性功能(血压、排尿、体温等)也发生异常。可见,新皮层是调控自主神经功能的高级中枢与高级整合部位。

（二）边缘系统对内脏活动的调节作用

　　边缘皮层曾有"**内脏脑**"(visceral brain)之称,表示其与内脏活动有密切关系。边缘系统功能比较复杂,它与内脏活动、情绪反应、记忆活动等有关。刺激边缘系统不同部位引起自主性反应十分复杂,可引起血压、呼吸运动,胃肠运动及瞳孔产生双向的变化。

　　1. 对心血管功能的影响　刺激猴的扣带回前部,引起血压下降或上升,心率减慢。刺激胼胝体膝部周围的扣带回,大多数出现降压反应,也有升压反应或降低后又升压。有人认为胼胝体膝部周围的扣带回有升压区和降压区,降压区在背侧,而升压区靠近腹侧。刺激杏仁引起血压下降,心率减慢;高频率刺激可有升压反应,对心率的影响不一致。刺激额叶眶额回引起血压升高或降低,刺激颞叶腹侧面、钩回附近可有降压反应。刺激后眶回虽不出现明显血压改变,但可阻止因刺激颈动脉窦而引起的血压下降反应。

2. 对消化功能的影响　刺激猴的扣带回前部可使幽门部运动及张力受到抑制。刺激杏仁可引起唾液分泌、胃酸分泌和胃蠕动增加。刺激后眶回、脑岛、颞极等可抑制胃运动及张力,有时也促进蠕动。刺激边缘皮层颞叶部分大多是抑制反应,而刺激边缘皮层额叶抑制和兴奋均有出现。

3. 对呼吸功能的影响　刺激后眶回、前脑岛、颞极等部位均可引起呼吸抑制的反应。刺激颞叶大多引起抑制的反应;而刺激额叶大多引起呼吸加强的反应。

4. 其他自主性反应　刺激杏仁有瞳孔扩大、唾液分泌、排尿排便以及性反应。刺激扣带回可见瞳孔扩大或缩小、立毛肌收缩、排尿排便、勃起、出汗、血糖降低等反应。刺激后眶回、脑岛、颞极、梨状皮层等部位,亦有瞳孔扩大、唾液分泌、排尿排便、血糖升高、排汗等反应。

可见,边缘前脑对内脏活动的调节功能与低位初级中枢不同,刺激初级中枢往往获得比较肯定一致的反应。这是因为初级中枢的功能比较局限,活动比较单一。边缘系统是许多初级中枢活动的调控者,可通过促进或抑制各初级中枢的活动调控更为复杂的功能活动,因此活动反应也就复杂而多变。

（三）协调内脏活动-躯体行为的高级整合中枢

大脑-边缘系统是协调内脏活动-躯体行为的高级整合中枢。大脑皮层的内脏感觉区范围较弥散,并与体表感觉区有一定的重叠。第一感觉区的躯干与下肢部位有内脏感觉代表区;人脑的第二感觉区和补充运动区都与内脏感觉有关;边缘系统的皮层部位也是内脏感觉的投射区。大脑皮层的内脏感觉区既可接受脑干(如臂旁核)的内脏信息传入,也可接受丘脑整合的内脏感觉信息。大脑皮层的内脏运动区(如前额叶扣带回)发出纤维投射至杏仁、下丘脑、中脑导水管周围灰质、臂旁核、孤束核和延髓网状结构,构成调节内脏活动的高级中枢网络。大脑-边缘系统的高级整合调控功能,可使内脏活动与机体各种行为的改变相协调,与躯体活动(感觉、运动)、情绪反应相适应。

第三节　内脏活动的神经反射性调节

内脏的活动通过脏器内局部神经调节网络、低级中枢、皮层下中枢以及大脑皮层(以边缘皮层为主)实现神经反射性调节。

一、心血管活动的反射性调节

神经系统通过各种心血管反射实现对心血管活动的调控。心血管反射的生理意义是:①维持血压的相对稳定;②调配各器官的血流量以移缓济急,最终使心血管活动适应机体所处状态(如运动状态、缺血状态等)的需要。

（一）心血管反射

1. 颈动脉窦和主动脉弓的压力感受性反射　当动脉血压突然升高时,可反射性引起心率减慢、心输出量减少、血管舒张、外周阻力减小,血压下降,这一反射称为**压力感受性反射**(baroreceptor reflex),是人体维持动脉血压相对稳定最主要的快速神经反射,也称为**降压反射**(depressor reflex)。其反射途径如图 7-8 所示。

（1）压力感受性反射的特点

1）负反馈调节:压力感受性反射对动脉血压进行双向调节。当动脉血压升高时,压力

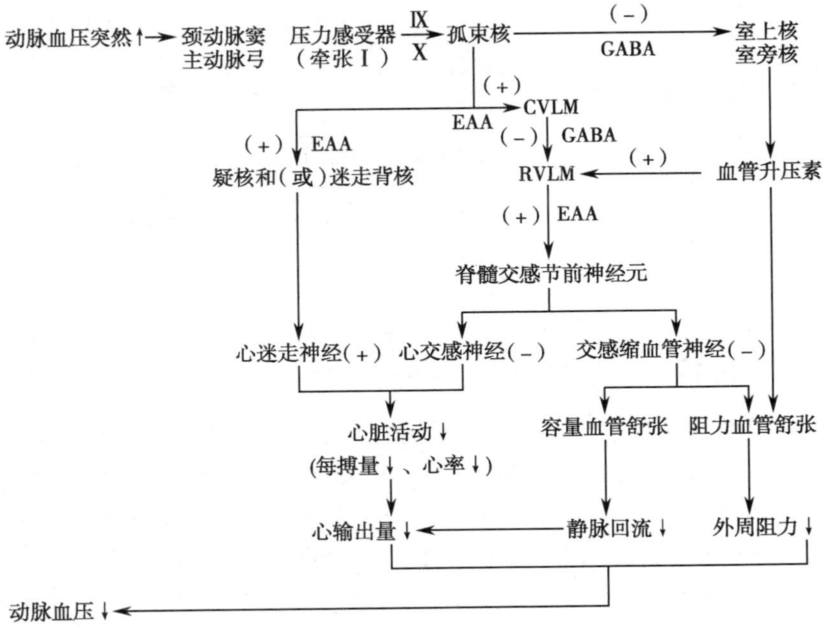

图 7-8 降压反射示意图

IX：舌咽神经；X：迷走神经；CVLM：延髓尾端腹外侧区；RVLM：延髓头端腹外侧区；EAA：兴奋性氨基酸；GABA：γ-氨基丁酸。

感受器兴奋,通过反射使动脉血压回降;而动脉血压下降时,颈动脉窦和主动脉弓压力感受器发出冲动减少,反射性使动脉血压回升,以维持动脉血压的相对稳定。

2）在正常血压范围内反应最灵敏:颈动脉窦灌注压在 60～180mmHg 范围内变化是降压反射的主要压力反应范围。当动脉血压在 80～140mmHg 之间变化时,压力感受性反射最敏感,说明降压反射主要调控在正常范围内波动的血压。

3）对血压的快速变化起缓冲作用:压力感受性反射主要对血压的快速变化起缓冲作用,而对血压的缓慢变化敏感性较低。在动脉血压的长期调节中不起关键作用,不能有效阻止血压缓慢、持续的升高。

4）可发生重调定:如果动脉血压缓慢、持续地升高,如高血压病时,压力感受性反射的调定点将上移,称为压力感受性反射的**重调定**(resetting)。这表示高血压情况下的压力感受性反射将在比正常血压高的水平上工作,故动脉血压维持在比较高的水平。

（2）压力感受性反射的生理意义

1）维持稳定的动脉血压:动脉血压水平高低取决于心血管交感中枢的紧张性,压力感受器的传入具有监视和调节血压的作用。压力感受性反射在心输出量、外周阻力和血量等发生突然变化时,通过负反馈调节机制,在短时间内对动脉血压进行快速调节。其意义是缓冲动脉血压升降的突然变化,使之不至于发生大幅度的波动,以维持动脉血压的相对稳定。

2）保证重要脏器血供:由于颈动脉窦和主动脉弓压力感受器正好位于脑和心脏供血通路的起始部,因此,压力感受性反射在维持正常血压相对稳定的同时,对保证脑和心脏等重要脏器的正常血供具有重要意义。

2. 颈动脉体和主动脉体化学感受性反射 颈动脉体和主动脉体因感受动脉血中 O_2 分压降低、CO_2 分压升高、H^+ 浓度升高的变化而被称为**外周化学感受器**(peripheral chemoreceptor),并引发**化学感受性反射**(chemoreceptor reflex)（图 7-9）。

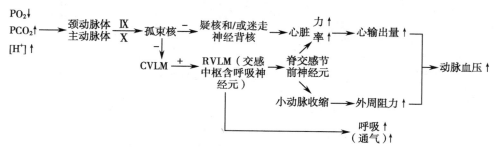

图 7-9 化学感受性反射示意图

Ⅸ:舌咽神经;Ⅹ:迷走神经;CVLM:延髓尾端腹外侧区;RVLM:延髓头端腹外侧区。

（1）化学感受性反射的特点:化学感受器的主要作用是调节呼吸活动,同时对动脉血压也有调节作用。当动脉血 PO_2 降低,PCO_2 升高,H^+ 浓度过高时,化学感受器兴奋,感觉信号分别由窦神经、主动脉神经传入心血管中枢,兴奋延髓呼吸中枢,使呼吸运动加深加快,通气量增大。同时,反射活动通过兴奋交感神经使心肌收缩力、心率和外周阻力增加,引起动脉血压升高。通常认为,颈动脉体专门引起呼吸系统改变,使呼吸增强,而主动脉体则主要引起循环系统变化,使动脉血压升高。

（2）化学感受性反射的生理意义:平时对心血管活动并没有明显的调节作用,只有在低氧、窒息、失血、酸中毒和动脉血压过低等情况下才发挥调节作用,尤其在缺血或缺氧时对循环血量重新分配,优先保证心、脑等重要器官的供血,维持动脉血压有重要意义,属于机体的一种保护性代偿反应。例如,当动脉血压低至 40mmHg 时,压力感受器几乎没有传入冲动,但局部血流量减少导致的低氧、PCO_2 升高和 H^+ 浓度升高可触发化学感受性反射,引起心输出量增加,动脉血压升高,同时脑和心等重要器官的血流量增加。

3. 心肺感受器引起的心血管反射

（1）心内感受器与心肺感受器:心内感受器的种类较多,主要有心房和心室感受器,分布于心房、心室、腔静脉、肺静脉等处。通常将存在于心房、心室和肺循环大血管壁的感受器总称为**心肺感受器**（cardiopulmonary receptor）,其传入神经纤维大多行走于迷走神经干内,也有部分纤维经交感神经到达中枢。引起心肺感受器兴奋的适宜刺激有两类:一类是机械牵张刺激,当心房、心室或肺循环大血管中压力升高或血容量增多而使心脏受到牵张时,这些机械或压力感受器就发生兴奋;另一类化学物质刺激,某些化学物质（如心房钠尿肽、前列腺素、腺苷、缓激肽和某些药物如藜芦碱等）可刺激心肺感受器,使之兴奋。

（2）心肺感受器反射的效应:心肺感受器受刺激时引起的反射效应主要是心交感紧张降低,心迷走紧张加强,导致心率减慢,心输出量减少,外周阻力降低,动脉血压下降（图 7-10）。

4. 躯体感受器引起的心血管反射　皮肤的冷热刺激、各种伤害性刺激和骨骼肌的活动等躯体传入刺激均可引起心血管反射活动。实验证明,刺激躯体传入神经时可引起各种心血管反射,其效应与感受器的性质、刺激的强度和频率等因素有关。例如,用低至中强度的低频电脉冲刺激骨骼肌传入神经,兴奋Ⅱ、Ⅲ类纤维,可抑制交感缩血管中枢的活动,引起降压效应;而采用高频高强度的电脉冲,刺激皮肤的传入神经,兴奋Ⅳ类纤维,则引起升压效应。

针灸疗法可使"经络通畅,气血调和",从而达到祛除疾病,恢复健康的目的。针刺一定穴位对某些类型的高血压有降压作用,也可改善某些休克病人的循环功能。穴位下的躯体神经传入冲动到达延髓头端腹外侧区（RVLM）的心血管反射中枢,并对该部位产生调整性

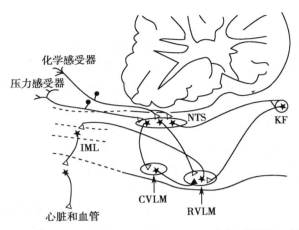

图 7-10　低位脑干和脊髓中控制压力感受器、化学感受器、心脏和血管反射的交感传出通路示意图

NTS:孤束核;CVLM:延髓尾端腹外侧区;RVLM:延髓头端腹外侧区;IML:脊髓中间外侧柱;KF:Kölliker-Fuse 核,空三角代表兴奋性突触传入,实三角代表抑制性突触传入。

影响,这可能是针刺调整心脏功能的重要机制之一。目前认为,针刺激活了肌肉或皮肤内的一些感受器,其传入活动通过中枢神经系统的复杂机制,使异常的心血管活动得到调整;针刺传入冲动在心脏传入神经元所在的相同或相近脊髓节段内发生相互作用和调整性影响;电针刺激坐骨神经的降压作用是通过 II、III 类传入纤维,激活中枢神经系统内的阿片受体,抑制交感神经放电所致,中枢神经递质 5-羟色胺可能也参与此降压作用。

（二）动脉血压的调节

动脉血压的调节分为短期调节和长期调节。短期调节是指对短时间内发生的血压变化进行调节,主要是通过神经调节方式,如各种心血管反射,使动脉血压恢复正常并保持相对稳定,具体机制如前所述。当血压在较长时间内(数小时、数天、数月或更长)发生变化时,单纯依靠神经调节不足以将血压调节到正常水平,这时肾-体液控制系统发挥主要的调节作用。当动脉血压升高时,肾通过排钠和排水增加将过多的体液排出体外,使血压恢复至正常水平;血压下降时,则发生相反的调节。

（三）中枢神经系统对缺血的升压反应

感受动脉血压变化的感受器多位于颅外,当位于低位脑干的心血管中枢血流明显减少时,这些部位的神经元可直接对缺血产生反应并强烈兴奋。此时,动脉血压常常升高到心脏活动最强时所能达到的血压高度。因为流过心血管中枢的血流处于低水平时,局部 CO_2 浓度明显增加,对延髓心交感中枢和交感缩血管神经中枢有极强的刺激作用。脑缺血引起的血压升高称为中枢神经系统缺血反应。

缺血对心血管中枢的影响巨大,能使动脉血压持续升高 10 分钟,血压高达 250mmHg。脑缺血引起的交感缩血管中枢兴奋极强,常使一些外周血管几乎完全或完全闭塞。例如,肾交感神经冲动增多引起的小动脉收缩,可以停止尿的生成。故中枢神经系统的缺血反应是最强的一种交感缩血管反应。

中枢神经系统的缺血反应通常在动脉血压降至 60mmHg 以下时才起作用,降至 15~20mmHg 时出现最大反应。因此,它不是调节正常动脉血压的机制,而是一种应急的血压控制系统。当脑血流减少到死亡边缘时,有助于快速并强有力地阻止血压进一步下降。这也被称为**临终绝境**(last ditch stand)的血压控制机制。

二、呼吸活动的反射性调节

呼吸运动的节律起源于呼吸中枢。在中枢神经系统的调控下,呼吸运动发生频率和深度的变化,以适应机体代谢活动对气体(O_2 和 CO_2)交换的需求。在呼吸道内含有多种感受器,刺激这些感受器可引起调节性反射(牵张反射和化学反射)和保护性反射(咳嗽反射和喷嚏反射)。

(一)呼吸的化学反射性调节

化学感受器的适宜刺激是动脉血液、组织液或脑脊液中的 O_2、CO_2 和 H^+ 等化学物质。机体通过呼吸运动调节血液中 O_2、CO_2 和 H^+ 的水平,动脉血中 O_2、CO_2 和 H^+ 浓度的变化又通过化学感受性反射调节呼吸运动,从而维持机体内环境中 O_2、CO_2 和 H^+ 的相对稳定。化学感受器根据部位不同可分为外周化学感受器和中枢化学感受器,两种感受器比较见表 7-5。

表7-5　外周化学感受器和中枢化学感受器的比较

	外周化学感受器	中枢化学感受器
部位	颈动脉体、主动脉体	延髓腹外侧浅表区
感受细胞	颈动脉体 I 型细胞	特殊神经细胞
适宜刺激	$H^+\uparrow$, $PCO_2\uparrow$, $PO_2\downarrow$	脑脊液和局部细胞外液中 $H^+\uparrow$
缺 O_2 敏感性	敏感	不敏感
主要生理意义	参与缺氧时呼吸的兴奋效应	参与脑脊液 H^+ 调节,维持中枢 pH 环境

(二)肺牵张反射

肺牵张反射(pulmonary stretch reflex)亦称**黑-伯反射**(Hering-Breuer reflex),是由肺扩张引起的吸气抑制或由肺缩小引起的吸气兴奋的反射。肺牵张反射包括肺扩张反射和肺萎陷反射两种反射,比较见表 7-6。

表7-6　肺牵张反射

	肺扩张反射	肺萎陷反射
感受器	支气管,细支气管	呼吸道内
刺激	肺扩张	肺缩小
传入神经	迷走神经	迷走神经
中枢机制	吸气切断神经元兴奋	吸气神经元兴奋
效应	促使吸气转化为呼气	促使呼气转化为吸气
生理意义	不参与平静呼吸调节,防止吸气过度	对平静呼吸调节意义不大,但对阻止呼气过深有一定作用

婴儿在出生 4~5 天后,肺扩张反射的敏感性即显著减弱。当成年人的潮气量超过 1 500ml 时,才可能出现肺扩张反射。所以在平静呼吸时,肺扩张反射一般不参与呼吸运动的调节。肺萎陷反射一般在较大程度的肺萎陷时才出现,所以在平静呼吸时也不发挥调节作用。

(三)呼吸道的防御性反射

主要的防御性反射包括喷嚏反射和咳嗽反射。咳嗽反射有助于清除喉以下呼吸道内的刺激物,喷嚏反射有助于清除鼻腔内的刺激物。

三、消化活动的反射性调节

在神经和体液调节下消化和吸收程序性地协调进行。消化有机械性消化和化学性消化两种方式,二者同时进行又密切配合。食物刺激是启动消化的信号,神经反射调节是程序性消化的快调控机制,其调节机制是:①下丘脑-延髓-自主神经-胃肠的长反射调节;②壁内神经丛局部反射为基础的短反馈调节。

（一）脑-肠轴

中枢神经系统对胃肠功能进行调控,胃肠道信息也可向中枢神经系统传导,这种大脑与肠道间的双向信息交流网络,即**脑-肠轴**(brain-gut axis)。机体通过脑-肠轴之间的双向环路进行胃肠功能的调节称为**脑肠互动**(brain-gut interaction)。其中任何一个环节出现异常,都会引起胃肠功能或者结构的损害而产生疾病。中枢神经系统、自主神经系统、壁内神经丛及肠道菌群-肠-脑轴的功能异常都可引起胃肠疾病。

脑和肠之间的通路是迷走神经、交感神经和骶神经干,这三类神经都含有传入和传出神经纤维。与胃肠相关的传入信号主要由迷走神经通路传送,而痛觉信号主要由交感神经通路传送。支配胃肠道的交感神经和副交感主要终止于壁内神经丛中的神经节细胞,由神经节发出的节后纤维直接支配胃肠平滑肌、腺细胞及血管平滑肌等发挥调控作用。交感神经和副交感神经与脑建立了双向联系,成为脑-肠轴的主要神经通路,而壁内神经丛则成为脑-肠轴的最后通路。

（二）消化液分泌的反射性调节

食物刺激迅速启动了消化系统的神经反射,各种消化液分泌逐渐增多,每日由各种消化腺分泌的消化液总量达 6~8 升。

1. 唾液分泌的调节　唾液分泌完全是神经反射性调节,包括非条件反射和条件反射。基本中枢在延髓(上泌涎核、下泌涎核),高级中枢在下丘脑和大脑皮层等部位。

2. 胃液分泌的调节　胃液分泌受神经和体液两方面的调节。正常的胃液分泌由兴奋和抑制两种因素共同调控。

根据消化道感受食物刺激的部位,将消化期胃液分泌可分为三期:①头期胃液分泌:迷走神经兴奋时,一方面通过胆碱能节后纤维释放 ACh,直接引起胃腺分泌;另一方面通过非胆碱能节后纤维,兴奋胃窦 G 细胞分泌促胃液素,间接刺激胃腺分泌。在人的头期胃液分泌中,迷走神经的直接作用较间接作用更为重要。②胃期胃液分泌:食物的机械刺激(扩张)和化学刺激(食物成分)是胃期胃酸分泌的主要刺激。食物扩张刺激幽门部引起促胃液素分泌,而扩张胃底、胃体部则通过迷走-迷走长反射和壁内神经丛局部短反射引起胃酸分泌。③肠期胃液分泌:肠期所占的比例很小。当食物进入小肠后,食物的机械性或化学性刺激作用于小肠,使小肠黏膜释放促胃液素、**肠泌酸素**(entero-oxyntin),刺激胃液分泌。

3. 胰液分泌的调节　消化期胰液分泌分为头期、胃期和肠期。头期主要是神经调节,胃期和肠期以体液调节为主。胰腺受交感和副交感神经支配。其调节机制有三种:①迷走神经胆碱能机制:胰腺内存在大量节后胆碱能神经元,它们可被中枢的冲动(头期)或迷走-迷走反射(胃肠、肠期)激活。电刺激迷走神经可引起胰液中酶分泌明显增加,有研究认为,进食后胰酶分泌的 50% 是通过胆碱能的肠胰反射实现的。迷走神经兴奋还可加强促胰液素对胰腺导管细胞 HCO_3^- 分泌的作用。②迷走神经肽能机制:胰腺中有多种肽能神经元,其中以 VIP 最丰富,它可能是迷走神经兴奋引起胰液中 HCO_3^- 增多的主要神经递质。③交感神经肾上腺素能机制:肾上腺素能神经分布于胰内神经节、导管、血管和胰岛,很少支配胰腺泡

ER-7-2

巴甫洛夫小胃的建立

细胞,因此主要是通过作用于血流而影响胰腺 HCO_3^- 的分泌,它在胰液分泌的调节中可能不起重要作用。

4. 胆囊收缩和胆汁分泌的神经调节 在胆囊、胆管和 Oddi 括约肌等平滑肌组织中含有丰富的交感、副交感神经及内在神经丛,通过这些神经元实现对胆囊收缩和胆汁分泌的调节,其机制有三种:①副交感神经调节:迷走神经兴奋引起肝胆汁分泌少量增加及胆囊轻度收缩;迷走神经还可通过引起促胃液素释放而间接引起胆汁分泌和胆囊收缩。②交感神经调节:交感神经兴奋引起胆囊舒张。胆囊平滑肌上存在 α 和 β 受体。应用 α 受体激动剂可使胆囊收缩,而 β 受体激动剂则使胆囊舒张。胆囊壁上 β 受体占优势,可引起胆囊舒张,有利于胆汁的贮存。③壁内神经丛调节:胆囊和 Oddi 括约肌含有丰富的神经丛。神经丛内存在肾上腺素能和胆碱能纤维,以后者为主。

（三）消化道运动的神经调节

消化管的口腔、食管上段和肛门外括约肌为骨骼肌,受躯体神经支配;其余部分均为平滑肌,接受自主神经系统和壁内神经丛双重调控。中枢神经系统通过交感和副交感神经将信息传递至壁内神经丛,进而调节胃肠平滑肌的运动。

1. 咀嚼与吞咽的神经调节

（1）咀嚼:咀嚼是随意运动,大部分动作是反射性的。咀嚼不仅完成口腔内食物的机械性消化,还能反射引起唾液、胃液、胰液、胆汁的分泌和胃、胆囊活动的变化以及胰岛素的分泌,为以后的消化和代谢准备有利的条件。

（2）吞咽:吞咽可以随意发动,整个过程由一系列高度协调的反射活动组成。吞咽反射的传入神经来自软腭(第 V、IX 对脑神经)、咽后壁(第 IX 对脑神经)、会厌(第 X 对脑神经)和食管(第 X 对脑神经)等处的脑神经传入纤维。吞咽基本中枢位于延髓网状结构,左右成对存在。当基本中枢左右两侧之间的联系被切断时,每一侧的吞咽中枢仍能继续引起同侧肌肉的吞咽反应。支配舌、喉、咽部肌肉的传出神经走行在第 V、IX、XII 脑神经中;支配食管的传出神经属于迷走神经的分支。

（3）食管括约肌:食管括约肌分为上食管括约肌和下食管括约肌。下食管括约肌是一个功能性的括约肌,经常处于闭合状态,具有防止胃内容物反流的功能。下食管括约肌可对多种刺激发生反应而改变其紧张度,吞咽和食管或胃的舒张使下食管括约肌松弛,胃内压升高引起下食管括约肌收缩。此反应是通过迷走-迷走反射实现的。迷走传出纤维与肌间神经丛中的抑制性神经元形成突触联系,迷走神经释放乙酰胆碱与抑制性神经元上的受体结合,通过环形肌中的抑制性递质 VIP 或 NO 引起下食管括约肌舒张。

（4）食管蠕动:蠕动是一种向前推进的波形运动,通过中枢神经系统和壁内神经丛反射实现。支配食管骨骼肌的迷走神经来自延髓疑核,直接终止于骨骼肌内;支配食管平滑肌的迷走神经起自延髓背侧运动核,其节前纤维的终末与肌间神经丛中的神经节形成突触,由肌间神经丛发出的节后纤维调节食管蠕动。迷走胆碱能纤维兴奋使食管运动加强。

2. 胃运动的神经调节 胃运动的功能意义在于接受和贮存从食管来的食团,并使食团与胃液充分混合,直接成为半流体混合物,以适宜的速度逐次、小量、分批排入小肠。胃的运动功能分为头区和尾区分别论述。

（1）头区运动的神经调节:食物对咽、食管等处感受器的刺激可引起胃头区肌肉舒张,并在容纳食物的同时保持胃内压相对稳定,这种活动称为容受性舒张。头区紧张性收缩的变化主要是调节胃内压的增减,而位相性收缩仅引起收缩部位胃腔内食糜的局部搅拌而不明显改变胃内压,并控制液体的排空速度。

迷走神经对胃头区具有抑制和兴奋两种作用:迷走兴奋性节后纤维释放 ACh,促使头区

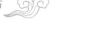

平滑肌收缩;迷走抑制性节后纤维释放的递质可能是 VIP 或 NO,使头区舒张。在食管蠕动继发性引起胃容受性舒张期间,胃底的迷走神经抑制性纤维发放冲动的频率增多,兴奋性纤维发放冲动的频率减少;此时交感神经释放 NE 也发挥抑制头区收缩的作用。

(2)尾区蠕动的神经调节:胃壁的感受器对机械性牵张刺激以及胃内 pH 变化较敏感。胃尾区主要处于迷走兴奋性纤维的作用之下,切除迷走神经可使胃扩大、胃蠕动减弱和胃排空延缓。刺激胃的交感神经可使胃慢波频率和传导速度降低,环形肌的收缩减弱,该效应可被肾上腺素能神经阻断剂胍乙啶或溴苄铵阻断;NE 可与胃平滑肌细胞上的 β 受体结合抑制胃肌收缩,还能通过突触前膜 α_2 受体抑制兴奋性递质乙酰胆碱释放,使胃运动减弱。

在中枢神经系统中大脑、间脑、中脑、延髓和脊髓等各级中枢对胃运动都有调节作用。刺激下丘脑摄食中枢,引起胃运动亢进;刺激饱中枢引起胃运动的抑制;刺激尾核引起胃紧张性和收缩力减弱,尾核 P 物质可抑制胃肌电快波和胃运动;迷走背核促胃液素可加强胃运动;激动、发怒、焦虑和悲哀等情绪变化均可影响胃的紧张性和蠕动。可见,中枢神经系统高级部位的调控活动在胃运动的调节中具有重要作用。

3. 小肠运动的神经调节　小肠运动的主要形式有紧张性收缩、分节运动和蠕动。小肠运动受自主神经系统和壁内神经丛的联合调节,壁内神经丛的神经节细胞通过自主神经接受中枢神经系统的调节。切断支配小肠的自主神经,小肠蠕动仍可进行,说明壁内神经丛对小肠的运动起重要的调节作用。

(1)壁内神经丛对小肠运动的控制:壁内神经丛中的肌间神经丛对小肠的运动起主要调节作用。当机械和化学刺激作用于肠壁感受器时,通过壁内神经丛的局部反射调控平滑肌的运动。肠黏膜受刺激,黏膜中的肠嗜铬细胞释放 5-HT,作用于黏膜内**降钙素基因相关肽**(calcitonin generelated peptide,CGRP)神经元的 5-羟色胺受体,促进 CGRP 释放;牵拉小肠平滑肌引起平滑肌间的感觉神经元释放 CGRP。二者释放的 CGRP 均可激活蠕动反射。蠕动反射包括初期环形肌向尾端方向的松弛和纵行肌的收缩,继而环形肌收缩和纵行肌松弛。蠕动反射的推进导致肠内容物的排空。

(2)外来神经对小肠运动的控制:迷走神经对小肠的作用广泛,其中对空肠的影响较回肠大。迷走胆碱能神经兴奋时,释放 ACh 和小肠平滑肌的 M 受体结合,促进小肠的运动。交感肾上腺素能神经兴奋时,释放 NE 和小肠平滑肌的 α_1 受体结合,抑制小肠的运动。交感神经和副交感神经对小肠运动的作用还取决于小肠平滑肌的状态。如果小肠平滑肌紧张性很高时,交感和副交感神经都会促进其舒张。相反,小肠平滑肌紧张性很低时,交感和副交感神经则都会促进其收缩。

四、排泄活动的反射性调节

生理上,排泄的含义只限于机体的代谢产物、过剩的物质和异物等经过血液循环到达某排泄器官排出体外。代谢产生的 CO_2 和部分水通过呼吸器官排出,多余水和含氮化合物等可通过肾脏等器官排出,消化道、胆道、皮肤等也能排出部分代谢产物。因此,排泄活动主要通过排尿反射、排便反射、呼吸运动等方式进行。

(一)排尿反射

排尿反射(micturition reflex)是一种脊髓反射,在脊髓水平就可以完成。但在正常情况下,排尿反射受脑的高级中枢控制,可有意识地抑制或者加强其反射过程。

1. 膀胱和尿道的神经支配　膀胱壁内分布有感觉神经末梢,即牵张感觉器。膀胱逼尿肌、尿道内括约肌受盆神经内的副交感神经纤维和腹下神经中的交感神经纤维支配。副交感神经兴奋使逼尿肌收缩、尿道内括约肌舒张、促进排尿。交感神经兴奋使逼尿肌舒张、尿道内括约肌收缩,阻止尿的排放。外括约肌受阴部神经支配,其兴奋可使尿道外括约肌收缩,并接受意识控制。

2. 神经系统损害时的排尿异常　排尿是一个反射活动,当反射弧的任何一个部分发生损害时,都能造成排尿的异常。例如,当膀胱的传入神经被损伤后,则膀胱虽然仍旧保留平滑肌自身的张力,但不能通过反射引起张力的增加,因此膀胱充盈膨胀,张力低下,在这种情况下可发生膀胱过度充盈,并且出现不受意识控制而尿液流出尿道的情况,称为**充溢性尿失禁**(overflow incontinence);如果支配膀胱的副交感神经或骶段脊髓的排尿反射中枢受损,则排尿反射不能发生,膀胱松弛扩大,大量尿液被滞留在膀胱内,导致**尿潴留**(urine retention)。

（二）排便反射

排便反射(defecation reflex)是一个复杂的综合动作,包括不随意的低级反射和随意的高级反射活动。

1. 直肠的神经支配　直肠壁、肛门内的括约肌是平滑肌,受自主神经(盆神经和腹下神经)支配,不受意识控制。肛门外括约肌是骨骼肌,受躯体运动神经(阴部神经)支配,可受意识控制。肛门外括约肌的紧张性收缩由来自皮肤和其本身的感觉纤维激活运动神经元来维持。

2. 排便反射及排便异常　粪便形成后,由于结肠蠕动使各部结肠收缩,将粪便推向远端结肠,这种蠕动常由结肠肝曲开始,每日 2~3 次,以每分钟 1~2cm 速度向前推进到左半结肠,直到乙状结肠潴留。在进食后和/或早晨起床后由于**胃结肠反射**(gastrocolic reflex)引起结肠蠕动,以 10cm/h 速度推进,如乙状结肠内存有粪便可使粪便进入直肠内,蓄积足够数量时(约 300g)对肠壁产生一定压力时则引起排便反射,其基本过程如下。

粪便刺激肠壁感受器,冲动经盆神经传入脊髓骶段的初级排便中枢,使之兴奋并上传至大脑皮层而产生便意。如情况允许,大脑皮层即向下发出兴奋性冲动,使脊髓排便中枢兴奋,产生排便反射,使盆神经兴奋,腹下神经和阴部神经被抑制,致使乙状结肠和直肠收缩,肛门内外括约肌舒张;与此同时膈神经和脊神经兴奋,膈肌下降,腹肌收缩,增加腹内压力,以促进粪便排出体外。如情况不准许,则腹下神经和阴部神经兴奋,排便反射受到拮抗,使肛门内外括约肌收缩,阻止粪便排出。此时外括约肌的紧缩力比内括约肌要大 30%~60%,因而能制止粪便由肛门排出。排便反射的拮抗经过一段时间,直肠内粪便又返回乙状结肠或降结肠,这种结肠逆蠕动是一种保护性抑制。但若经常抑制便意,则可使直肠对粪便的压力刺激失去其敏感性,排便的感觉阈值升高,加之粪便在大肠内停留过久,水分被过多的吸收而变干硬,产生排便困难。这是功能性便秘产生的最常见原因。

五、自主神经功能紊乱与临床疾病

自主神经功能紊乱又称**自主神经功能失调**(dysautonomia),是一种由自主神经支配的器官系统(如心血管、胃肠道、呼吸、泌尿等)发生躯体功能紊乱所致的临床综合征,它是一种非器质性精神障碍的功能性疾病。

（一）自主神经功能紊乱概述

根据不同的表现症状和不同的情况,产生的临床症状也不相同。自主神经紊乱可能只影响一部分自主神经系统,也可能影响整个的自主神经系统。当功能紊乱时可表现:呼吸系统出现呼吸深度和频率的变化;心血管系统出现阵发性高血压、周期性低血压、窦性心动过速或过缓,及类似心肌梗死的表现,站立时的头晕和昏厥(直立性低血压);运动时不能调整心率(运动不耐受);消化系统可出现胃肠功能及消化液分泌障碍,由于消化缓慢造成的消化困难,产生的症状包括食欲不振、腹胀、腹泻或便秘,以及吞咽困难;泌尿系统可出现尿频、尿急、排尿困难,甚至尿失禁或尿潴留,泌尿障碍。如症状为发作性,可表现为面部潮红、出汗异常、瞳孔扩大或缩小、流涎、寒战、腹痛等,其他尚可产生性功能紊乱、月经失调、睡眠障碍等,可有不同程度的失眠、多梦、思想不集中、记忆力下降、头昏、头痛、胸闷痛、疲劳、倦怠、排汗异常、眩晕、喉头异物感、神经性喘息等症状。

（二）典型自主神经功能紊乱性疾病

1. 神经源性直立性低血压　神经源性直立性低血压又称体位性低血压,是指病人体位由卧位转为直立位时,血压迅速下降,引起头晕、视力模糊、全身无力、晕厥等脑缺血症状。临床上神经源性直立性低血压有下列三种。

（1）Shy-Drager 综合征:是一种原发性自主神经系统变性疾病,可伴有小脑、基底神经节功能障碍,广泛的自主神经及躯体神经多系统损害症状,病因不明。临床上表现为直立性低血压及其他自主神经紊乱,并伴小脑、基底神经节或脊髓运动神经元变性所致的神经异常。

（2）特发性直立性低血压:仅有血压的改变而无其他神经系统受累的直立性低血压症。研究表明其存在节后交感神经元病变。因其不能正常释放 NE,血中的 NE 呈低水平,且对外源性 NE 有异常敏感的反应,可引起血压异常升高。

（3）神经源性继发性直立性低血压:可继发于多种神经系统疾病,如脊髓炎、脊髓痨、脊髓空洞症、脊髓出血、吉兰-巴雷综合征、多发性硬化、帕金森病等。药物也可引起,如安定类、强利尿剂、降压药等。其病因可能是破坏了正常调节血压的自主神经通路及反射弧所致。

2. 雷诺病　雷诺病（Raynaud disease）是由于支配周围血管的交感神经功能紊乱引起的肢端小动脉痉挛性疾病,又称肢端动脉痉挛症。临床上以寒冷刺激或精神刺激诱发的肢端皮肤发作性对称性苍白、发绀,而后转为潮红。其病因与交感神经功能紊乱有关,指（趾）血流主要是由交感神经系统支配,刺激交感神经可引起反射性的血管收缩而使血流减少、局部缺血。部分病人可见周围交感神经中 α 肾上腺素能受体的敏感性和密度增高,周围血管神经末梢的 β 突触前受体的反应性增高,由此导致了周围交感神经的兴奋性异常增高。

3. 红斑性肢痛症　是一种原因不明的肢端远端皮肤阵发性皮温升高,皮肤潮红、肿胀,并产生剧烈灼热痛为特征的一种自主神经系统疾病。环境温度升高可诱发或加剧疼痛;温度降低可使疼痛缓解。本病病因未明,目前认为与自主神经或血管舒缩神经中枢功能紊乱有关。在切除有些患者的交感神经后,其临床症状获得改善。因此有人提出交感神经功能异常学说,认为红斑性肢痛症的疼痛是因为扩张的动脉和痉挛缩小的毛细血管或微动脉之间出现血管舒缩协调功能障碍。当血流通过扩张的动脉,进入微动脉和毛细血管时,由于微动脉和毛细血管的痉挛导致血液循环受阻,导致血液对富含神经感受器的动静脉吻合支产生强烈冲击,继而引起剧烈的疼痛。

（李　育　于　航）

复习思考题

1. 破坏了实验动物的下丘脑后,实验动物将出现哪些功能的异常?
2. 举例说明交感神经和副交感神经对内脏功能的调控具有双重支配,相互拮抗的特点。
3. 试述动脉血压的短暂调节和长期调节机制。

◆◆◆ **第八章** ◆◆◆

神经系统的高级功能

> 📌 **学习目标**
>
> 　掌握脑电图的波形,睡眠两种时相和分期的特点及其意义;优势半球,语言中枢。
>
> 　熟悉调控觉醒和睡眠的重要结构和递质,学习与记忆的概念、分类。
>
> 　了解生物节律与生物钟,语言与思维能力;学习与记忆的过程、机制;情感活动的脑功能基础。

　　神经系统的高级功能是指中枢神经系统的高级整合功能,即中枢神经系统接受内、外环境变化的信息,经过分析、综合,最后发出指令,支配各种组织器官的功能活动,使机体做出恰当而又有利于生存的反应。神经元的生物电活动是中枢神经系统调控各种生命活动的基础。

第一节　觉醒和睡眠

　　睡眠(sleep)与觉醒(wakefulness)具有明显的昼夜节律性,是机体生命活动中必需的两个可相互转化的生理过程。在觉醒状态下,机体能主动从事交流、学习和工作或其他的活动,有意识地去认识和适应环境因素的变化;在睡眠状态下,机体对环境因素变化的反应能力减弱及其主动行为的消失。稳定的觉醒-睡眠功能是维持机体内环境稳态,保证机体正常生理活动的基础。对睡眠的定量分析,首先要归功于**脑电图**(electroencephalogram,EEG)的发现。

一、正常的脑电图波形

　　大脑皮层的神经元具有生物电活动。将探测电极置放在头皮上特定部位来记录观察皮层的电位变化,记录到脑的综合电位波动称为 EEG。EEG 的波形分类,按其频率可分为 α、β、θ 和 δ 四种基本波形(图 8-1)。

　　1. α 波　频率为 8~13Hz,振幅为 20~100μV。当正常人清醒、闭目、安静时出现,在枕叶较显著。当受试者睁开眼睛或接受其他刺激时,α 波立即消失出现快波(β 波),称为 α 阻断(α-block)。α 波波幅常出现自小而大、自大而小的周期性梭形波。α 波是大脑皮层在安静状态时电活动的主要表现。

　　2. β 波　频率为 14~30Hz,振幅为 5~20μV。在睁眼视物、思考问题或接受其他刺激时出现 β 波,在额叶区与顶叶区较显著。β 波是大脑皮层紧张活动时的主要脑电活动。

　　3. θ 波　频率为 4~7Hz,振幅为 100~150μV。在颞叶和顶叶较明显,当成人困倦时出

笔记栏

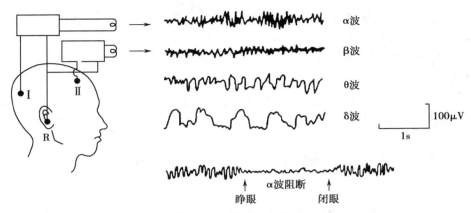

图 8-1　脑电图的记录方法与正常脑电图波形

Ⅰ、Ⅱ:引导电极放置位置(分别为枕叶和额叶);R:无关电极放置位置(耳郭)。

现。幼儿时期的脑电频率较成人慢,常见 θ 波;到 10 岁开始出现 α 波。

4. δ 波　频率为 0.5~3Hz,振幅为 20~200μV。正常成人清醒时几乎没有 δ 波,只有睡眠时才出现。此外,深度麻醉、智力发育不成熟的人,也可出现 δ 波。婴儿的脑电频率较幼儿更慢,常可见到 δ 波。δ 波或 θ 波是大脑皮层处于抑制状态时的脑电活动。

脑电波的产生在于大量突触后电位的总和。当大脑皮层许多神经元的电活动趋于一致时,出现高幅慢波(如 δ 波),称为**同步化**(synchronization);相反,当皮层神经元的电活动不一致时,出现低幅快波(如 β 波),称为**去同步化**(desynchronization)。脑电活动由同步化转变为去同步化时,表示大脑皮层兴奋;相反,由去同步化转变为同步化时,则表示大脑皮层抑制。

二、睡眠的分型及生理意义

睡眠是一种持续、可逆的行为状态,常伴随反应能力减弱和主动行为消失。睡眠可以很快转变到觉醒。这是睡眠不同于昏迷、麻醉和冬眠等丧失感觉和行为能力状态的显著标志。

(一) 睡眠的时相

根据睡眠过程中的眼电图、肌电图和脑电图的变化规律,将睡眠分为**快速眼动睡眠**(rapid eye movements sleep,REM sleep)和**非快速眼动睡眠**(non-rapid eye movement sleep,NREM sleep)两种时相。

1. 快速眼动睡眠　REM 睡眠期间会出现快速的眼球转动(50~60 次/min),因此而得名。其脑电波与觉醒期的脑电波类似,表现为低幅快波,也称为快波睡眠、异相睡眠。REM 睡眠期间做梦的频率远高于 NREM 睡眠期间做梦的频率。REM 睡眠还常伴有肢体抽动、心率加快、血压上升、呼吸加快而不规则的改变,这可能促使慢性疾病或某些潜伏疾病,如心绞痛、脑出血、哮喘等突然发作或恶化。REM 睡眠时脑组织蛋白质合成加快,因此,其与幼儿神经系统的发育、成熟,以及成年人新突触联系的建立有关,对促进学习记忆的活动、恢复精力有重要意义。

2. 非快速眼动睡眠　指脑电波出现高幅慢波的睡眠时相,也称为**慢波睡眠**(slow wave sleep,SWS)。在此期间,人体表现为意识暂时丧失,视、听、嗅、触等感觉功能减退,骨骼肌反射运动和肌紧张减弱;并伴有一些自主神经功能的改变,如瞳孔缩小、心率减慢、动脉血压下降、呼吸减慢、体温下降、交感神经活动水平降低。此外,NREM 睡眠时生长激素的分泌明显增多。因此 NREM 睡眠对促进生长、消除疲劳、促进体力恢复有重要意义。

睡眠不仅仅是被动的休息过程。REM 睡眠的发现是睡眠研究史上的重要里程碑,突破了长久以来人们把睡眠看作是单一的和被动的休息过程的观念。在睡眠过程中这两种时相交替出现。REM 睡眠是胎儿在晚期发育过程中的主要生存状态,并伴随发育而慢慢减少。

（二）睡眠的分期

根据 EEG 的特点,NREM 睡眠分为 Ⅰ、Ⅱ、Ⅲ、Ⅳ 四期(图 8-2)。入睡前的觉醒期,如受试者处于瞌睡状态,则 EEG 以 α 波为主。

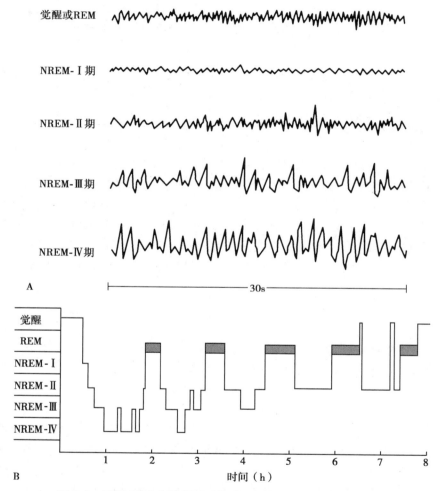

图 8-2 根据 EEG 划分的睡眠期及睡眠各期的顺序循环示意图
A. 为睡眠各期的脑电图记录;B. 为正常成年人整夜睡眠的典型形式。快速眼动睡眠所花费的时间分别用直方图顶部涂黑的横杆表示。

Ⅰ期为入睡期,α 波逐渐减少,脑电波呈现平坦的趋势。正常人此期通常不超过数分钟,便进入 Ⅱ 期。

Ⅱ期为浅睡眠期,出现睡眠梭形波并伴有少量 δ 波。梭形波实际上是一种变异的 α 波。频率比 α 波快,波幅比 α 波低。

Ⅲ期为中度睡眠期,以 κ 复合波为特征。κ 复合波系 δ 波和梭形波的复合。

Ⅳ期为深度睡眠期,EEG 呈现 δ 波,数量超过 50%。

随着一夜睡眠的程度加深,EEG 的频率逐渐变慢、振幅加大,δ 波比例增多。睡眠开始后,需 30~40 分钟依次通过 Ⅰ、Ⅱ、Ⅲ、Ⅳ 期,然后再以相反顺序由 Ⅳ 回到 Ⅰ 期,首次进入 REM 睡眠;该时相持续 20~30 分钟后再依次进入 Ⅳ 期,然后再次回到 Ⅰ 期,呈现 Ⅰ-Ⅳ-Ⅰ-REM 的周期性往复循环,一夜中可循环 4~5 次。愈接近早晨,每个循环周期可达到的最大睡眠深度逐渐减弱,以致不能达到 Ⅳ 期。唤醒阈是衡量睡眠的深度的指标,即刚能中断睡眠的临界刺激强度。睡眠愈深,则唤醒阈愈高。但睡眠期间特定感觉刺激的唤醒效应,主要取决于性质而非强度。例如一个母亲能在强噪声环境中酣然入睡,却可被其婴儿的微弱动静惊醒。

(三) 睡眠的生理意义

睡眠占据了生命的大量时间(1/3~1/4),对于生存是必不可少的。长期(100 小时以上)剥夺睡眠可导致动物产生幻觉甚至死亡。

1. 促进生长发育和延缓衰老 生长激素和促肾上腺皮质激素是调节睡眠最重要的内分泌因素,约70%的生长激素在 NREM 的深睡中分泌,分泌量与深睡时间的长短呈正相关。人到中年后,24 小时生长激素的平均分泌量逐渐减少,深睡时间也开始显著减少。所以,机体的衰老可能与生长激素在睡眠中分泌量的下降有关。生长激素分泌减少后,促肾上腺皮质激素的分泌相对增加而导致睡眠表浅。

2. 消除疲劳和恢复体力 睡眠使机体把体内蓄积的代谢产物如 CO_2、尿素等继续分解、排泄,同时又能使机体自身得到充分的休息。人类长期缺乏睡眠,会损害机体新陈代谢、体温调节和免疫调节等功能,最终导致死亡。剥夺睡眠后还可引起思维、情绪和行为的失常,不能完成需要高度集中注意力或需要高度逻辑思维能力的工作。

3. 保证大脑发挥最佳功能 REM 睡眠有促进大脑的发育,巩固记忆力的作用。睡眠时机体处于相对静止状态,合成代谢大于分解代谢,有利于机体贮存能量。剥夺睡眠可永久性地影响单胺类神经元的发育,并导致类似抑郁症的行为改变。REM 和 NREM 睡眠的交替出现也与中枢神经系统发育的成熟程度有关。发育较成熟的哺乳动物,如豚鼠、绵羊、山羊等,刚出生就有 NREM 和 REM 睡眠的交替变换。有些哺乳动物,如鼠、猫、兔等,出生时中枢神经系统相对不成熟,缺乏 NREM 睡眠。睡眠时总是立即出现 REM 睡眠,随着动物的生长过程而出现 NREM 睡眠,并且 NREM 睡眠在总睡眠时中的百分比逐渐增加。

虽然睡眠是人体必需的生理功能,但不同个体之间对睡眠的需求存在非常大的差异。只要睡眠的基本需求得到满足,睡眠的时长与个体的生理功能和寿命都无显著相关性。

三、与觉醒和睡眠有关的神经结构

在中枢神经系统内有多个部位和投射纤维参与对觉醒与睡眠的调控,形成了脑内的觉醒系统和睡眠系统。它们相互作用、相互制约并调节觉醒-睡眠周期和不同状态的互相转化。

(一) 与觉醒相关的脑区

研究发现,刺激动物中脑网状结构能唤醒动物,脑电波呈去同步化快波;而在中脑头端切断网状结构时,出现类似睡眠的现象,脑电波呈同步化慢波。由此说明,在脑干网状结构内存在上行唤醒作用的功能系统,这一系统称为脑干**网状结构上行激动系统**(ascending reticular activating system)。上行激动系统的活动主要通过丘脑非特异投射系统弥散性地投射至大脑皮层的广泛区域,其作用是维持与改变大脑皮层的兴奋状态,即具有上行唤醒作用。此外,大脑皮层的感觉运动区、额叶、眶回、扣带回、额上回、海马、杏仁核及下丘脑等部位也可通过下行纤维兴奋网状结构。

(二) 与非快速眼动睡眠相关的脑区

睡眠是中枢神经系统主动活动的结果,而不是大脑活动的被动抑制。脑内存在多个促

NREM 睡眠的部位,其中最重要的是位于下丘脑的腹外侧视前区(ventrolateral preoptic area, VLPO)。在 NREM 睡眠过程中,腹外侧视前区及周边的基底前脑区神经元的放电频率增加。腹外侧视前区存在大量内含 γ-氨基丁酸的抑制性神经元,这些 γ-氨基丁酸能神经元广泛投射到中枢内与觉醒相关的神经元,尤其是下丘脑后部的结节乳头体核觉醒区的组胺能神经元。当睡眠相关神经元激活时,γ-氨基丁酸抑制觉醒脑区神经元的活动,从而促进觉醒向睡眠转化,促进 NREM 睡眠的发生。

此外,促进 NREM 睡眠的脑区还包括位于延髓网状结构的脑干睡眠诱导区,也称**上行抑制系统**(ascending inhibitory system),以及下丘脑后部、丘脑髓板内核群临旁区和丘脑前核的间脑睡眠诱导区,还有视前区和 Broca 斜带区的前脑基底部睡眠区。对前两个睡眠诱导区施加低频电刺激可以引起 NREM 睡眠,而施加高频电刺激则引起觉醒;而对后一个睡眠诱导区施加低频或高频刺激,均可引起 NREM 睡眠的发生。

(三) 与快速眼动睡眠相关的脑区

位于脑桥头端被盖外侧区的胆碱能神经元在 REM 睡眠的启动中起着重要作用。其电活动在觉醒时停止,而在 REM 睡眠期间则显著增加,并扩布至脑桥网状结构、外侧膝状体和枕叶,称为**脑桥-外侧膝状体-枕叶锋电位**(ponto-geniculo-occipital spike,PGO 锋电位)。PGO 锋电位是 REM 睡眠的启动因素,与快速眼球运动几乎同时出现,在觉醒和 NREM 睡眠时明显减少,而在 REM 睡眠时则明显增加。在猫脑桥被盖以上横切脑干后,动物仍能维持正常的 REM 睡眠,包括睡眠期的眼球快速运动和肌紧张消失;但若损毁脑球头端被盖及其邻近部位,则 REM 睡眠就会消失。这说明产生 REM 睡眠的关键部位在脑桥网状结构及其邻近区,这些神经元通过向前脑的投射引起脑电的去同步化活动和 PGO 波。此外,在脑桥被盖、蓝斑和中脑中缝核还存在着快速眼动睡眠关闭(REM-OFF)神经元,它们在觉醒时放电频率较高,在转为 NREM 睡眠时放电明显减少,而转为 REM 睡眠时则放电停止。它们可能通过引起觉醒而抑制 REM 睡眠。

四、觉醒和睡眠的发生机制

睡眠并不是觉醒的简单终止,而是中枢神经系统内部发生的一个主动过程。睡眠和觉醒状态的发生和维持,与脑内神经递质的动态变化有着密切的关系。

(一) 与觉醒有关的中枢神经递质

正常觉醒的维持依赖于脑干网状结构的谷氨酸能神经元、基底前脑和脑干的胆碱能神经元、脑干的去甲肾上腺素(NE)能系统、乙酰胆碱(ACh)系统和多巴胺(DA)能系统。脑干网状结构上行激动系统是谷氨酸能神经元组成的弥散多突触投射。静脉注射阿托品也能阻断脑干网状结构对脑电的唤醒作用,脑电出现同步化非快速眼动睡眠,但动物在行为上并不表现为睡眠。也有实验表明,破坏脑桥蓝斑核上部去甲肾上腺素能神经元后,动物的脑电快波减少。破坏中脑黑质的 DA 系统后,动物不表现出对新异刺激有探究行为,即没有行为觉醒,但脑电仍出现觉醒快波。因此,行为觉醒的维持可能与黑质 DA 系统的功能相关。

(二) 与睡眠有关的中枢神经递质

5-HT、NE 和 ACh 三种神经递质与睡眠过程关系密切。

1. 5-羟色胺　脑内 5-HT 神经元的胞体主要集中在中缝核。其头部的 5-HT 能神经元对 NREM 睡眠的发生和维持有一定的作用,而尾部的 5-HT 神经元则可触发蓝斑核尾部去甲肾上腺素神经元兴奋,以引起 REM 睡眠,故认为该部位是 REM 睡眠的"触发机构"。

2. 去甲肾上腺素　脑内含 NE 的神经元胞体主要集中在蓝斑核。它发出上行纤维到达大脑皮层,下行纤维主要支配对侧脊髓。脑内 NE 在睡眠的发生有两种不同的作用。蓝斑头部和脑桥的能神经元发出的上行纤维,对大脑皮层脑电觉醒状态的维持起重要作用。而蓝斑核尾部的去甲肾上腺素能神经元的作用则与 REM 睡眠有关。因此有人提出蓝斑尾部是 REM 睡眠的"执行机构"。

3. 乙酰胆碱 脑干中 ACh 与蓝斑尾部共同参与 REM 睡眠的发生。蓝斑尾部除含有去甲肾上腺素能神经元外,还含有胆碱能神经元,分别通过 NE 和 ACh 引起 REM 睡眠。脑内 ACh 具有抑制 5-HT 释放,增加 NREM 睡眠的功能。将 ACh 注射到侧脑室或蓝斑核可使动物发生 REM 睡眠,说明脑内 ACh 有加强 REM 睡眠的作用。

（三）激素对睡眠的调节作用

夜间的激素分泌与睡眠之间存在相关性。在夜间睡眠的早期 NREM 睡眠占优势,**下丘脑-垂体-肾上腺皮质轴**（hypothalamus-pituitary-adrenocortic axis,HPA）分泌活动受到抑制。夜间睡眠后半期是 REM 睡眠占优势的时期,也是一天之中 HPA 轴分泌活动最活跃的时期。生长激素释放激素（GHRH）与促肾上腺皮质激素释放激素（CRH）之间的平衡,在生理和病理性睡眠调节中也发挥重要作用。其他对睡眠有调节作用激素有褪黑素（melatonin）和前列腺素 D_2。

1. 褪黑素 褪黑素是松果体分泌的光信号激素,在调节机体的近日节律和近月节律以及睡眠-觉醒节律方面有重要作用。正常情况下,体温与睡眠按同步节律变化,睡眠期间体温下降,觉醒后体温开始缓慢回升,活动时达到最高值。夜间给予明亮光线刺激可抑制褪黑素的分泌,使体温升高,继而给予外源性褪黑素,可逆转体温的升高。夜间给予抑制褪黑素分泌的强光线,可致夜间睡眠量减少。外源性褪黑素对动物和人均有快速催眠作用。内源性褪黑素可能通过降低体温参与正常睡眠的维持。

2. 前列腺素 D_2 前列腺素 D_2（PGD_2）有诱导睡眠的作用。它在脑室、蛛网膜下腔中循环,并与 PGD_2 受体结合,将促睡眠信号传入并激活下丘脑腹外侧视前区,抑制位于下丘脑的结节乳头体核的组胺能神经元,而呈现诱导睡眠的作用。

此外,一些细胞因子也与睡眠调节有关,如白介素-1、干扰素和肿瘤坏死因子等均可增加 REM 睡眠的持续时间。因此,睡眠机制与许多脑区、神经递质、激素及细胞因子的作用及相互之间的影响有关。

五、生物节律与生物钟

从单细胞生物到人类,其生命活动都呈现节律性变化。生物体的各种生理功能按照一定的时间顺序周而复始地发生变化,这种节律性变化称为**生物节律**（biorhythm）。在人体的各种生理功能中,至少有一百多种计量数值显示周期性的节律改变,其中最令人印象深刻的是睡眠-觉醒节律。这两种明显不同的生理状态,以近似自然环境的昼夜交替进行周期转化,同时伴随着诸如呼吸、血压、心率、体温等其他生理功能的波动。这种运转周期的存在是独立于自然界的昼夜交替而自我维持的,和其他生理节律之间也是相互独立的。它们各自接受机体内部不同节律机制的调控。这种内源性的节律改变机制被称为生物钟。生物节律存在于机体各级水平,按频率可分为高频、中频、低频三种;按时间长度可分为近年节律、近月节律、近周节律、近日节律等。

（一）近日节律

1. 近日节律形成 某些节律性活动的周期与地球自转周期即 24 小时的自然昼夜交替大致同步,称为**近日节律**（circadian rhythm）,或昼夜节律,这是生物节律最常见,也是最重要的一种节律。24 小时近日节律的形成,是外界环境周期性明暗变化的直接结果。近日节律是生物在漫长的进化过程中逐步建立起来的,并且已经成为自身固有节律的一部分。因此,生物对于地球物理环境变化的适应性形成了近日节律,并使之成为自身赖以生存的重要条件,才保证了生物物种得以保存与延续。

2. 近日节律对机体的影响　人体的多种生理指标,如体温、氧耗量、血压、白细胞数、血中肾上腺皮质激素和其他多种激素的含量、脑组织生物化学成分的含量等,都具有近日节律,几乎全部生理功能都具有周期为 24 小时的节律性变化。早晨醒来后神清气爽,生机勃勃,与肾上腺皮质激素分泌的节律变化在此时处于最高峰有关。当 24 小时节律被破坏时,可能引起机体多种生理功能障碍。

不同个体近日节律的内在周期长度是不同的。消除环境的明暗周期之后,近日节律可能会前移(<24h)或者是后移(>24h)。恢复正常的光照周期之后,机体很快就会形成 24 小时的日节律。这一特性可以确保机体在有光照和无光照的环境中切换,维持生理功能的稳定。

ER-8-2

子午流注
针法与生
物节律

（二）生物钟的调节机制

人和哺乳动物的生物钟位于下丘脑前部、视交叉正上方的**视交叉上核**(suprachiasmatic nuclei,SCN),控制着机体的行为和生理节律,包括睡眠-觉醒、运动、体温、心血管功能和许多内分泌过程。SCN 控制的生物节律有其内在的遗传基础,多种时钟基因如 *CLOCK*、*BMAL1*、*Per* 和 *Cry* 及其蛋白之间通过复杂的正负反馈作用导致了内在节律的形成。同时生物节律又受到环境光照信号以及某些化学物质改变(如褪黑素等)的诱导和影响。

SCN 控制生物节律性的功能具有很大的动物种属差异。例如去除大鼠 SCN 可以使其运动活性、摄食、中枢体温、催乳素及促肾上腺皮质激素分泌的昼夜节律性消失,但不影响皮质醇分泌的昼夜节律性。因而,SCN 是一个控制生物节律的重要中枢结构,但不是唯一的结构。

第二节　语言和思维功能

语言是最复杂、应用最广的符号系统,是人类最高的认识功能,是人类和某些动物特有的功能。语言包括口语和文字两类。口语用耳听口说,文字用眼看手写。语言按形成部位分为外部语言和内部语言:①语言的声音及符号经听觉和视觉器官感受后,通过大脑皮层的作用,由口部及手部的肌肉运动来完成,称为外部语言,这是神经感觉-运动的生理功能。②语言通过大脑的思维功能,包括语言信号的认识、储存、再现或回忆等思维活动来实现,称为内部语言,这是大脑的高级认知功能。

一、语言功能的三个阶段

人类的语言功能可概括为三个阶段,即语言感受阶段、脑内语言阶段及语言表达阶段。

（一）语言感受阶段

语言感受阶段主要是通过听觉系统与视觉系统来完成的。

1. 听觉系统　听觉感受器是**内耳螺旋器**(Corti organ,又称柯蒂器)。声波固有的频率、强度和持续时间等物理特性由螺旋器和听神经节细胞转换成具有生理特征的听神经动作电位,由听神经传到延髓的耳蜗核,换元后上行纤维到内侧膝状体。内侧膝状体对语言进行初步分析,并发出纤维到颞横回。颞横回是皮层听觉中枢,对传入的电信号进行分析,精确地鉴别语言性听觉电码与非语言性听觉电码,将语言性听觉电码重新组合成语言信息,并进行储存(即听觉记忆),为脑内语言阶段提供语言信息。

2. 视觉系统 视觉感受器是眼球的视网膜感光细胞。它接收文字、图形以及说话口形变化等刺激,产生视觉的神经冲动沿视觉传导途径到外侧膝状体。与听觉感受系统相似,外侧膝状体对视网膜电信号进行初步的分析,并在换元后发出上行纤维到枕叶距状裂。枕叶距状裂是皮层视觉中枢,对视网膜电信号进行复杂的分析后,向枕叶背外侧面的视联络区发放冲动。

（二）脑内语言阶段

语言在脑内阶段是通过大脑皮层各个语言中枢及联络区活动来完成的。而且,大脑皮层的活动与皮层下结构,包括屏状核、豆状核、尾状核、内囊与外囊均有关。

1. 语言的优势半球 两侧大脑的功能并不相等,语言中枢所在的大脑半球称为**优势半球**(dominant hemisphere)。由于语言与劳动密切相关,用右手劳动的人,语言中枢主要在左侧大脑半球。这种**一侧优势**(laterality cerebral dominance)的现象仅在人类出现。

90% 以上成年人的优势半球是左侧半球,其余 10% 是两个半球的作用相等,右侧半球占优势的很少。只有优势半球的语言中枢受损时,才会出现失语症。语言功能的左侧优势与遗传因素有关,但主要还是在后天生活实践中形成的。人出生时,两侧大脑半球均有同样的神经结构基础,两侧半球均与语言功能相关。10~12 岁时,左侧优势逐渐建立,此时若损伤左侧半球,尚可能在右侧半球重建语言中枢;但成年后若左侧半球受损,则很难在右侧半球重建语言中枢。在主要使用左手的人群中,左右两侧皮层都有可能成为语言中枢。

左侧半球在语言功能上占优势,而右侧半球在对非语词性的认知功能上占优势,如对触觉认识、深度知觉、空间辨认,以及音乐的欣赏和分辨等。右侧大脑皮层顶叶损伤的患者,由于非语词性认知能力的障碍,常表现为穿衣**失用症**(apraxia),患者虽然没有肌肉麻痹,但穿衣困难,常把衬衣前后穿倒。

2. 语言中枢 大脑皮层一定区域受损,可引起特有的语言功能障碍。主要的语言中枢有(图 8-3)以下几种:①视觉语言区:位于角回部位。该区病损时,患者视觉正常,其他的语言功能也健全,能看见文字形象,但不能理解其含意,这种现象称为文盲症或失读症。②听觉语

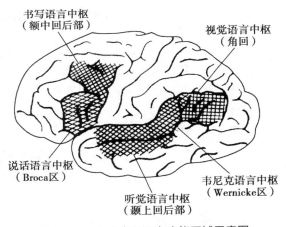

图 8-3 人大脑皮层语言功能区域示意图

言区:位于颞上回后部(Wernicke 区)。此区损伤引起感觉性失语症,又称 Wernicke 失语。病人可讲话和书写,也能看懂文字,能听到别人发音,但听不懂别人讲话的意思。③书写代表区:位于额中回后部。此区病变时引起失写症。病人能听懂说话和看懂文字,手部肌肉虽能活动,但不会写字和画图。④语言运动(说话)区:位于中央前回底部的 Broca 三角,即 44区。该区损伤时引起运动性失语症,又称 Broca 失语。病人可以听懂别人谈话,看懂文字,但自己不能说话,只能发音。

3. 脑内语言阶段的生理过程 主要有以下三个方面:①语言电码译解:语言电码由颞横回→Wernicke 区→听觉联络区,在这里将语言电码进行解译,即把语言电码的语音特征转变为音素和音素序列信号,并与某些句法单位初步编译成可以表达的语言信号。②信息整合:角回和缘上回对听、视觉的语言信息具有整合作用,使人对事物有较全面的感觉,获得"命名"的功能。通过整合作用,产生了语义以及可以表达这些语义的语言符号

和句法编码,然后沿弓状束将符号和编码送到 Broca 区。③语言运动信息的产生:Broca 区的功能是把整合后的感受性语言信号转换为一系列语言运动命令,然后传送到运动皮层,即中央前回。

（三）语言表达阶段

各种语言运动命令信号到达中央前回形成运动信号冲动,沿着锥体束下行到脑干和脊髓（图 8-4）。

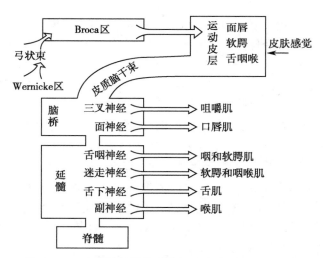

图 8-4 语言表达相关的脑神经运动核团联系示意图

脑干中与语言运动有关的脑神经运动核有:①三叉神经运动核发出三叉神经;②面神经核发出面神经;③疑核发出纤维参与舌咽神经;④背核发出纤维参与迷走神经;⑤副神经核发出副神经;⑥舌下神经核发出舌下神经。由颈、胸段脊髓前角发出神经纤维,支配构音器官,包括呼吸器官（如呼吸管道、呼吸肌和胸廓）、发音器官（如喉和声带）、调音器官（如唇、舌、牙、软腭、咀嚼肌和表情肌等）。

锥体外系的皮层和基底神经节以及小脑都有发出纤维到达脑干和脊髓,与以上发音有关的下运动神经元联系,通过调控发音相关肌肉的张力和共济运动,以保证声音的音调与音色协调。

语言的感受阶段,脑内阶段及表达阶段是相互连续不可分割的过程,任何一个阶段或某一结构、某一生理过程发生病变时,都可能出现语言功能障碍。因此,对一个语言功能障碍的病人应进行全面检查和分析,才能做出正确的诊断。

二、语言与思维的关系

（一）语言表述是思维的过程和结果

额叶是大脑高级整合功能的关键脑区,而语言和思维的脑机制研究结果,也多来自额叶损伤的病例。前额叶联络皮层及皮层下有极其丰富的纤维联系。前额叶联络皮层是个"多重感觉皮层",视觉、听觉、触觉、嗅觉及味觉信息都向前额叶皮层传递,在那里进行整合处理。人类的左侧前额叶联络皮层（Brodmann 45 区）与运动性语言功能有关。研究发现,左额叶切除后,词汇流畅水平极度降低。虽然表面上并没有失语,但是较高水平的语言能力受影响。临床的左侧额叶损伤时的语言障碍是思维紊乱的证据。电生理学研究发现,左半球和右半球诱发电位都有显著差异,说明语言和思维的脑功能区划确是不对称的。

（二）语言、思维和运动

人们早就注意到语言、思维和运动的关系，推断语言产生的神经机制可能与主管运动控制的神经组织有关。右手使用工具与语言功能的左脑一侧化可能有直接关系。语言功能和运动支配功能的一侧化是否一致便成了临床心理学家感兴趣的问题。研究发现左半球损伤时，不是全部语言功能都丧失，而那些尚存的有限的语言表达能力，主要是属于右半球的功能。优势半球语言系统的激活与手部运动系统的激活是伴发的，语言优势半球对语言的精细运动具有监督和控制作用。

语言是人类的独有能力，代表人类的最高认知功能，它的书写（文字）和口语两种形式，是人与人之间、当代与记录文明史之间联系的主要纽带。目前对语言思维的脑机制虽已有所了解，但是更加具体细致的脑机制尚待深入研究。

第三节 学习与记忆

学习与记忆是大脑的重要生理功能，是极其复杂的神经生理活动。学习是指新行为的获得或发展，即经验的获得；记忆则是指习得行为的保持与再现，即过去经验在大脑中的再现。大量信息通过感觉系统进入大脑，但只有小部分信息能储存起来形成记忆。

一、学习的分类

学习主要有两种形式即**非联合型学习**（nonassociative learning）和**联合型学习**（associative learning）。

（一）非联合型学习

非联合型学习是一种简单的学习形式，不需要刺激与反应之间形成某种明确的关系。单一的刺激长期重复作用后，导致个体对刺激的反应性增大或减小的神经调控过程。**习惯化**（habituation）与**敏感化**（sensitization）都属于这种类型的学习形式（图8-5）。

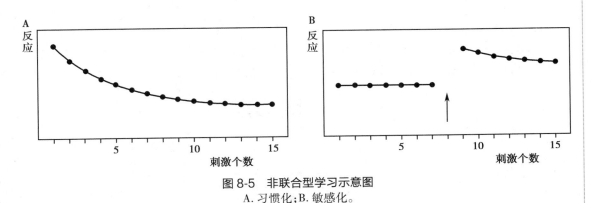

图 8-5 非联合型学习示意图
A. 习惯化；B. 敏感化。

1. 习惯化 是指人和动物对反复出现的温和刺激的反应性逐渐降低。习惯化的产生，可避免机体对许多无意义信息产生应答。

2. 敏感化 是指人和动物受到某种强烈刺激后，对其他刺激出现反应增强的现象。敏感化的产生可使机体注意某些危险信号，躲避可能的伤害。

（二）联合型学习

联合型是指刺激和反应之间存在明确的关系，在时间上很靠近的两个事件重复发生，最后在脑内逐渐形成关联。人的绝大多数学习是联合型学习，其特点是能利用语言、文字进行学习和思维。经典条件反射和操作式条件反射均属联合型学习。

1. 经典条件反射　条件反射是在非条件反射的基础上，通过无关刺激与非条件刺激在时间上反复多次结合而形成。无关刺激与非条件刺激反复结合的过程称为**强化**（reinforcement）。一种刺激成为预示另一种刺激即将出现的信号，是一种学习的过程。当一种条件反射建立后，若给予和条件刺激近似的刺激，也引起同样的条件反射，称为条件反射的泛化；如果这种近似刺激得不到非条件刺激的强化，该近似刺激就不再引起条件反射，称为条件反射的消退。若仅使用条件刺激，而得不到非条件刺激的强化，条件反射的效应就会逐渐减弱，直至完全消退。消退不是条件反射的简单丧失，也是一个新的学习过程。

2. 操作式条件反射　动物必须通过自己完成一定的动作或操作，才能得到强化，称为**操作式条件反射**（operant conditioned reflex），如训练动物走迷宫，表演各种动作等。这类条件反射是一种很复杂的行为，更能代表动物日常生活的习得行为。

二、记忆的分类

依据信息的类型、储存和读出的方式以及保留时间的长短等对记忆进行分类。

（一）根据信息的性质分类

1. 陈述性记忆　**陈述性记忆**（declarative memory）是对自身经历和学习的事件进行编码、储存并回忆、再现的过程，是将片段信息进行加工、重组，有意识地回忆、读出，并表达出来。如参加一次有特殊意义活动的场景或经历的重大事件，在很多年后仍能够回忆和再现。陈述性记忆还可分为：①**情景记忆**（episodic memory），是对一件具体事物或一个场面的记忆。②**语义记忆**（semantic memory），则是对文字和语言的记忆。

2. 非陈述性记忆　**非陈述性记忆**（nondeclarative memory）是指不依赖于意识或认知的记忆。该记忆需要多次重复测试才能逐步形成，主要包括感知觉、运动技巧、程序和规则的学习等，是很难用语言表达的记忆。如汽车司机驾驶汽车的灵活动作、纺织女工的熟练技能等。非陈述性记忆是一种下意识的感知及反射活动，又称为反射性记忆或程序性记忆。陈述性和非陈述性记忆可以相互转化。

（二）根据记忆的时程分类

人类的记忆过程可分为感觉性记忆、第一级记忆、第二级记忆和第三级记忆四个阶段。前两个阶段属于短时程记忆，后两个阶段属于中时程记忆和长时程记忆（图8-6）。

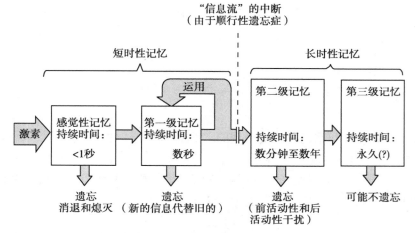

图8-6　从感觉性记忆到第三级记忆的信息流示意图

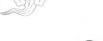

1. 短时记忆　短时记忆有三种表现形式:①**图像记忆**(iconic memory),即是对影像视觉的瞬时记忆,其保存时间仅有 0.25~2 秒。②**瞬时记忆**(immediate memory),是对一闪即过而仍留在意识中的事件的记忆和对事件的选择性记忆,它可以由记忆者依赖思维和复述来调控。③**工作记忆**(working memory)或**操作记忆**(operant memory),是对执行某些认知行为过程中的信息的暂时储存。它需要对时间上分离的信息加以整合,如阅读、延缓反应等。

(1) 感觉性记忆:感觉性记忆是指通过感觉系统获得信息后,先储存在脑的感觉区的阶段。这种记忆的信息量很多,但保存时间很短,又称为瞬时记忆。如果感觉性记忆中的信息受到注意,就转入第一级记忆。

(2) 第一级记忆:第一级记忆的信息经加工处理、重新整理编码后可转入较长的记忆。这个转移可通过两种途径实现:①口头表达性途径。将感觉性记忆资料变成口头表达性符号,如语言符号,这是最常见的方式。②非口头表达性途径。通过信息在第一级记忆中不断循环,延长信息停留的时间,有助于信息从第一级记忆转移为第二级记忆。

2. 长时记忆

(1) 第二级记忆:这是一个较大而持久的储存系统,可保留几分钟到几天,信息在海马和其他脑区内进行处理,并能转为长时程记忆。发生在第二级记忆中的遗忘是由于先前的或后来的信息干扰所致。

(2) 第三级记忆:该级信息量相当大,可保留几天到数年,有些与自己和最亲近人密切相关的信息,甚至可终生保持,形成**永久记忆**(lasting memory)。比如自己的名字和每天操作的手艺等,通过长年累月的运用则不易遗忘。在长期记忆中,主要是以赋予意义的方式对来自听觉、视觉以及其他感觉的信息进行编码。

三、学习与记忆的神经生理机制

学习与记忆的机制极其复杂。不同的学习记忆过程所涉及的脑区结构与机制不尽相同,不同类型的记忆也需要不同的神经结构和回路参与。

(一) 学习记忆的神经结构和回路

1. 陈述性记忆的神经结构和回路　与学习和记忆关系密切的脑区有大脑皮层联络区、海马及其邻近结构、杏仁核、丘脑及脑干网状结构等部位。

与近期记忆有密切关系的神经结构是**海马回路**(hippocampal circuit)。临床研究表明,海马及其邻近结构的损伤会引起近期记忆丧失。海马回路的路径:海马→穹窿→下丘脑乳头体→乳头体丘脑束→丘脑前核→扣带回→海马。

学习与记忆相关的中枢部位之间也存在密切的关系,在学习和记忆过程中它们往往同时活动。如短时的陈述性记忆需要大脑皮层联络区及海马回路的共同参与。视、听、触、压觉冲动传入大脑皮层后到达皮层联络区,而味、嗅觉冲动经颞叶和额叶的边缘皮层也到达皮层联络区,继而两路信息经内侧颞叶边缘系统、丘脑内侧核团、额叶腹内侧部进入基底-前脑胆碱能系统,最后回到大脑皮层联络区。

2. 非陈述性记忆的神经结构和回路　非陈述性记忆主要有大脑皮层-纹状体系统、小脑、脑干和脊髓等中枢部位的参与。大脑皮层、边缘系统经伏隔核到纹状体苍白球的通路,在运动学习的动机形成中起重要作用。其过程是:信号刺激可引起皮层感觉、颞叶系统的兴奋,进而激活尾状核新纹状体系统,使新纹状体-颞叶前区回路协助皮层脊髓束而引发已学会的运动反应。

(二) 学习记忆与中枢神经系统的突触可塑性

学习和记忆的神经基础就是突触的可塑性,包括神经网络、神经环路及突触连接的不同水平。其中突触连接是突触可塑性的关键部位。

1. 突触传递的长时程增强　海马的长时程增强可能是陈述性记忆的突触机制。在海马的神经纤维通路上,一组高频电刺激可以使海马神经元 EPSP 增强,称为**长时程增强**(long-term potentiation,LTP)(图 8-7)。在海马结构中有三条单突触回路:①穿通纤维-齿状回颗粒细胞(perforant 通路);②苔状纤维-CA3 区锥体细胞;③Schaffer 侧支-CA1 区锥体细胞。这三条单突触回路是海马 LTP 产生的基本通路,均以谷氨酸为递质。在大鼠穿通纤维-齿状回颗粒细胞通路上,用高频电刺激诱发记录出 LTP 的半衰期是 3 天;如再施加 3 个强直刺激后,则发现 LTP 的半衰期可延长至 3 周。

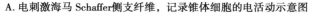

A. 电刺激海马 Schaffer 侧支纤维,记录锥体细胞的电活动示意图

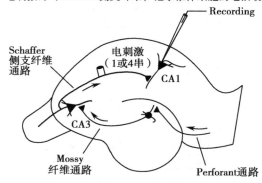

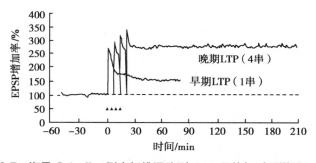

B. 海马CA1区早期和晚期LTP的比较

图 8-7　海马 Schaffer 侧支纤维通路到 CA1 区的长时程增强示意图

LTP 包括诱导期和维持期(表达期)两个阶段:诱导期是指强直刺激后诱发反应逐渐增大直至达最大值的发展过程,而维持期是指诱发反应达最大值之后的持续过程。LTP 的诱导期与维持期形成机制不同。NMDA 受体依赖型 LTP 在海马中主要存在于来自嗅皮层细胞的穿通纤维与齿状回颗粒细胞之间的突触,和 CA3 区锥体细胞发出的 Schaffer 侧支与 CA1 区锥体细胞之间的突触。低频突触传递时,突触前膜释放的谷氨酸同时作用于 NMDA 受体和非 NMDA 受体 AMPA 受体,此时 AMPA 受体受体通道开放,Na^+少量内流使膜去极化。但突触后神经元的去极化幅度达不到解除 Mg^{2+} 对 NMDA 受体通道堵塞的程度,NMDA 受体通道不能被激活。当强直刺激作用于传入纤维时,谷氨酸大量释放,导致突触后膜去极化达到一定程度,堵塞 NMDA 受体耦联通道内的 Mg^{2+} 被移出,NMDA 受体通道被激活,Ca^{2+} 内流。Ca^{2+} 和 CaM 结合后,激活 Ca^{2+}/CaM 依赖型蛋白激酶Ⅱ、PKC 和酪氨酸激酶,使 AMPA 受体磷酸化,产生 LTP。谷氨酸与 NMDA 受体的结合和 Ca^{2+} 内流是 LTP 产生的必要因素。非 NMDA 受体依赖型 LTP 在海马中主要位于苔状纤维与 CA3 区锥体细胞的突触中。

LTP 的维持需要突触前递质不断释放,突触后膜的受体、通道、酶随之变化,因此是突触前、突触后机制共同作用完成的。突触前机制包括突触前 Ca^{2+} 以及突触前自身受体（如 mGluR）调制生成的 DG 等第二信使的协同作用，从而激活 PKC，促进递质的释放。突触后机制包括 LTP 诱导产生后，突触后神经元蛋白激酶（PKC、PKA）和钙调蛋白的激活，并处于持续活化状态，AMPA 受体功能增强，Ca^{2+} 浓度持续升高，蛋白质结构修饰，启动基因转录，蛋白翻译等过程。此外，由突触后膜产生并释放至前膜的物质，如 NO、CO、花生四烯酸等，可作为逆行信使发挥前后膜信息交流的作用。

根据持续的时间长短，LTP 可分为两种时相：①早时相 LTP（E-LTP）持续时间为 1~3 小时，不受蛋白合成抑制剂的影响；②晚时相 LTP（L-LTP）持续时间在 3 小时以上，需要蛋白激酶 A 和 cAMP 反应元件结合蛋白（CREB）参与，有基因转录和蛋白合成。cAMP 可诱导产生 L-LTP，而蛋白激酶 A 抑制剂可干扰 L-LTP 的保持。如果增加突触前神经递质释放或突触后受体的敏感性，可诱导产生早时相 LTP，相当于短时记忆。如果给予多组高频电刺激，可引发持续 24 小时以上的晚时相 LTP，相当于长时记忆。这些实验结果表明 L-LTP 依赖于 mRNA 和新蛋白质的合成。

2. 突触传递的长时程压抑　突触传递效率长时程的降低即**长时程压抑**（long-term depression，LTD）。LTD 最初在小脑被发现。小脑的平行纤维及爬行纤维分别与浦肯野细胞形成突触。突触之间都是以兴奋性氨基酸作为神经递质，通过非 NMDA 受体完成信息传递。如果同时重复刺激平行纤维和爬行纤维，则在突触部位看到长时程的传递减弱现象，即 LTD。其机制是：爬行纤维使浦肯野细胞快速地去极化，其树突上的电压依赖性钙通道开放，引起 Ca^{2+} 内流。这是 LTD 产生的关键。同时，平行纤维激活后释放谷氨酸递质，作用于浦肯野细胞树突膜上的 AMPA 受体，引起 Na^+ 内流，产生兴奋性突触后电位，并开放电压依赖性钙通道，Ca^{2+} 内流，激活 PKC，同时谷氨酸在浦肯野细胞树突膜上还能激活代谢型谷氨酸受体，后者通过 G 蛋白与 PLC 耦联，导致第二信使 DG 的生成，PKC 激活。PKC 是诱导 LTD 产生的重要第二信使。海马的 LTD 发生在海马 CA1 区 Schaffer-CA1 锥体细胞的突触部位。低频刺激 Schaffer 侧支可抑制突触后细胞产生的 EPSP，而且这种抑制可长达几小时。在 CA1 区产生的突触 LTD 与 LTP 机制相似，都需要激活 NMDA 受体，或者开放电压依赖性钙通道，使突触后神经元 Ca^{2+} 增加。不同的是进入细胞的 Ca^{2+} 量，如果细胞内 Ca^{2+} 少量增加，最终导致 LTD 产生；如果 Ca^{2+} 明显增加，就导致 LTP 产生。学习记忆的信息可以储存于突触效能的升高（LTP）或降低（LTD）之中，这两种突触可塑性可共存。

（三）学习记忆的细胞分子机制

如前所述，LTP 是陈述性记忆形成的关键。在 Ca^{2+} 的参与下，通过突触蛋白的修饰，形成短时记忆；通过启动基因转录，合成新蛋白，形成新突触，建立新的神经环路，形成长时陈述性记忆。在这个过程中，NMDA 受体、Ca^{2+}、蛋白激酶 C、钙调蛋白、cAMP、PKA、CREB 发挥了关键作用。下面主要阐述非陈述性记忆的细胞分子机制。

非陈述性记忆有多种形式，包括习惯化、敏感化和经典条件反射等。生活在海洋中的软体动物**海兔**（aplysia）的神经元非常简单，因此，它成为研究习惯化和敏感化的理想模型（图8-8）。海兔缩鳃反射的神经元联系非常简单。当给喷水管一个温和的触觉刺激时，支配喷水管的感觉神经元兴奋，引起中间神经元和运动神经元产生 EPSP，由于感觉神经元和中间神经元共同作用于运动神经元，致使运动神经元放电增加，引起强烈的缩鳃动作。若反复多次刺激喷水管，则缩鳃反射明显减弱，以至不再有缩鳃反应，即发生了习惯化，并可保持数小时。若连续数日反复多次刺激，则产生的长时程习惯化可维持数周。习惯化的实质是突触传递效能的降低，其主要原因是重复刺激，使感觉神经元 Ca^{2+} 内流减少，导致谷氨酸递质释放减少，在中间神经元和运动神经元上引起的 EPSP 逐渐减小，兴奋性中间神经元在运动神经元上引起的 EPSP 也会逐渐减小，从而使运动神经元的动作电位逐渐减少，缩鳃反射也就减弱（图 8-9）。

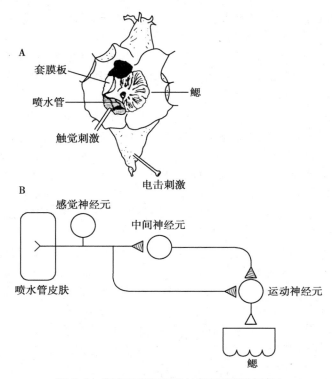

图 8-8　海兔缩鳃反射的神经元回路示意图

A. 海兔的背面图,表示鳃和喷水管以及电击和触觉刺激的部位;B. 缩鳃反射神
经元回路的示意图,此处只用单个细胞的纤维联系来表示。

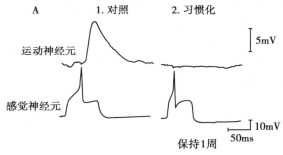

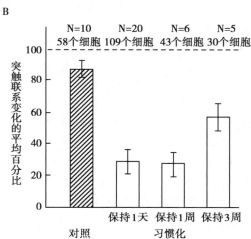

**图 8-9　海兔缩鳃反射长时期习惯化对
感觉神经元与运动神经元之间联系的影
响示意图**

A. 对照组海兔(未训练过)感觉神经元和
运动神经元的联系与经过长时期习惯化
训练过的海兔感觉神经元与运动神经元
联系的比较。对照组动物,显示明显的突
触后电位;而在习惯化了的动物,甚至在
训练后 1 周,也没有这种突触后电位出
现。B. 直方图表示,对照组动物以及长
时期习惯化训练后 1 天、1 周、3 周突触联
系变化的百分率。

研究还发现,当海兔尾部受到一个伤害性刺激后,再给予喷水管同样温和的刺激,会引起鳃部和喷水管强烈的收缩,即产生敏感化。与习惯化一样,缩鳃反射的敏感化有短时程和长时程两种形式:①对尾部一次电刺激可引起持续数分钟的短时程敏感化;②如 5 次或更多的电刺激,则可引起长达几天甚至几周的长时程敏感化。敏感化的突触机制比习惯化更为复杂,是一个反射回路的兴奋对另一个反射回路的影响。敏感化的机制是突触前易化,产生的主要原因是中间神经元释放 5-HT,与受体结合后,激活膜上的 G_s 蛋白,增强 cAMP-PKA 系统,K^+ 通道关闭,延长了动作电位的时程,增加 Ca^{2+} 内流的时间,Ca^{2+} 内流增多,感觉神经元释放的神经递质增加,最终表现为运动神经元的活动加强,缩鳃反射加强。

四、记忆障碍

记忆障碍是一个复杂的病理过程。如边缘系统(尤其是海马)受损可引起严重的近事记忆障碍;额、颞叶皮层的广泛软化、萎缩可造成严重的远事记忆障碍。临床病理研究提示,几乎每一个有严重记忆障碍的患者,都有脑的广泛病变。同时,还有相当多的人有各种程度的记忆障碍,但脑里却找不到任何器质性病灶。因此,解剖结构上的病变或功能失调都能造成记忆障碍,它包括记忆增强、记忆减退、记忆错误等。

1. 记忆增强 主要表现为对远期记忆的异常性增加。患者表现出对很久以前发生的、似乎已经遗忘的食物和体验,在现时又能重新回忆起来,甚至对一些琐碎的、毫无意义的事情或微细情节都能详细回忆起来。该情况多见于躁狂症、妄想症或服用兴奋剂过量者。

2. 记忆减退 记忆减退的轻重程度不一致,可以从对个别无关紧要的时间记忆减退直到对一切新印象的瞬即遗忘。如果一定时间阶段内全部生活经历的记忆完全丧失,至少是大部分丧失,可称为遗忘症。从遗忘过程中表现出的对新近或远期认识并记忆事物的遗忘规律来看,可以有下列几种遗忘症状。

(1)顺行性遗忘症:凡不能保留新近获得的信息称为顺行性遗忘症,又称为遗忘性综合征。患者表现为近期记忆差,而障碍发生前的远期记忆依旧存在。损毁双侧海马,阻断 Papez 环路,慢性酒精中毒或头部外伤都会引起顺行性遗忘症。

(2)逆行性遗忘症:凡脑功能发生障碍之前的一段时期内的记忆都已丧失,但仍可形成新的记忆,称为逆行性遗忘症。脑震荡、脑卒中或中毒等都会引起逆行性遗忘症。

(3)心因性遗忘症:由于严重的精神创伤造成皮层功能失调,或见于暂时的剧烈情绪波动以后,患者表现为不能回忆与情绪体验有关的许多事与物。

此外,因脑外伤引起某一段时间内的事物遗忘,称为界限性遗忘症。

3. 记忆错误 可分为:①记忆错构症:老年期或脑动脉硬化症患者常会发生在时间上的记忆错误。②记忆虚构症:患有这种疾病的人表现为记忆虚构,常常会滔滔不绝地、绘声绘色地讲述实际上并没有发生过的、完全是虚构的事情,多见于脑外伤、酒精中毒或感染性脑疾病。③记忆恍惚:患者常常会因听到某种声音或见到某种环境,产生一种似熟悉的感觉,但不能精确地记起或说出发生的时间和地点,多见于神经官能症、精神分裂症或颞叶癫痫等疾病。

第四节 精神情感活动的脑功能基础

精神情感对人类生活的重要性是众所周知的,但至今人类尚未能确切地阐明精神情感活动的脑功能机制,因此,对神经失调性疾病的防治也未取得突破性进展。参与精神情感活动的脑功能系统,不可能仅定位于大脑皮层狭隘区或孤立的神经细胞群中,而应是包括一系列协同工作的脑结构共同组成的复杂系统,其中每个脑结构对复杂的精神情感过程的实现都有其贡献。精神情感活动的脑功能定位有两个最重要的特点:一是情感活动的高级形式依赖于局部脑结构的工作,独立工作的脑结构是组成功能系统的环节;二是人的精神情感活动过程在大脑皮层中的定位不是固定不变的,这种定位不论在儿童发育期,还是在连续的学习练习阶段都可能发生变化。

一、大脑皮层和边缘系统是精神情感活动中枢

情感中枢理论认为,额叶新皮层、杏仁复合体(又称杏仁核群,简称杏仁核)、海马和下丘脑等4个关键脑结构之间的功能关系决定着人类情感活动的特点。除了这4个关键的脑结构外,其他脑组织对情感活动而言,都是信息传入或情感表达的传出通道。

(一)大脑联络皮层是精神情感活动的基础

大脑联络皮层是精神情感活动与行为所涉及的部位。其主要功能是整合不同初级感觉皮层的活动,将感觉和运动皮层联合起来。联络皮层涉及高级神经功能的许多方面,包括随意运动、感觉、感知、认知、情感、精神、心理活动和行为以及学习和记忆、语言和思维等。每个联络皮层区都有自己的特殊作用,如前额联络皮层与复杂运动活动有关,边缘系统与记忆、情感和行为的启动有关。

前额叶皮层主要与认知功能有关。精神分裂症的症状主要是思维障碍和意志活动缺乏(计划与行为障碍),表明大脑皮层对信息处理过程产生障碍。急性精神分裂症的症状反映了皮层对信息反应的调控失灵;慢性精神分裂症病人因为意志缺乏而产生计划和行为障碍;这些都涉及额叶认知功能障碍。精神分裂症病人的认知精神心理学测试能力差,也表明病人额叶功能低下。

(二)边缘系统与情绪行为相关的神经回路

情绪活动发源于海马回和扣带回等边缘环路:海马经穹窿到下丘脑的乳头体,再由乳头体经丘脑前核至扣带回,构成一个环路,是形成情绪、感觉活动的基础,称为Papez回路。近年发现Papez回路较多与学习记忆相关,而情绪活动的脑回路则与杏仁核-下丘脑-隔-额前叶的腹内侧部关系最密切(图8-10)。

(三)边缘联络皮层是情绪影响运动、行为的途径

边缘联络皮层位于额叶腹内侧、顶叶内侧和颞叶前端,它能接受来自感觉皮层的投射,并转而投射到其他脑区,包括前额叶皮层,从而提供了情绪可能影响运动、行为的途径。参与情绪行为主要有三个部位:①额叶皮层可参与情感性行为和人格活动的调制。如眶额皮层病变可引起情感行为和人格改变;切除黑猩猩额叶皮层可产生平静反应。②新皮层和杏仁复合体可参与学习和情绪性认知的整合。其交互联系使得学习与经验可以和情绪认知成分结合起来。③颞叶参与情感行为和人格活动的调制。如颞叶癫痫患者

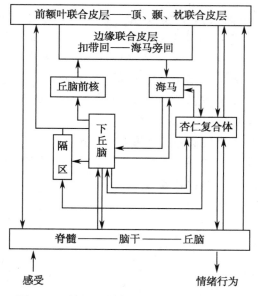

图8-10　边缘系统与情绪行为相关的主要神经回路示意图

常合并有精神障碍,其中抑郁、焦虑最常见,并伴有情感行为改变,认为这与感觉-边缘区间的丰富神经联系有关。

（四）杏仁复合体参与情绪行为的调制

研究表明,杏仁复合体是参与情绪的躯体反应核团（如下丘脑及脑干核团）和新皮层中参与意识、情感、特别是恐惧的核团（如扣带回、前额叶）之间的联系者。其作用为:①杏仁复合体参与感觉经验的调制,对上传的感觉、听觉、触觉及视觉信息具有明显的调制作用。电刺激癫痫患者杏仁核,可产生精神症状,或出现视觉、听觉、内脏和躯体感觉以及具有情绪色彩的幻觉性感觉或回忆性幻想,表明感觉经验的变化与杏仁核群的功能有关。②杏仁复合体还参与奖惩性行为调制、感觉的情感性整合、情绪表达的面部特征的内隐性记忆等,还能介导习得性情绪反应和情绪的主观经验和自主神经反应。

（五）下丘脑参与情绪行为的调制

下丘脑是情感表达系统中的一个重要组成部分。下丘脑是情感性内脏、躯体活动的高级中枢。情绪活动是一种心理活动,情绪反应出现时,必然伴有一系列生理变化,下丘脑能将各种传入整合起来,可通过调节位于脑干的躯体-内脏反射回路,作用于躯体和自主神经系统,调节情绪性生理表现,把内脏活动和其他生理活动联系起来;又可通过垂体调节内分泌和内脏活动以及情绪反应、体温、营养摄取、水平衡等重要生理过程,确保协调一致的自主神经和躯体反应。

下丘脑参与多种情绪行为的调制。下丘脑是控制发怒反应的重要部位,如刺激下丘脑能引起发怒,并具有明确的定向攻击目标。下丘脑还参与防御和攻击反应,如刺激麻醉动物的下丘脑腹内侧区可出现一系列交感神经活动增强的防御性反应。

二、精神情感活动失调的脑区改变与调制

（一）精神情感活动失调的脑区功能与器质的改变

1. 社会心理功能减退与脑区器质性改变有关　社会心理功能减退的严重程度与脑的病理改变有关。研究发现:认知缺陷与第三脑室体积扩大密切相关;注意障碍与额叶功能有关;思维障碍的程度与左右颞上回体积缩小有关;妄想症状与双侧额前叶损伤有关;慢性精神分裂症与颞叶缩小有关;抑郁症患者的右侧颞叶较左侧大,两侧的尾核体积缩小。

2. 精神失常者有关脑区血流低灌注和糖利用率减少　精神分裂症的额叶血流和葡萄糖代谢率均降低,慢性者比急性者更明显。非偏执型者右颞叶血流下降最明显;而精神分裂症的左海马血流增加,功能亢进。抑郁症病人的左侧、前外侧额部葡萄糖利用率减少。精神失常与脑局部血流高度相关的脑区有左内侧颞叶、间脑、丘脑和左纹状体,相关性最高的是左海马旁回。

（二）精神情感活动失调的调制

脑内神经递质及其受体信号转导系统的功能障碍可引起精神情感活动失调,导致精神分裂症和躁狂抑郁症等。

1. 神经递质对精神情感活动的调制　躁狂抑郁症患者存在脑内单胺类神经递质代谢失调,与脑脊液中 5-HT 代谢尾产物和 DA 代谢尾产物改变呈正相关,表明躁狂抑郁症与脑内 5-HT 与儿茶酚胺（CA）的功能活动有关。推测脑内 5-HT 的功能缺乏构成发病倾向,但最终导致躁狂或抑郁,则与去甲肾上腺素能系统活动失常有关,当 NE 能系统活动增强时出现躁狂症状,而减弱时则导致抑郁症状。

苯丙胺（amphetamine）是一种既能促进 CA 释放,又能抑制 DA 重摄取,为具有拟交感作用的兴奋剂。长期服用苯丙胺可出现与妄想型精神分裂症十分相似的症状。人们认为妄想

型精神分裂症与 DA 功能亢进有关。Ⅰ型和Ⅱ型精神分裂症均被认为与中脑-边缘 DA 能神经投射（主要参与调控情绪）和中脑-皮层 DA 能神经投射（主要参与认知功能和事物识别能力）系统功能失调密切相关。躁狂抑郁症者则与 5-HT 能神经上行投射系统和 NE 能神经上行投射系统功能失调有关。

2. 激素对精神情感活动的调制　某些激素与情绪感受及情绪活动间的关系非常密切，激素能以直接或间接方式调节脑功能，进而影响情绪活动。在情绪行为调控环路中的下丘脑、边缘系统，正是与神经内分泌调节和自主神经功能密切相关的脑结构。在精神情感活动失调时，处于功能异常状态的 5-HT 和去甲肾上腺素能神经还会引发边缘-下丘脑-垂体系统调节的失常，出现内分泌功能异常。

思政元素

关注心理健康，正视精神疾患

了解精神疾病的发展现状，了解焦虑症、抑郁症、双相情感障碍和精神分裂症的发病机制，科学地看待精神疾病，改变精神疾病被"妖魔化"的错误认知，消除大众对精神疾病的歧视与偏见。医学生应培养同情病人、尊重病人和病人家属的高尚品德，也要注重病人隐私权的保护，展现人文关怀，树立良好的医德医风。同时，医学生应重视情绪管理，学会控制情绪，寻求正确的宣泄情绪之道，正确处理人际关系，科学地解决人生面对的各种问题和矛盾。正确看待得与失，树立正确的价值观、幸福观、生死观。如有心理问题要及时求助亲朋好友，或者向心理医生、精神科医生咨询，而不是讳疾忌医。

三、精神障碍

（一）焦虑症

焦虑症（anxiety disorder）又称**焦虑性神经症**（anxiety neurosis），是一种临床常见的神经功能失调症。其特点是无明确客观对象，也没有某一明确具体主观内容的提心吊胆和焦虑不安，还有显著的自主神经症状、肌肉紧张以及运动性不安。如气喘、胸部发紧感、憋闷感、心悸、肌紧张度增加、眼花、颤抖、出汗、面部潮红等。焦虑症有两种最主要的表现形式：**惊恐障碍**（panic disorder，PD）和**广泛性焦虑**（generalized anxiety）。

焦虑症的确切病因与发病机制尚不完全明确，可能与遗传因素、个性特点、不良生活事件、躯体疾病等相关。其中遗传特性是本病发生的重要生理和心理基础。调查显示单卵孪生子的同病率为 35%，高于全部其他的神经症。另外，内分泌功能紊乱和脑内神经递质的改变也与焦虑症的发病有密切的关系。

糖皮质激素和促肾上腺皮质激素释放激素（CRH）在焦虑的发病机制中具有重要作用。临床发现应用糖皮质激素会引起一些病人出现焦虑。动物实验表明，捕食者、电休克以及酒精和其他诱导糖皮质激素释放通路（下丘脑、杏仁核、蓝斑和脑干的其他部位）活性过度的药物可引起应激状态，利用药物阻断这些活性或者破坏杏仁核可以根除焦虑和恐惧行为。焦虑患者常伴随应激激素调节失常，这与下丘脑神经肽 CRH 和精氨酸加压素分泌过多密切相关。CRH 主要通过激动促肾上腺皮质激素释放激素Ⅰ型（CRH_1）受体诱导抑郁或焦虑样症状。

主要分布在脑干蓝斑核团的去甲肾上腺素能神经元有神经纤维投射到海马、杏仁核、边缘叶和额叶皮层,参与情绪的调节。动物实验中,电刺激脑干蓝斑核可产生明显的恐惧和焦虑症状,与 NE 的释放增加有关。焦虑的动物模型提示 5-HT 在焦虑的消长中起重要的作用。若抑制单胺氧化酶 A(MAO-A)的活性,提高神经内 5-HT 的浓度,可治疗焦虑症。5-HT 再摄取抑制剂通过抑制 5-HT 的再摄取而具有良好的抗焦虑作用,常作为抗焦虑的一线用药。

此外,GABA 作为中枢神经系统中的抑制性神经递质,具有抗焦虑作用。研究发现苯二氮䓬类药物可通过 GABA 受体发挥镇静、抗焦虑及抗惊厥的作用。

（二）抑郁症

抑郁症(depression)是指以显著而持久的心境低落为主要临床特征,以情绪低落、思维与认知功能迟缓、活动减少为主要表现的一类情感性精神障碍。一般起病缓慢,先有失眠、乏力、食欲缺乏、工作效率低等不适表现,部分病人呈抑郁与躁狂双相障碍,发作以多种交替方式出现。

抑郁症的发病机制至今未能明确,但一般认为与神经递质、神经结构功能异常、神经免疫、神经可塑性、遗传、社会心理等多种因素有关。

1. 单胺类神经递质及其受体假说 研究发现抑郁症患者的脑脊液中去甲肾上腺素(NE)代谢产物 3-甲氧基-4-羟基苯乙二醇(MHPG)降低,随着抑郁症的缓解,MHPG 逐渐恢复。在使用耗竭 NE 的药物利血平后可使 NE 耗竭,发生抑郁症;抑郁症时,尿中 MHPG 下降,说明 NE 合成、释放减少,而长期使用能增加 NE 的药物,如三环类抗抑郁药、单胺氧化酶抑制剂可使尿中 MHPG 升高,NE 生成增加,从而改善抑郁症状,提示抑郁症与脑内 NE 浓度降低密切相关。有关 5-HT 的学说认为抑郁症是由于中枢神经系统 5-HT 释放减少引起的。抑郁症自杀患者脑内 5-HT 含量下降;使用提高脑内 5-HT 含量的药物如氟西汀可改善抑郁症状。另外,单胺类神经递质受体(5-HT 受体、NE 受体等)的数量和敏感性改变也与抑郁症的发生有关。

2. 遗传因素 遗传可能是该病的重要发病因素。研究发现,特定的基因可以改变抑郁症的易感性,抑郁症患者的一级亲属罹患抑郁症的风险为 37.8%。家系研究、双生子研究、差异基因研究、全基因组水平的关联分析研究等方法,为抑郁症遗传学研究提供了很多线索,但准确的遗传方式尚未阐明。

3. 神经结构功能异常 神经影像学研究发现,抑郁症患者在许多大脑区域,尤其是参与情绪调节,认知控制和奖励的区域都伴有结构功能异常,如出现海马灰质体积显著降低,扣带回、脑岛皮层厚度变薄等变化。

4. 下丘脑-垂体-肾上腺皮质轴(HPA)功能异常 研究发现,高达 80% 的抑郁症患者存在 HPA 功能亢进。抑郁症患者的唾液、血浆及尿液中皮质激素水平增高,垂体和肾上腺的体积增大。

（三）精神分裂症

精神分裂症是一种常见的、病因未明的重型精神疾病,可引起感知觉、思维、情感和行为等多方面的障碍以及精神活动与周围环境的不协调或脱离,常伴有认知功能损害。好发于青壮年,常起病缓慢,病程迁延,呈反复发作加重或恶化,最终可致精神残疾。

精神分裂症发病机制尚未明确,但无论是易感素质还是外部不良因素都可能通过生物、环境以及心理社会因素的共同作用而导致疾病的发生。遗传因素在发病中具有重要地位,家系调查、双生子和寄养子研究表明其遗传度达 80% 以上。通过在高发家族中寻找异常的染色体的研究,发现第 5、11、8 号染色体的长臂及第 19 号染色体的短臂和 X 染色体的变化与发病易感性相关,但不足以完全解释疾病的发生。

精神分裂症患者脑内存在细胞结构性异常,如额叶白质内中间神经分布不正常,而这些细胞起源于指导神经细胞迁移的下胚层,并且异常的神经元迁移导致异常的神经纤维联系。部分患者出现侧脑室和第三脑室轻度扩大、皮层体积下降或与颞叶不成比例、海马神经元体积下降、丘脑尾侧神经元数量减少和明显缺乏胶质化等,但目前尚不能确定哪一种脑的病理改变是精神分裂症患者的特征变化。

占主导地位的神经生物学假说认为精神分裂症是 DA 功能亢进造成的。精神分裂症患者尸体脑内 DA 浓度或其代谢产物——高香草酸明显增加。研究发现,黑质纹状体中 DA 能神经代谢活动的增强可导致精神分裂症的阳性症状(如幻觉、妄想、兴奋冲动、怪异行为等),而中脑边缘系统 DA 能活动减少则产生阴性症状(如社交退缩、言语贫乏、情感淡漠等)。由于经典抗精神病药物与 DA 受体有高度亲和性,所以普遍认为该药物通过作用于 DA 受体而发挥治疗作用。

第二代抗精神病药是 5-HT 和 DA 双受体拮抗剂。许多研究证实精神分裂症患者体内 5-HTR 存在异常。如研究发现 13 号染色体编码 5-HTR$_{2A}$ 的等位基因决定精神分裂症患者的易感性。第二代抗精神病药物对阳性和阴性症状都有效,就是由于它们对 5-HT 受体有较高的亲和力,而 5-HT 能神经元也可调节 DA 的激动和释放,提示 5-HT 在精神分裂症的发病机制中具有重要的作用。

（贾　军　刘慧敏）

复习思考题

1. 简述睡眠的生理意义。
2. 简述近日节律对机体的影响。
3. 简述人类记忆的过程。
4. 试述精神情感活动失调的调节机制。

ER-9-1

PPT 课件

第九章

神经内分泌

✎ **学习目标**

掌握下丘脑调节肽的生理作用,褪黑素的生理作用,生长过程的神经内分泌基础。

熟悉渴感和摄食的神经内分泌基础,神经-内分泌-免疫调节网络环路。

了解神经-内分泌-免疫调节网络的关系。

神经系统和内分泌系统之间存在着密切联系,一些神经细胞既有神经功能(产生和传导神经冲动),又有内分泌功能(合成和释放激素),这些细胞称为神经内分泌细胞,其分泌活动称为**神经内分泌**(neuroendocrine),分泌的激素称为神经激素。研究神经系统和内分泌系统之间相互作用及其关系的科学称为**神经内分泌学**(neuroendocrinology)。

第一节 下丘脑与神经内分泌

下丘脑(hypothalamus)重量不足全脑的 1%,平均 4g,却是神经内分泌的高级整合中枢,对于实现内环境的相对稳定十分重要。下丘脑在调节和维持水盐平衡、摄食、生殖、体温、内分泌及免疫反应等方面起重要作用。下丘脑有三种功能不同的神经细胞:感受性神经元、中间神经元和神经内分泌细胞。感受性神经元感受内环境的变化;中间神经元是信号的传递者,可调节下丘脑神经内分泌细胞的功能。下丘脑对内分泌的调节是通过垂体和自主神经进行的。下丘脑-垂体系统是神经内分泌的核心部分。

一、下丘脑神经内分泌的结构基础

下丘脑位于丘脑下方,第三脑室的两侧,属于间脑的基底部分。界限清楚的核团为数不多,对一些细胞稀疏、边界不清的核,常称为"区"。重要的核团有视上核和室旁核,其轴突组成视上垂体束和视旁垂体束,沿漏斗进入神经垂体,既有传导神经冲动的功能,又能分泌激素。重要的核团还有弓状核,其细胞分泌多种激素释放因子或抑制因子,通过结节漏斗束输送到漏斗上端的毛细血管丛,再经血液到腺垂体,影响垂体前叶细胞的分泌活动。因此,下丘脑既是神经中枢又是内分泌器官,是神经系统控制内分泌系统的枢纽,控制着机体多种重要的功能活动。

下丘脑的神经内分泌细胞根据胞体的大小和功能分为两类:①**大神经内分泌细胞**(magnocellular neuroendocrine cell,MgC),分布在视上核和室旁核外侧,其神经纤维组成下丘脑-垂体束投射到神经垂体,主要合成**缩宫素**(oxytocin,OXT)和**血管升压素**(vasopressin,VP);②**神经内分泌小细胞**(parvocellular neuroendocrine cell,PvC),分布在弓状核、室周核以及室旁核

笔记栏

内侧部等区域,合成和分泌多种下丘脑调节肽。这些肽类激素经轴质运输到正中隆起,经垂体门脉系统运送到腺垂体,促进或抑制腺垂体激素的分泌(图9-1)。

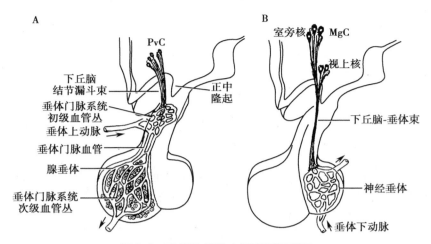

图 9-1 下丘脑-垂体之间联系示意图
MgC:神经内分泌大细胞,PvC:神经内分泌小细胞。

二、下丘脑调节肽

迄今已发现的下丘脑调节肽主要有 7 种,其化学性质和主要作用列于表9-1 中。各种下丘脑调节肽的作用机制有所不同。下面介绍几种重要的下丘脑调节肽。

表9-1 主要下丘脑调节肽的化学性质与主要作用

种类	英文及缩写	化学性质	主要作用
促甲状腺激素释放激素	thyrotropin releasing hormone, TRH	3 肽	促进 TSH 和 PRL 释放
促性腺激素释放激素	gonadotrophin releasing hormone, GnRH	10 肽	促进 LH 与 FSH 释放(以 LH 为主)
促肾上腺皮质激素释放激素	corticotropin-releasing hormone, CRH	41 肽	促进 ACTH 释放
生长激素释放激素	growth hormone releasing hormone, GHRH	44 肽	促进 GH 释放
生长激素释放抑制激素(生长抑素)	growth hormone releasing inhibiting hormone, GHRIH(somatostatin, SS)	14 肽/28 肽	抑制 GH 释放,对 LH、FSH、TSH PRL 及 ACTH 的分泌也有抑制作用
催乳素释放肽	prolactin releasing peptide, PRP	31 肽	促进 PRL 释放
催乳素释放抑制因子	prolactin release inhibiting factor, PIF	多巴胺	抑制 PRL 释放

ER-9-2

下丘脑激素的发现

(一)促甲状腺激素释放激素

在中枢神经系统(CNS)内**促甲状腺激素释放激素**(thyrotropin releasing hormone,TRH)含量最高的部位是下丘脑。TRH 受体属于 G 蛋白耦联受体,广泛分布于 CNS。TRH 除了促垂体激素作用外,还具有神经递质(神经调质)的作用。

1. TRH 对垂体功能的调节 包括:①作用于腺垂体 TSH 细胞,促进 TSH 的合成与释放。

TRH 还促进 TSH 的糖基化,保证 TSH 完整的生物活性。TRH 还可直接刺激甲状腺分泌 T_4。②促进 PRL 的释放,血浆中 PRL 和 TSH 的水平呈平行变化。在生理条件下,TRH 对 PRL 分泌的调控并不重要,当甲状腺功能减退时,TRH 可促进 PRL 的释放。因此,甲状腺功能减退患者常伴有高 PRL 症。③刺激腺垂体分泌生长激素(GH)和卵泡刺激素(FSH)。

2. TRH 对 CNS 的作用　TRH 作为一种神经递质或调质起兴奋性调节作用。TRH 可加速脑内去甲肾上腺素(NE)和 ACh 的更新,增强 ACh 诱发的皮层细胞的兴奋性反应,促进认知障碍大鼠恢复学习和记忆功能,还可兴奋脊髓前角运动神经元,促进受损的脊髓修复。

（二）促肾上腺皮质激素释放激素

促肾上腺皮质激素释放激素(corticotropin-releasing hormone,CRH)不仅广泛分布于中枢神经系统,在胃肠道、胰腺、胎盘和性腺也有分布。CRH 的分泌主要受生物节律、应激刺激和反馈调节。CRH 的分泌具有昼夜节律。清晨 7~9 点分泌最高,白天水平较高,午夜 0 点水平最低。当应激刺激如低血糖、失血、剧痛、精神紧张时,下丘脑神经元合成和分泌 CRH 增加。当血中糖皮质激素(GC)升高时,可反馈抑制 CRH 的分泌。CRH 受体属于 G 蛋白耦联受体,人的 CRH 受体(CRHR)分为 CRH-R1 和 CRH-R2 两种。

CRH 的生理作用:①促进腺垂体合成和分泌促肾上腺皮质激素(ACTH);②在脑内发挥神经递质作用,调节应激时自主神经、免疫系统功能和行为反应,以适应应激刺激;③参与免疫功能的调节,免疫细胞和炎症组织中存在 CRH 及其受体,CRH 可作为自分泌或旁分泌因子调节免疫系统功能。

（三）促性腺激素释放激素

分泌促性腺激素释放激素(gonadotrophin releasing hormone,GnRH)的细胞主要分布在下丘脑内侧视前区和视交叉上核、室旁核等处。GnRH 受体为 G 蛋白耦联受体,激活时可促进促性腺激素的合成与释放。

GnRH 的生理作用:①GnRH 可促进腺垂体促性腺激素(LH 和 FSH)的分泌与合成。②GnRH 对女性生殖功能的影响:GnRH 对垂体促性腺激素细胞作用有两种模式。一是下丘脑作为"张力中枢",促使 FSH 和 LH 少量的合成和分泌;二是下丘脑作为"周期中枢",在月经周期的中期排卵前大量释放 GnRH,促使 LH 大量释放出现高峰,出现排卵。③GnRH 对男性生殖功能:青春期时,生理剂量的 GnRH 以脉冲式释放的形式引起 FSH 和 LH 的分泌,LH 的分泌呈现明显的脉冲式波动,但 FSH 分泌波动的幅度很小,进而提高雄性激素水平,促使性器官生长发育和第二性征出现。成年后,GnRH 分泌有助于维持促性腺激素和性激素的水平,维持男性正常的性功能。

（四）生长激素释放激素

分泌生长激素释放激素(growth hormone releasing hormone,GHRH)的神经元主要位于下丘脑弓状核内,轴突投射到正中隆起,神经末梢终止于垂体门静脉,以脉冲方式释放 GHRH。GHRH 受体为 G 蛋白耦联受体。

GHRH 的生理作用:①GHRH 刺激腺垂体 GH 细胞合成和分泌 GH,还可促进腺垂体 GH 细胞增殖和分化,增加 GH 的合成。GHRH 与生长抑素对垂体 GH 的合成与分泌进行双重调节,以维持 GH 水平的稳态。②GHRH 是重要的睡眠调节因子,促进睡眠,并影响睡眠时 GH 的节律性释放。

（五）生长抑素

生长抑素(growth hormone releasing inhibiting hormone,SS)广泛存在于中枢神经系统的大脑皮质、纹状体、杏仁核、海马和脊髓等部位,起着递质和调质的作用;此外还分布于胃肠道、胰岛、肾脏和甲状腺等外周组织,是一种典型的脑-肠肽。SS 受体为 G 蛋白耦联受体,其生理作用非常广泛,主要有下列 3 个方面。

1. 对腺垂体的调节作用　包括:①抑制腺垂体 GH 的分泌。SS 不但抑制 GH 的基础分泌,而且还抑制 GH 对生理性刺激(如运动、胰岛素低血糖试验等)引起的脉冲式分泌。②抑制腺垂体 TSH 分泌。SS 可抑制腺垂体 TSH 基础水平释放和 TRH 引起的 TSH 释放;③还可抑制腺垂体 LH、FSH、PRL、ACTH 的分泌。

2. 对消化系统的调节作用　通过旁分泌抑制胃肠道功能,主要表现为抑制胃肠激素分泌、胃肠道运动和消化液分泌;胰岛 D 细胞分泌 SS 通过旁分泌作用于邻近胰岛细胞,抑制胰岛素和胰高血糖素的分泌。

3. 对神经系统的作用　SS 对大脑、小脑、脑干和下丘脑的神经元有明显的抑制作用,但对皮层和海马的某些神经元有兴奋作用。此外,SS 还参与镇痛、视觉、听觉、味觉和内脏信息的传导。

第二节　松果体与神经内分泌

松果体(pineal body)是脑内重要的神经内分泌器官,重约 200mg,位于丘脑后上部并有柄与第三脑室顶相连,因形似松果而得名。松果体由神经内分泌细胞和神经胶质细胞构成,主要分泌吲哚类和肽类两大类激素,其中以吲哚类激素——**褪黑素**(melatonin,MT)最为重要。

一、褪黑素的代谢

MT 最早被发现可使青蛙皮肤褪色而得名。MT 的化学结构为 N-乙酰基-5-甲氧基色胺,是色氨酸的衍生物。松果体内含有丰富的色氨酸,在羟化酶和脱羧酶的作用下生成 5-HT,再经 N-乙酰转换酶和羟基吲哚-氧-甲基转移酶(HIOMT)的催化,生成 MT。HIOMT 是合成 MT 的关键酶。在哺乳动物中,视网膜也能合成少量的 MT。褪黑素的分泌和年龄有关,人类出生 3 个月就开始分泌,6 岁达到高峰,12 岁达到成人水平。随着年龄增长,分泌量逐渐减少。45 岁后只有原有水平的一半。

二、褪黑素的分泌与调节

松果体分泌 MT 的途径有两条,一是分泌 MT 进入血液;二是进入脑脊液,以前者为主。松果体分泌 MT 具有明显的昼夜节律,即"昼低夜高",凌晨 2 时达高峰。松果体的节律性分泌除了受内源性因素控制之外,与光照密切相关。一些失明或未失明而持续在黑暗中的个体,其松果体的分泌节律可能大于或小于 24 小时,下丘脑的**视交叉上核**(suprachiasmatic nucleus,SCN)是控制 MT 分泌昼夜节律的神经中枢。

光照可以调控松果体的分泌节律,使其分泌呈现昼夜节律。视网膜与松果体之间的神经通路是(图 9-2):视网膜节细胞的轴突组成视神经投射到视交叉上核,由视交叉上核发出的下行纤维投射到胸髓外侧柱的交感节前神经元,节前纤维到达颈上交感神经节内的节后神经元,交感神经节后纤维与供应松果体的血管伴行进入松果体,即视网膜细胞→视交叉上核→颈上神经节→松果体。关于光-暗周期性刺激对松果体的调控理论认为:黑暗时,视交叉上核发出的神经冲动到达交感颈上神经节,交感节后纤维释放 NE 与松果体细胞 $β_1$ 受体结合,激活 AC,通过 cAMP-PKA 信号转导途径,诱导 MT 合成酶系活性增加,促进 MT 的合成

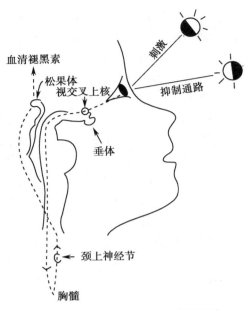

图9-2　松果体分泌及神经调节通路

和分泌。光照时,由视网膜传入的冲动则抑制交感神经末梢释放 NE,降低 AC 活性,cAMP 减少,MT 合成和分泌减少。若摘除大鼠眼球或切断支配松果体的交感神经后,MT 昼夜节律不再出现。毁损实验动物视交叉上核,MT 昼夜节律也消失。

三、褪黑素的生理作用

MT 通过其特异性受体发挥作用。MT 受体有膜受体和核受体两类。其中膜受体属于 G 蛋白耦联受体家族,在人和哺乳动物有 MT1 和 MT2 两种。在中枢和外周组织细胞上均有表达,以视交叉含量最高。

MT 的生理作用:①对生殖系统的作用。MT 能抑制下丘脑-腺垂体-性腺轴活动,使 GnRH、LH 及 FSH 含量降低,也可直接作用于性腺,抑制孕激素、雌激素以及雄激素的分泌;实验观察发现,松果体切除后会导致性早熟,并且能减弱持续黑暗导致的性腺退化现象。②对内分泌系统的作用。MT 能抑制下丘脑-腺垂体-甲状腺轴活动,对肾上腺皮质和髓质活动也有抑制作用。摘除松果体的大鼠,甲状腺明显增大,摄碘能力增强,碘的更新率加快;而且血中皮质醇和醛固酮的水平升高,引起实验性高血压。③对免疫系统的作用。MT 不仅影响免疫器官的生长发育,而且对细胞免疫、体液免疫和细胞因子均有调节作用,增强机体免疫力。④对中枢神经系统的作用:MT 具有镇痛、催眠、调节昼夜节律和抗抑郁作用。MT 是一种生理性的睡眠诱导剂和镇静剂。MT 主要是调整入睡的时间节律,使睡眠的发生时间前移,而对睡眠的过程以及持续时间并无直接影响,有改善节律性失眠的效应。⑤抗氧化衰老作用:MT 是迄今发现的最强内源性抗氧化剂,具有高脂溶性,可通过各种生物膜进入细胞,直接清除氧自由基,能对抗氧自由基以及过氧化脂质的氧化损伤,维护线粒体的功能,起到一定的延缓衰老作用。

第三节　生长的神经内分泌基础

人体的生长发育过程极其复杂,是一系列因素综合作用的结果。先天遗传和后天营养是影响机体生长的基本因素,但激素对机体的生长发育具有调节作用,影响生长速度。在机体生长的全过程中,生长激素起主导作用,但也必须有其他激素协同作用。如甲状腺激素可促进骨骼生长及神经系统发育。胰岛素是促进机体合成代谢的主要激素,对生长发育非常重要。雄激素是青春期骨骼快速生长的重要激素。女性青春期快速生长主要依赖肾上腺皮质分泌的雄激素,卵巢虽然能分泌少量雄激素,但作用较小。

一、生长激素与胰岛素样生长因子

(一) 生长激素

生长激素(growth hormone,GH)是腺垂体中含量最高的激素,由 191 个氨基酸构成,其分泌呈节律性(3~4小时)脉冲式分泌。分泌的脉冲数量夜间比白天多,成年女性多于男性,青春发育期的青少年比成人多、幅度大。GH呈昼夜节律性分泌,正常人在入睡后45~90分钟,血浆GH有一个明显的升高,这个高峰的出现与非快速眼动睡眠有关。

GH最明显的作用是促进骨、软骨和其他组织的生长,这与GH刺激蛋白质和胶原合成及组织对氨基酸的摄取利用有关。成年骨骺融合以后,生长主要表现为细胞和组织的生长,GH仍起很重要的促进作用。GH促进机体生长有两条作用途径:①直接与生长激素受体(GHR)结合。GHR属于受体酪氨酸激酶家族,是一种由620个氨基酸残基构成的跨膜单链糖蛋白,分子量约120kD,广泛分布于肝、软骨、骨、脑、骨骼肌、心、肾以及脂肪细胞和免疫系统细胞等。GH有两个GHR结合位点,同时结合两分子GHR,使受体二聚化,然后启动细胞内信息传递。受体二聚化是GHR激活的必要环节。②通过诱导靶细胞(如肝细胞等)产生**胰岛素样生长因子**(insulin-like growth factor,IGF)而实现。GH促进长骨生长,首先是GH直接刺激骨骺生长板的前软骨细胞或生发层细胞分化为软骨细胞,并使这些细胞的IGF-1基因表达增加,增加IGF-1合成,通过自分泌和旁分泌的方式作用于分化的软骨细胞IGF-1受体上,使软骨细胞增殖和骨化,从而促进骨骼的生长。

（二）胰岛素样生长因子

胰岛素样生长因子(IGF)是具有促进生长作用的肽类物质,因其化学结构与胰岛素相似而命名。IGF分为两类:一是IGF-1,介导GH的促生长作用;二是IGF-2,主要在胚胎期对胎儿的生长起重要作用。IGF受体有两种类型,Ⅰ型受体结构与胰岛素受体很相似,为四聚体,在细胞内与酪氨酸激酶相连。Ⅰ型受体与IGF-1的亲和力高于IGF-2,也能结合高浓度的胰岛素。Ⅱ型受体属于G蛋白耦联受体。Ⅱ型受体对IGF-2的亲和力明显高于IGF-1,不能与胰岛素结合。

IGF有直接促生长作用。在生理情况下,出生后长骨的生长需要GH和IGF-1的协同作用。IGF-1的24小时分泌总量与GH呈线性关系,但其分泌的昼夜变化小于GH。IGF还能刺激各种组织细胞生长及生长有关反应,抑制细胞凋亡。

二、生长激素的神经内分泌调节

GH主要受下丘脑分泌的生长激素释放激素(GHRH)和生长抑素(SS)的双重调控(图9-3)。GH的促生长作用可通过GH自身和IGF-1介导,GH和IGF-1对垂体GH的分泌有反馈抑制作用。因此,下丘脑-生长激素-胰岛素样生长因子轴是调控GH分泌的主要机制。

（一）下丘脑-生长激素-胰岛素样生长因子轴的调节

1. GHRH和SS GH的分泌水平是GHRH和SS相互拮抗作用平衡的结果。GHRH对GH的分泌起经常性调节作用,而SS主要是在应激等刺激引起GH分泌过多时才抑制

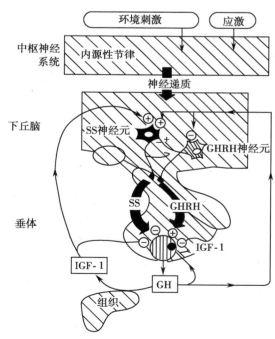

图9-3 生长激素分泌的调节

GHRH:生长激素释放激素;SS:生长抑素;GH:生长激素;IGF-1:胰岛素样生长因子-1。

GH 分泌。自发性 GH 分泌峰是大量 GHRH 释放和低水平 SS 的共同作用,决定了脉冲式 GH 释放的频率和幅度。

2. 反馈调节　下丘脑-生长激素-胰岛素样生长因子轴的反馈调节有两种方式。

(1) 短环反馈:GH 通过短环反馈直接作用在下丘脑,影响 GHRH 和 SS 的分泌。垂体分泌的 GH 可以通过垂体门脉和脑脊液到达下丘脑,进行反馈调节。在 GH 脉冲分泌中,自发 GH 高峰可能通过短环反馈调节,启动了下丘脑 SS 的释放,从而降低血浆 GH 水平。

(2) 长环反馈:肝脏等组织产生的 IGF-1 可反馈作用于下丘脑和垂体,影响其释放,即长环反馈。IGF-1 可通过刺激下丘脑释放 SS,抑制 GH 分泌。此外,IGF-1 还可直接作用在垂体水平,抑制 GHRH 所致的 GH 分泌作用。

(二) 神经递质与神经肽的调节

1. 神经递质的作用　机体内外环境的各种刺激,可通过神经递质作用于下丘脑,调节 GHRH 和 SS 的释放,进而影响 GH 分泌。影响 GH 分泌的主要神经递质有儿茶酚胺和乙酰胆碱。肾上腺素可与不同的受体结合,产生促进或抑制 GH 分泌的作用。α_1 和 β 受体通过促进 SS 的释放而抑制 GH 分泌;α_2 受体则可抑制 SS 的分泌而增加 GH 分泌。多巴胺(DA)有刺激 GH 分泌的作用,其机制可能是刺激了 GHRH 释放和抑制 SS 分泌。ACh 可通过抑制 SS 的释放而刺激 GH 分泌,而不是直接刺激 GHRH 分泌。

2. 神经肽的作用　下丘脑还能产生多种神经肽参与 GH 分泌的调节。这些神经肽可作为神经递质或调质影响 GHRH 和 SS 的合成与分泌。如 CRH 主要通过增加 SS 释放,抑制 GH 的分泌;神经肽 Y 可通过减少 GHRH 分泌或增加 SS 分泌,抑制 GH 的分泌;阿片肽(β-内啡肽、脑啡肽)主要通过抑制 SS 分泌,促进 GH 分泌。

第四节　饮水和摄食调控的神经内分泌基础

机体维持生存需要通过饮水和摄食获取新陈代谢所需的物质和能量,下丘脑是饮水和摄食等活动的调节中枢。

一、饮水行为的神经内分泌基础

渴感可引起饮水行为。引起渴感的主要因素是由于脱水(如大量出汗、严重呕吐或急性腹泻),导致血浆晶体渗透压升高和细胞外液量明显减少。其发生机制有两种:①血浆晶体渗透压升高刺激下丘脑前部的渗透压感受器产生渴感。该部位有终板血管器(OVLT),因缺乏血-脑屏障可直接感受血浆晶体渗透压的升高。OVLT 神经元有渗透压感受器,渗透压升高导致其放电频率增加,直接刺激下丘脑神经分泌大细胞分泌抗利尿激素,同时产生强烈的渴感,要求饮水。损毁 OVLT 后,脱水引起的渴感及饮水行为完全消失。②细胞外液量明显减少时诱导肾素-血管紧张素系统产生渴感。低血容量能刺激肾脏球旁细胞分泌肾素,使血液中血管紧张素 II 的含量升高。血管紧张素 II 可通过血-脑屏障直接作用于下丘脑前腹区的穹窿下器和 OVLT 而引起渴感,产生饮水行为。

二、摄食调控的神经内分泌基础

摄食是机体维持生命活动最基本和最重要的行为。摄食不仅与食物对感官和胃肠道的刺激、胃肠道的功能状态、机体的营养状态、环境和心理因素等相关,还与体内复杂的神经内分泌调控有关,中枢神经系统是控制摄食的主要部位。

（一）中枢神经系统对摄食的调控

下丘脑是控制摄食行为的主要中枢,有调节摄食活动的双重中枢:①摄食中枢(feeding center),位于下丘脑外侧区(lateral hypothalamus area,LHA);②饱中枢(satiety center),位于下丘脑腹内侧核(ventromedial nucleus,VMN)。采用微电极分别记录 LHA 和 VMN 的神经元放电活动,观察到饥饿状态下 LHA 放电频率较高而 VMN 放电频率较低;静脉注射葡萄糖后,则 LHA 的放电频率减少而 VMN 的放电频率增加。说明摄食中枢与饱中枢之间存在交互抑制的关系。此外,杏仁核、孤束核也是摄食调节有关的核团。大脑额叶皮质、黑质、小脑等区域对摄食行为也有调控作用。

（二）神经递质和激素对摄食的调控

下丘脑中不同核团之间构成复杂的调控网络,神经元通过分泌多种神经递质和激素对摄食活动进行调节。同时下丘脑也接受来自外周的神经递质、神经肽、激素的调节。

1. 神经肽 Y(NPY)　是胰多肽家族的一种,广泛分布于中枢及周围神经系统中,在下丘脑含量最高。NPY 由主要由弓状核神经元合成,通过轴突运输到室旁核。NPY 具有多种的生理作用,刺激摄食行为是主要作用之一。中枢注射 NPY 不仅增加动物的摄食量、缩短进食时间,还可降低能量消耗、抑制交感神经活动、增高血胰岛素和皮质醇水平。目前在哺乳动物中已发现 6 种 NPY 受体(Y1~Y6),其中 Y1 和 Y5 受体与促进食欲的关系最为密切,Y2 和 Y4 受体也可能参与介导 NPY 对摄食行为的调控。

2. 胃促生长素(ghrelin)　是生长激素促分泌素受体的内源性配体,主要由胃泌酸腺细胞和下丘脑弓状核合成。胃促生长素在中枢的作用是刺激生长激素的释放,刺激下丘脑弓状核内 NPY 的合成,具有很强的增加摄食作用,在外周的作用是增加胃的运动和胃酸分泌。

3. 瘦素(leptin)　主要由白色脂肪细胞合成和分泌。瘦素可减少摄食量,并与剂量有相关性。瘦素是抑制摄食的重要外周信号。瘦素由脂肪细胞释放后,穿过血-脑屏障,发出脂肪饱和的信号,从而抑制摄食,增加能量代谢。当瘦素水平正常时,主要通过下丘脑抑制摄食。如果瘦素水平升高,既可以通过下丘脑来减少摄食,也可以直接作用于脂肪细胞,促进脂肪分解。瘦素调节摄食的过程是通过和受体结合来完成的,受体主要分布在下丘脑弓状核。瘦素分泌紊乱或受体抵抗都会导致代谢紊乱。

4. 缩胆囊素(CCK)　是目前发现抑制摄食作用最强的肽类激素,广泛分布于胃肠道和脑组织中。CCK 受体有两种,外周 CCK 受体和中枢 CCK 受体。因此 CCK 可通过中枢和外周两种途径减少摄食行为。研究表明,在抑制饱感的作用方面,中枢 CCK 受体拮抗剂的效应比外周 CCK 受体拮抗剂强 100 倍,表明中枢 CCK 受体更显重要。

摄食行为不是由单一信号传入所决定的,多种神经递质和激素均可影响摄食行为,这些递质和激素间相互作用,构成复杂的神经内分泌调节网络(图9-4)。

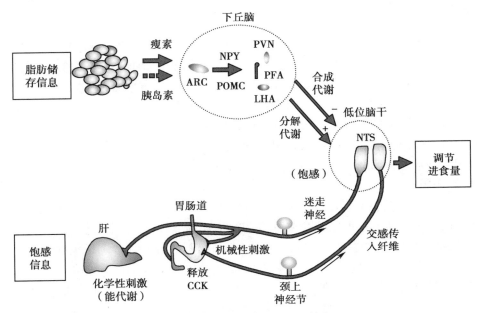

图 9-4 摄食的神经调节示意图

ARC:弓状核;NPY:神经肽 Y;POMC:阿黑皮素原;PVN:室旁核;PFA:穹窿周区;LHA:下丘脑外侧区;NTS:孤束核;CCK:缩胆囊素。

第五节 神经-内分泌-免疫调节网络

自从 1977 年 Besedovsky 首次提出神经免疫内分泌网络学说以来,越来越多的研究证明,在神经、内分泌和免疫三大调节系统之间存在着双向信息机制。免疫系统不仅受神经内分泌系统的调控,还能反向调控神经、内分泌系统的功能。相互作用是通过神经、内分泌、免疫三大调节系统共有的化学信号分子(如神经递质/神经肽、激素、细胞因子等)和受体共同实现的。免疫系统不仅具有神经递质和激素的受体,还能合成神经递质和激素,并对其发生反应;神经内分泌系统也有免疫系统产生的细胞因子受体,并且也能合成细胞因子,并对其发生反应。共有的化学信号分子和受体,相互影响,相互制约,在机体内构成**神经-内分泌-免疫调节网络**(neuro-endocrine-immunoregulatory network),协调有序地调控机体的功能,使机体对内外环境的刺激产生统一的、维持稳态的适应性反应(图 9-5)。

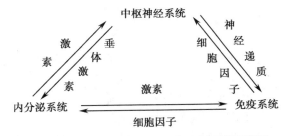

图 9-5 神经-内分泌-免疫调节网络环路示意图

一、神经-内分泌-免疫调节网络环路

神经-内分泌-免疫调节按作用分为两类:一是长轴神经-内分泌-免疫调节网络,是通过神经、内分泌、免疫三大系统产生的共有化学信号分子,对远处的效应器或靶组织产生的调节。二是短轴神经-内分泌-免疫调节网络,是通过神经、内分泌、免疫三大系统产生的共有信号分子以旁分泌和自分泌方式对其邻近组织或器官产生的作用。这些环路的工作方式是正

反馈和负反馈,经系统的级联、放大、整合,从而产生精确的调节反应。

（一）神经-内分泌-免疫调节网络环路的相互关系

从神经-内分泌-免疫调节网络环路的组成关系看,神经（N）、内分泌（E）、免疫（I）系统之间既有各自独立的作用,又有两两（NE、NI、EI）相重和三重（NEI）的相互作用范围,它们共同组成多重双相调节的复杂网络联系。在这个网络系统中既有全身性三大系统的总体网络联系,又有局部的神经-激素-免疫调节网络联系。在不同情况下,三大系统间的关系具有主从之分,因具体情况而定。通常,神经系统在神经-内分泌-免疫调节网络中居主导地位。在三大调节系统中细胞间的相互沟通,取决于化学信使的信息传递和能识别这种信息物质的受体。神经递质、激素、细胞因子可通过分布于不同靶细胞（神经、内分泌、免疫）上的受体发挥交叉调节作用。

（二）神经-内分泌-免疫调节网络环路的特点

神经、内分泌和免疫系统之间存在着复杂的相互调节环路,环路的特点有:①神经系统和免疫系统都具有识别和感知信号的能力。神经系统和免疫系统分别识别并感知内外环境中不同性质的刺激物,通过不同途径产生调节效应,并发生交互影响。②受体是三大调节系统间相互调制的焦点和枢纽。神经-内分泌系统的信息物质和免疫系统的信息物质有很多同源性,受体又有交叉分布,致使受体成为神经递质、激素,细胞因子等信息物质的中介物。③神经-内分泌-免疫网络调节环路非常复杂。网络调节环路既有大的全身性长环路,又有小的局部性短环路,共同在整体水平、器官水平、细胞和分子水平组成复杂的相互调节网络联系。

典型的神经-内分泌-免疫调节环路有:①下丘脑-垂体-肾上腺皮质（HPA）与单核-巨噬细胞（Mo-Mφ）环路。下丘脑 CRH 促进腺垂体释放 ACTH,ACTH 刺激肾上腺皮质释放 GC,GC 升高可抑制单核巨噬细胞,减少 IL-1 的生成。②下丘脑-垂体-肾上腺皮质与胸腺环路。ACTH 和 GC 均可抑制胸腺的功能,抑制胸腺细胞的增殖,进而抑制胸腺激素。胸腺激素能刺激腺垂体 ACTH 的分泌。③下丘脑-垂体-性腺与胸腺环路:下丘脑 GnRH 促进腺垂体 LH/FSH 的释放,二者又促进性腺激素的分泌,性腺激素又抑制胸腺细胞增殖,降低细胞免疫功能。

二、神经内分泌系统对免疫系统的调控

免疫细胞上存在不同的激素、神经肽、神经递质的受体,很多内分泌激素和神经递质都具有免疫调节的功能。

（一）神经系统对免疫系统的调控

神经系统调节免疫系统的解剖学基础就是几乎所有免疫器官上都有神经纤维的分布,如交感神经广泛分布于胸腺被膜下各区域,神经纤维不仅分布在血管周围,还深入实质细胞中,与胸腺细胞、T 淋巴细胞、B 淋巴细胞、单核细胞形成接触。研究证实支配胸腺的神经纤维来源于脊髓腹角和延髓的神经核团。

1. 大脑皮层对免疫系统的调节　首先,大脑皮层作为最高级中枢参与许多免疫反应的调节,并且存在分区现象。动物实验表明,切除左侧大脑皮层,T 淋巴细胞和 NK 细胞活性及 IL-2 的活力受到抑制;而切除右侧大脑皮层,则产生 T 淋巴细胞和 NK 细胞活性增强等免疫促进作用。其次,免疫反应也可以建立条件反射（条件性免疫反应）,根据巴甫洛夫经典条件反射的模式,将某一中性刺激与一些能够引起机体免疫反应的刺激（非条件刺激）相结合并强化后,在非条件刺激完全不存在的情况下,单独给予该中性刺激,仍然会引起近似或大于单独非条件刺激所致的免疫学效应;而该中性刺激与少于先前强度的非条件刺激结合时,也

可取得等于或优于非条件刺激全量的免疫学效应。整个反应过程称为**条件性免疫反应**（conditioned immune response），该中性刺激则称为条件刺激。这是大脑皮层参与免疫调节的又一个佐证。

2. 下丘脑对免疫系统的调节　下丘脑室旁核的血管升压素神经元通过下行纤维投射通路参与对脾脏免疫功能的调控。损毁和刺激下丘脑某些神经核团或区域，可以产生免疫抑制或增强作用。研究表明，若损毁下丘脑前部，可引起淋巴细胞对有丝分裂原反应降低，NK 细胞活性降低，胸腺、脾脏、淋巴结内淋巴细胞数目减少，胸腺退化，速发型和迟发型变态反应减弱；而刺激下丘脑后部，可引起吞噬作用增强，迟发型皮肤变态反应增强等效应。

（二）内分泌系统对免疫系统的调控

根据对免疫系统的作用，激素可分为两类：①免疫抑制类激素：如 ACTH、GC、SS、雄激素、前列腺素等；②免疫增强类激素：如 GH、PRL 和甲状腺素等。GC 具有很强的免疫抑制作用，已在临床被广泛应用。其能促进淋巴细胞凋亡、抑制淋巴细胞有丝分裂，使淋巴结和胸腺萎缩；抑制巨噬细胞对抗原的吞噬和处理，使抗体生成减少。GH 可刺激 B 淋巴细胞产生抗体，提高 NK 细胞和巨噬细胞的活性；PRL 可促进淋巴细胞增殖，促进 B 淋巴细胞产生抗体。GC 对免疫反应的抑制作用和 GH/PRL 的增强作用，在体内形成了一正一负的调节，使机体的免疫功能维持正常。

三、免疫系统对神经内分泌的调节

神经系统和内分泌系统是机体起主导作用的调节系统，维持内环境相对稳定。目前提出了免疫系统和神经系统一样，也是机体内重要的感受和调节系统。

（一）免疫系统的感觉功能

在机体的整合调控中，神经内分泌调节起着核心作用。内外环境的各种变化所构成的刺激，由机体各部位的感受器接受，通过传入神经，将信息传到中枢，引起神经、内分泌功能变化，调节机体各系统、器官功能发生变化。但神经系统对影响机体稳态的多种生物刺激缺乏感知能力，如细菌、病毒、异体蛋白、肿瘤发生等，对这些生物源性刺激是由免疫系统感知的。

免疫系统对细菌、病毒、异体蛋白及自体变异细胞（如肿瘤细胞）的感知功能称为识别，免疫细胞可以识别上述非己物质上所带的异己抗原，并被激活，而对异己成分作出反应。免疫系统对异己抗原的识别和反应过程与神经系统的反射方式相似。神经反射包括感觉传入、中枢整合、效应传出等三环节；免疫系统对异己刺激包括抗原识别、免疫激活、清除异己三个环节。免疫系统可独立完成从识别到效应的反应过程，是一个独立、完整的防御系统。受到抗原刺激时，免疫细胞也能释放神经肽和激素类物质，引起神经内分泌反应。免疫系统是在神经系统控制之下的重要的防御系统，免疫系统对生物源性刺激的识别呈现两方面的结果。或引起免疫细胞活化，对这些有害刺激物进行攻击和清除；或通过释放多种细胞因子和神经肽作用于神经内分泌系统，引起全身性调节作用。

（二）免疫系统对神经、内分泌系统的调节机制

1. 合成和释放神经肽和激素　免疫细胞分泌的神经肽和激素与神经内分泌系统产生的完全相同。淋巴细胞和巨噬细胞产生的 ACTH 和 β-内啡肽（β-EP）与腺垂体产生的 ACTH 和 β-EP 完全相同，由淋巴细胞产生的 ACTH 能直接作用于肾上腺皮质引起糖皮质激素分泌增加，故也称为"淋巴-肾上腺轴"。为区别免疫系统和神经内分泌系统产生的神经肽和激素，将免疫系统产生的神经肽和激素称为**免疫反应性激素**（immunoreactive hormone）。至今已证实由免疫系统产生的免疫反应性激素有 20 余种（表 9-2）。

表9-2　免疫细胞分泌的主要激素和神经肽

细胞来源	激素和神经肽
T 细胞	ACTH、TSH、GH、PRL、END、M-END、IGF-1
B 细胞	ACTH、GH、END、IGF-1
巨噬细胞	ACTH、GH、END、IGF-1、SP
脾细胞	LH、FSH、CRH
肥大细胞和中性粒细胞	VIP、SS
巨核细胞	NPY
胸腺细胞	β-EP、M-END、VIP、GH、PRL、LH、GnRH
胸腺上皮细胞	ACTH、β-EP、GH、FSH、LH、TSH、OXT、AVP

2. 合成细胞因子　免疫细胞合成释放多种细胞因子,与靶细胞特异性受体结合而产生作用。细胞因子主要以自分泌和旁分泌形式发挥作用。细胞因子具有多种神经内分泌生物活性,而且一些细胞因子也可由神经内分泌细胞合成、分泌。目前已发现在神经内分泌细胞存在细胞因子受体,如在脑组织中存在 IL-1α、IL-1β、IL-2、IL-4、IL-6、TNF-α、巨噬细胞集落刺激因子(M-CSF)等细胞因子的受体;在腺垂体细胞上有 IL-1α、IL-1β 受体,IL-2、IL-6 受体;在甲状腺、睾丸、胰岛、卵巢的细胞上也有 IL-1 受体。细胞因子通过相应的受体对神经、内分泌系统产生直接的调节作用。

四、神经-内分泌-免疫调节网络与疾病

在神经-内分泌-免疫调节网络中,三大系统既各司其职,又相互调节、相互制约,共同维持机体内环境稳定。机体的神经-内分泌-免疫调节网络功能紊乱是导致肿瘤、高血压、糖尿病等复杂性疾病发生、发展与预后的重要因素之一。

（一）神经-内分泌-免疫调节网络与肿瘤

实验和临床观察均证明,肿瘤的发生、发展和预后都与机体的神经-内分泌-免疫调节网络功能有关,尤其是与免疫状态有关。如动物实验发现无胸腺、无脾脏的裸鼠容易诱发肿瘤形成,且诱发时间短。临床上免疫功能低下者,如先天性免疫缺陷、获得性免疫缺陷综合征(AIDS)或使用免疫抑制剂患者中恶性肿瘤发生率明显升高。

此外,激素和细胞因子影响肿瘤细胞的生长和分化过程。如血液中糖皮质激素的浓度同乳腺癌的发病率密切相关。在近70%的乳腺癌病人中,糖皮质激素持续处于高水平,或者容易波动。大量实验研究结果表明,应激所导致的糖皮质激素的升高与肿瘤的发生、生长和转移密切相关。其主要机制是应激激活下丘脑-垂体-肾上腺皮质轴,导致血液中糖皮质激素升高,从而抑制机体免疫功能。同时,应激也可激活交感神经-肾上腺髓质系统,肾上腺髓质激素分泌急剧增高抑制免疫功能。

（二）神经-内分泌-免疫调节网络与高血压

高血压是以动脉血压升高为主要特征,常并发心脏、血管、脑、肾脏等靶器官损伤的疾病。神经内分泌系统功能紊乱与高血压的发生发展密切相关,如交感神经系统功能亢进、肾素-血管紧张素-醛固酮系统激活等。目前研究发现,神经肽在高血压发病中发挥重要作用。神经肽 Y(NPY)是一种内源性缩血管物质,与去甲肾上腺素共同存于交感神经末梢。高血压患者血浆 NPY 浓度比正常人明显升高。神经降压素(NT)可通过抑制内源性去甲肾上腺素释放,促进组胺和 5-HT 释放,具有较强的舒张血管作用。血浆 NPY、NT 含量昼夜波动与血压昼夜节律形成有关。在自发性高血压大鼠和高血压患者血浆中降钙素基因相关肽

（CGRP）显著降低，CGRP 不仅具有强烈的舒血管作用，还能抑制血管平滑肌增殖。

免疫调节功能异常会引起全身血管系统和靶器官的持续性炎症反应，从而引起血管重构，加剧高血压的发展。高血压的免疫机制涉及巨噬细胞向组织的浸润、树突细胞的抗原递呈、NK 细胞和 T 细胞的活化、Toll 样受体对抗原的识别等。此外，自主神经系统可通过调节免疫系统在高血压发病过程中发挥重要作用，免疫细胞也可以表达和释放 CGRP，证明了神经内分泌和免疫系统参与高血压的发病。

（三）神经-内分泌-免疫调节网络与糖尿病

糖尿病是一组以高血糖为特征的代谢性疾病。1 型糖尿病（T1DM）是一种由 T 细胞介导的胰岛 β 细胞进行性破坏的自身免疫病；2 型糖尿病（T2DM）约占糖尿病患者总数的 90%～95%，遗传和环境因素引起的胰岛素 β 细胞受损和胰岛素抵抗是 T2DM 发病的中心环节。糖代谢的神经内分泌研究发现，T2DM 时胰腺或其他组织都有肾上腺素能神经敏感性增加，交感神经系统活性的过度增加导致胰岛素的分泌与血糖的利用减少。胰岛素抵抗与 HPA 功能亢进有关，HPA 轴的激活导致糖皮质激素的释放增加，促进肝脏中糖原异生，减少细胞对糖的摄取。

此外，T2DM 发病与固有免疫系统的激活和慢性低度炎症密切相关，其中脂肪组织分泌的脂肪因子发挥了重要作用。天然免疫系统激活、脂肪因子和低度炎症是肥胖与胰岛素抵抗的中介。肥胖可通过浸润在脂肪组织中的巨噬细胞分泌促炎因子（如 IL-1β、IL-6 和 TNF-α）及脂肪因子，诱导肝脏和肌肉组织产生胰岛素抵抗以及胰岛 β 细胞功能减退。获得性免疫在肥胖介导的 T2DM 发生中的作用也备受关注。研究发现肥胖鼠的内脏脂肪组织中 Treg 细胞减少、Th1 细胞增多，脂肪组织炎症反应和胰岛素抵抗增加。

总之，研究神经-内分泌-免疫调节网络在肿瘤、高血压和糖尿病等复杂性疾病发生、发展中的作用，将有助于阐明这些疾病的发病机制，为临床防治相关疾病提供理论基础和科学依据。

● （刘陶迪）

复习思考题

1. 简述下丘脑调节肽的主要生理作用。
2. 简述褪黑素的主要生理作用。
3. 试述生长激素的神经内分泌调节。
4. 试述神经内分泌与免疫系统相互作用的生物学基础。

◇◇◇ **第十章** ◇◇◇

针刺镇痛与针灸疗法的神经生理学基础

学习目标

掌握针刺信息的传入通路,针刺镇痛的机制;熟悉腧穴、经络、经穴-脏腑的神经生理学知识;了解针灸对神经-内分泌-免疫系统的调节作用。

第一节 针刺镇痛的原理

长期以来,我国科学家采用神经电生理学、神经化学、分子生物学、分子免疫学等多学科研究方法,对针刺镇痛与针灸推拿的基本原理进行了研究,在针刺镇痛领域取得了令人瞩目的研究成果。

1978 年我国著名生理学家张香桐院士首先提出,"针刺镇痛是来自针刺穴位和痛源部分的神经冲动,在中枢神经系统内相互作用、加工和整合的结果"的假说。1984 年韩济生院士提出,"针刺镇痛的机制在于针刺激活了机体原有的痛觉调制系统,在中枢各级水平上控制着伤害信息的感受和传递",并设计了与针刺镇痛有关的神经通路和神经介质的回路图(图 10-1),揭示出针刺镇痛机制的基本轮廓。近年的研究结果证实了针刺镇痛原理的假说并给予完善,认为针刺调动了机体的内源性镇痛机制,产生了从外周到中枢各级水平的针刺信息与伤害性刺激信息之间的复杂整合调控过程。

一、针刺信息的产生与传入

(一) 针感感受器

"针感"(needling sensation)是针刺穴位时局部组织产生的酸、麻、胀、重或触电样等感觉,其中以酸、胀最为常见。中医将这种感觉称之为"得气","得气"是取得针刺疗效的前提。

"得气"可从施针者的"手下感"和受针者的"针感"两方面理解。"手下感"是指施针者觉得针被轻轻吸住,该感觉是针刺穴位区肌肉紧张性收缩造成的。肌肉通过兴奋-收缩耦联引起收缩,产生肌电。肌电是肌肉兴奋的标志。施针者有"手下感"时,受针者也有"针感",此时也有肌电的改变。此外,对穴位针感点研究表明,针感点基本上分布在深部组织(如足三里穴针感点为 0.7~3.5cm)。产生"针感"的神经结构包括游离神经末梢、小神经束、神经干分支、血管壁上的传入神经和某些被囊感受器,其中游离神经末梢、小神经束在多种组织的针感点中普遍存在,出现率明显高于其他结构,因此分布于穴位下的神经纤维(游离神经末梢、小神经束等)是刺激穴位产生针感的重要感受装置——针感感受器。

针刺穴位时,针感感受器产生感受器电位或发生器电位,进而引起相应的传入神经纤维

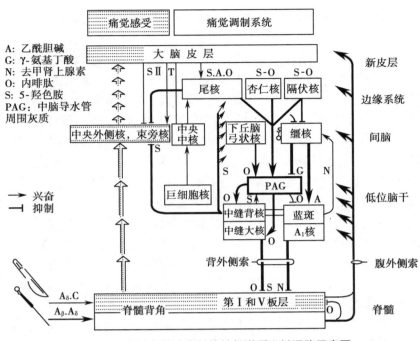

图 10-1　与针刺镇痛有关的神经递质及其通路示意图

兴奋,于是针刺的刺激信号转换成了相应的神经冲动或递质释放,即针刺信息。该冲动沿着一定的外周神经纤维和中枢通路传导到脑的高级中枢,形成针感。针刺信息包括从针感感受器接受刺激至高级中枢产生各种感觉之间的每一个环节,如传入神经传导的神经冲动、释放的神经递质等。

（二）针刺信息的产生与传入通路

针刺信息开始于针感感受器受到针刺刺激后产生的兴奋,该兴奋经传入神经纤维传导,传导纤维主要是Ⅱ类（A_β）和Ⅲ类（A_δ）纤维,在背根神经节更换神经元后,经后根进入脊髓后索,终止于脊髓背角神经元,沿着脊髓丘脑束上行到达丘脑,再由丘脑投射到脑的高级中枢,产生针感或针刺镇痛。研究发现,低强度电针的镇痛作用主要是由 A_β 纤维和部分 A_δ 纤维传入,而高强度电针的镇痛作用主要是通过兴奋 A_δ 和 C 类纤维上传,尤其是 C 类纤维传入,但 C 类纤维兴奋会引起疼痛。因此,在临床实践中,病人乐于接受兴奋Ⅱ和Ⅲ类纤维传入的电针镇痛强度,而非 C 类纤维传导的电针镇痛强度。

二、针刺镇痛的中枢机制

针刺镇痛信号经 A_β 和 A_δ 纤维传入中枢,伤害性信息经 A_δ 纤维和 C 类纤维传入中枢。针刺镇痛信号和伤害性信息进入中枢后,从脊髓到大脑皮层多个水平发生相互作用,产生镇痛效应。其中以初级传入纤维与脊髓背角神经元之间、脑干网状结构和高级感觉整合中枢（丘脑）的突触间的相互作用为主。这种相互作用体现在:①在同一水平甚至同一核团的相互作用,如脊髓背角;②抑制性调制,通过局部神经元回路间接作用于伤害性感受神经元;③针刺激活下行抑制系统,抑制脊髓背角伤害性感受神经元的传递。

（一）针刺镇痛的脊髓机制

伤害性刺激通过 A_δ 纤维和 C 类纤维将信息传入脊髓背角,激活背角痛敏神经元,从而向脑部高级中枢传递伤害性信息;而针刺刺激兴奋 A_β 和 A_δ 纤维,抑制 C 类纤维对脊髓背角痛敏神经元的兴奋作用,从而启动脊髓的闸门控制机制。实验表明,电针穴位可使脊髓背角 V 层神经元的痛放电减少一半以上,说明针刺信息在脊髓水平就已经对伤害性信息起抑制作用。

P 物质(substance P,SP)是伤害性初级传入纤维末梢释放的递质,是一种兴奋性递质,产生致痛作用。伤害性初级传入纤维释放的 SP 也是脊髓 SP 的主要来源。针刺镇痛效应是通过刺激阿片肽的释放,进而抑制了针刺相应脊髓节段 SP 的释放。在针刺镇痛中,5-HT 下行抑制途径在抑制伤害性初级传入末梢释放 SP 中也起重要作用。另外,脊髓水平的 GABA、阿片肽和 SP 均不同程度地参与了突触前抑制和突触后抑制,产生镇痛作用。

在脊髓水平,针刺信息抑制伤害性信息的作用有两个显著特点:①节段性:针刺部位与痛源部位属于相同脊髓节段时,针刺镇痛作用强;反之,镇痛作用弱。这种节段性特性可能是临床"以痛为腧"、局部取穴、邻近取穴或采用背俞穴治疗脏腑痛的作用基础。②迅速而短暂:电针刺激后,几乎立即使痛放电减弱,甚至消失,刺激停止后,痛放电又重新出现,表明这种潜伏期短、抑制效应短暂的针刺镇痛效应产生在脊髓。临床实际针刺镇痛的情况与之相反,呈现起效较慢,效应持久的特点,表明脊髓可能在针刺镇痛机制中不起主要作用,而那些诱导时间较长、抑制效应持久的针刺镇痛效应主要是通过脊髓以上的结构起作用。

（二）针刺镇痛的脑干机制

脑干网状结构汇集了不同来源、不同性质的各种感觉和运动信息,各种不同的纤维可以终止在同一个网状结构神经元上。针刺信息和伤害性信息在脊髓发生相互作用后,二者均经前联合交叉至对侧,然后沿脊髓上行传导束到达丘脑。

在脑干网状结构中有中缝核群,集中着 5-HT 能神经元。刺激位于中脑的中缝背核发出上行纤维到达丘脑、下丘脑和边缘系统,可抑制伤害性信息向大脑皮层传递;而刺激位于延髓的中缝大核发出下行纤维到达脊髓,可抑制脊髓伤害性信息的传递。因此,脑干网状结构在针刺镇痛中具有重要的作用。

（三）针刺信息对丘脑痛觉调制作用

丘脑是伤害性信息传入大脑皮层引起痛觉和痛反应的重要换元站,其中包含特异性和非特异性伤害性感受神经元。针刺信息与伤害性信息在丘脑水平的相互作用可能是针刺远隔穴位发挥镇痛作用的最重要机制。研究表明,电针穴位可对丘脑内侧核群(束旁核、中央外侧核)、腹侧基底核群(腹后内侧核、腹后外侧核)伤害性感觉神经元产生抑制作用。

束旁核是一个接受痛觉冲动的结构。任何伤害性刺激,不论是自然的痛刺激,还是用强电流对感觉神经的直接刺激,都可引起束旁核发生痛放电反应。中央中核可接受来自多个神经元的传入冲动,是一个痛觉调节中枢。针刺穴位可兴奋中央中核,继而抑制束旁核痛放电过程。可见针刺信息在丘脑水平与伤害性信息发生相互作用,阻止伤害性信息上传至大脑,从而产生镇痛效应。

（四）针刺信息激活内源性痛觉调制系统

高位中枢下行对脊髓的控制作用有抑制性和易化性两种,前者的作用大于后者,因而总体上表现为抑制作用。在脑干,针刺信息激活了中枢神经系统内源性痛觉调制系统,即脑干网状结构下行抑制系统,这是针刺镇痛的重要机制,其冲动经脊髓背外侧索投射至脊髓后角,以调制伤害性信息传入。

1. 中脑导水管周围灰质(PAG)　该部位与针刺镇痛关系密切。电针刺激穴位或直接电刺激 PAG 均可使痛阈显著提高;同时给予电针刺激穴位和电刺激 PAG 可呈现协同作用,导致的痛阈增加值大于单独刺激时痛阈增加值之和;反之,损毁 PAG 可使针刺镇痛效应明显减弱。针刺信息激活 PAG,然后通过 PAG-延髓头端腹内侧区(RVM)-脊髓背角和 PAG-外侧网状核(LRN)-脊髓背角两条途径,对脊髓伤害性感受神经元产生下行抑制性调制作用,从而引起镇痛效应。

2. 延髓头端腹内侧区(RVM)　在延髓中段横切脑干,针刺效应几乎完全消失;损毁延髓内侧部(包括中缝后部核群)可显著削弱针刺效果,表明延髓中央内侧部(主要是中缝核群)与针刺抑制伤害性内脏和躯体反射有关。中缝核群是 5-HT 能神经元汇集之处,由此发出 5-HT 能纤维上行到前脑,下行到脊髓。其中:①上行 5-HT 能纤维主要发源于中缝背核。针刺信息可激活中缝背核神经元,一方面通过上行冲动抑制丘脑束旁核伤害性感受神经元;另一方面可作用于脑内与痛觉调制有关的结构,如 PAG、僵核、杏仁核、隔区、伏核等;②下行 5-HT 能纤维主要发源于中缝大核,针刺信息激活中缝大核,其下行冲动沿脊髓背外侧索下行至脊髓背角释放 5-HT,一方面引起 C 类传入纤维末梢发生去极化,以突触前抑制方式抑制脊髓伤害性信息的传递;另一方面作用于脊髓背角细胞,发挥突触后抑制,从而抑制脊髓水平的伤害性反射,也抑制由背角细胞上行的痛觉传递。

3. 去甲肾上腺素能神经核团　脑内去甲肾上腺素能神经元胞体集中于延髓和脑桥 $A_{1\sim2}$、$A_{4\sim7}$ 核群,由此发出上行和下行纤维。下行去甲肾上腺素能纤维经背外侧索到达脊髓释放 NE,NE 作用于其受体可强化针刺镇痛效应;上行去甲肾上腺素能纤维和一部分来自蓝斑核的去甲肾上腺素能纤维分布于中脑和前脑广泛区域(如 PAG、中缝背核、下丘脑视前区、海马、僵核、杏仁核和大脑皮质等),实验结果证明,PAG、僵核和视前区释放的 NE 有对抗针刺镇痛的作用。上行到下丘脑的去甲肾上腺素纤维释放的 NE,有加强针刺镇痛作用。

三、与针刺镇痛有关的中枢神经递质

针刺镇痛与神经中枢的多种神经递质有关,其中与内源性阿片肽能系统、5-HT 能系统的关系尤为密切。

（一）阿片肽

内源性阿片肽能系统是参与针刺镇痛的最主要递质系统。其中**内啡肽**(endorphin,EP)如 β-EP 主要在脊髓以上发挥作用,脑啡肽作用在脊髓和脊髓以上水平,强啡肽镇痛部位主要在脊髓。阿片肽通过三种途径发挥作用:①针刺信息的传入直接激活脊髓背角的脑啡肽和强啡肽能神经元的活动,抑制伤害性感受神经元的活动;②针刺信息的传入激活下丘脑弓状核的 β-内啡肽能神经元,通过 PAG 下行冲动抑制脊髓背角痛觉信息的传递;③在与痛觉调制有关的核团内,阿片肽与其他中枢神经递质相互作用,参与针刺镇痛的过程。

（二）单胺类中枢递质

1. 5-羟色胺　针刺产生镇痛效应时,脑内的 5-HT 含量增高;针刺无效时,脑内 5-HT 水平变化不大。针刺还可促进 5-HT 合成,加速 5-HT 的释放和利用。

2. 去甲肾上腺素　中枢 NE 能神经元胞体主要集中在延髓和脑桥,由此发出纤维,构成上行和下行两个系统。上行系统投射至中脑、间脑和端脑的边缘系统。上行系统通过 α_1 受体对抗针刺镇痛作用;下行系统经背侧束到达脊髓背角,加强针刺镇痛作用。可见,NE 能神经元系统在针刺镇痛中具有双向作用。

3. 多巴胺　DA 同样具有双向作用,DA 在脑内能对抗针刺镇痛,而在脊髓可加强针刺镇痛作用。

（三）其他递质

与针刺镇痛有关的其他递质还有许多,代表性的有两种:①ACh:针刺镇痛时,在中枢神经系统内的 ACh 代谢更新加快,功能活动加强,加强针刺镇痛作用。注射阿托品阻断脑内胆碱能 M 受体,则针刺镇痛作用显著减弱。针刺可使大脑皮层、尾核、丘脑中 ACh 含量增加,

并与针刺镇痛呈平行关系。②GABA：提高（或降低）中枢 GABA 能神经系统的功能，可相应地削弱（或增强）电针镇痛效应。

总之，在针刺镇痛过程中，针刺信息可以到达许多脑区，激发中枢神经递质的释放，进而与相应受体特异性结合，产生镇痛效应。其中，5-HT、阿片肽、ACh 有助于针刺镇痛作用，而GABA 则对抗针刺镇痛作用。脑内 NE 和 DA 可对抗针刺镇痛，而脊髓中 NE 和 DA 可加强针刺镇痛作用。因此，在针刺过程中，中枢神经递质之间的相互作用非常复杂，并且同一神经结构中往往含有多种递质或调质，有些参与痛觉传递和痛觉调制的同一神经元中有递质共存现象，甚至同一递质有不同的受体亚型存在。

第二节　腧穴的结构基础与生理功能

中医认为，**腧穴**（acupoint）是人体经络、脏腑之气输注并散发于体表的部位，是与经络脏腑之气相通并随之活动变化的感受点和反应点。

一、腧穴的结构基础

应用断层解剖学、CT 断层扫描技术，发现大多数腧穴与神经干、神经丛、游离神经末梢或形成的各种特殊感受器、血管、肌肉、肌腱等组织结构有密切的关系。

（一）腧穴与神经的关系

腧穴与神经的关系最为密切。大多数腧穴都位于神经干周围，腧穴区的神经干分支是非腧穴区的约 1.4 倍。在全身 361 个腧穴中，205 个腧穴靠近神经主干，占 56.8%；在十二经腧穴中，约一半的腧穴下有神经干走行，另一半腧穴下的 0.5cm 范围内存在神经干，多数腧穴处有神经支配，如十二经脉和任脉的 324 个腧穴中，有脑神经或脊神经支配的共 323 个腧穴，占 99.6%。

此外，腧穴区的表皮、真皮、皮下、筋膜、肌层及血管组织中都有丰富多样的神经末梢及特殊感受器（如环层小体、触觉小体、肌梭等）、神经丛。指尖部腧穴表皮的基底层细胞之间有新月状或小环状游离神经末梢，真皮网状层有游离神经末梢，皮下组织与真皮交界处有大量环层小体，在血管丛周围有粗、细两类纤维构成的神经丛伴行。足趾部腧穴有触觉小体和游离神经末梢。头皮处腧穴中有丰富的游离末梢和环层小体、触觉小体等特殊感受器。

（二）腧穴与血管的关系

腧穴与血管有着密切的关系，多数腧穴处集中分布大量血管。全身 361 个腧穴中，靠近动脉主干有 58 个腧穴（占 16.1%），靠近浅静脉干有 87 个腧穴（占 24.7%）；十二经309 个腧穴中，其下正对动脉干的有 24 个腧穴（占 7.26%），针旁有动、静脉干有 262 个腧穴（占 84.36%）；用蓝点法对人或动物腧穴下组织结构进行了深入观察，发现在蓝点区内普遍存在血管，甚至肌梭内也有血管分布。采用显微解剖学方法对足三里穴的血管网进行组织结构研究，发现通过腧穴区的小血管分支多，微血管相互交叉，相互吻合，形成致密毛细血管网。

另外，有些腧穴还是神经与血管的汇合区。如胃经的足三里穴是腓总神经、腓深神经与胫前动脉血管分支的汇合区；肾经的复溜穴是胫神经与胫后动脉血管分支的汇合区；心包经的劳宫穴是正中神经和尺神经与血管的汇合区；合谷穴内有来自拇指掌侧总神经与血管的汇合。由于血管壁上都有丰富的自主神经分布，这使得腧穴成为沟通躯体神经与自主神经之间的功能联系和相互影响的枢纽与通路,也是针刺的"得气"往往与自主神经性效应伴发的原因之一。

（三）腧穴与肌肉、肌腱关系

人体55%的腧穴正位于肌肉群上,如阳白、颊车、合谷、外关、曲池、三阴交及一些背俞穴;37.5%的腧穴则多位于肌肉、肌腱之中或其起止点上。这些腧穴处的肌肉、筋膜较肥厚且集中,位于肌肉丰厚处的腧穴,如合谷、内关穴等,其下有密集的肌梭分布;位于肌腱附近的腧穴,如昆仑、曲泽穴等,有较多的环层小体;而在肌与肌腱接头处的腧穴,如承山穴等,其下有腱器官存在。

（四）腧穴的其他结构

人体主要腧穴处的肥大细胞数量较非腧穴多,且多沿经络循行走向分布,而针刺可诱导某些穴位的局部以及同经远隔部位的肥大细胞呈现脱颗粒反应。

目前在腧穴区内见到的主要是神经、血管（包括血管壁自主神经）及肌肉、肌腱、肥大细胞等已知结构（图10-2）,而未见到其他的特殊结构。在腧穴区,血管、神经束、神经支和游离神经末梢或各种神经感受器比较密集,远高于非腧穴区,为腧穴的特殊之处。因为针刺神经时多引起麻感,针刺血管多引起痛感,刺激肌腱、骨膜多引起酸感,刺激到肌肉多引起酸胀感,所以腧穴的结构基础不是单一组织构成,而是由多种组织构成的一个多层次的立体结构。

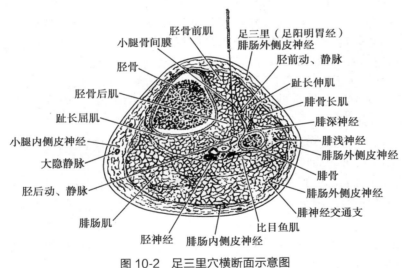

图 10-2　足三里穴横断面示意图

二、腧穴的生理功能

《黄帝内经》称腧穴为"气穴",是"脉气所发"和"神气之所游行出入"的部位。腧穴的功能主要表现在三个方面,即感受刺激、产生针感和反映病证。

（一）感受刺激

腧穴下的神经干、游离神经末梢或各种特殊感受装置、血管、血管壁上的自主神经均具有感受器的功能,能感受针刺和推拿的刺激并将其转换成生物电。

1. 腧穴的适宜刺激　腧穴区的皮下及深部组织中有多种感受器,如痛、温、触、压觉感受器等,这些感受器可分别接受不同能量形式的刺激。如毫针的机械刺激,艾灸的温度刺激,电针的电流刺激,磁疗的磁场刺激,推拿按摩的触压刺激,激光的机械刺激等。这些刺激对腧穴都是适宜刺激。因此,腧穴的特征是能够感受多种适宜刺激。

2. 腧穴的适应现象 适应是所有感受器的一个功能特点,腧穴对刺激也存在适应现象,但因为腧穴处有多种多样的感受器,感受刺激的形式也各自不同,因此适应形式也多种多样。单调重复的电脉冲刺激,易使腧穴产生适应性,不断变化频率、节律和振幅的电脉冲刺激,不易使腧穴产生适应性;腧穴对电针刺激发生适应相对较快,对毫针的机械刺激发生适应相对较慢。当腧穴产生适应后,针刺的效应就会明显降低。

3. 腧穴的感受阈 感受器的适宜刺激必须达到一定的刺激强度才能引起感觉。引起某种感觉所需的最小强度称为感受阈。感受阈受刺激面积和时间的影响。腧穴刺激方法有多种,如手法运针、电针、艾灸、指压等,其强度是以产生一定的"得气"感觉(包括酸、胀、重、麻、凉、热等感觉中一种或几种感觉的混合感)为准。不同的刺激,腧穴的感受阈是不同的,如艾灸感受阈较高,手法运针次之,电针较低。

（二）产生针感

针感是指针刺入腧穴后所产生的酸、麻、胀、重、痛、凉、热、蚁走感和触电感等感觉。

1. 针感的形成 针刺直接作用于腧穴感受装置中的小神经束、神经干(支)、游离神经末梢、某些被囊感受器、血管壁上的自主神经等,引起感受器的兴奋,感受器将针刺刺激转换成相应的神经冲动,即针刺信号,并沿一定的外周和中枢途径逐步传入到脑的高级中枢,形成针感。

针刺还可以兴奋深部组织中的各类感受器(牵张感受器和压力感受器),其中有的只是在运用捻转手法时才大量放电,有的则是对提插手法更敏感,有相当一部分 C 类神经纤维末梢对压迫敏感,表现为大量放电,还有的在留针时甚至在引起针感后仍有放电,持续十分钟至数小时,而这种长时间的后放电可能与针感的后效应有密切关系。另外,针刺还可引起肥大细胞脱颗粒,释放出组胺、5-HT、缓激肽和慢反应物质等生物活性物质,而游离神经末梢对局部化学环境的改变很敏感,因此,在针刺停止后仍有神经冲动继续发放。

2. 针感的传入通路

（1）针感的传入神经类型:通常认为针感的传入神经是躯体感觉神经,针感和镇痛信号主要是由中等粗细的Ⅱ类、Ⅲ类纤维负责传递的,如针刺足三里穴镇痛的向心冲动主要是由腓神经中的Ⅱ类纤维和部分Ⅲ类纤维传入。针感的传入神经还与刺激方法有关,如电针刺激感主要由Ⅱ类和Ⅲ类纤维传入,而手法运针时针刺的酸、麻、胀、重感则主要由Ⅲ类和Ⅳ类纤维传入。

（2）针感的传入通路:针感传入通路与机体深、浅感觉传入通路相似,是通过后索通路、脊髓丘脑通路实现。

1）后索通路:来自肌肉、肌腱、关节等处的深部压觉、肌肉本体觉和辨别觉等深感觉由Ⅱ类纤维经由后根进入脊髓后,就在同侧后索上行至延髓下部,在薄束核和楔束核更换神经元,换元后的第二级神经元再发出纤维交叉到对侧,经内侧丘系抵达丘脑的后腹核以及相关的特异性感觉中继核,然后发出的纤维组成丘脑皮层束,经内囊后肢,达大脑皮层中央后回产生躯体精辨感觉(图10-3)。鉴于临床上后索损害病例,如脊髓痨,病损部位以薄束为主,双下肢深感觉近乎消失,而浅感觉(痛觉、温觉、轻触觉)无明显障碍者,病损区的腧穴针感无明显异常;实验性后索切断动物的针效也未见有明显影响,说明针刺信号主要不是沿这条通路传导的。但与对照区相比,针刺脊髓痨患者病变区腧穴的得气不易持续,当停止运针时,针感和针下肌电迅速消失。这提示与精细感觉有关的后索似乎同"得气"的维持有关。

2）脊髓丘脑束通路:来自皮肤的痛觉、温觉和轻触觉由Ⅱ类纤维进入脊髓后在后角更

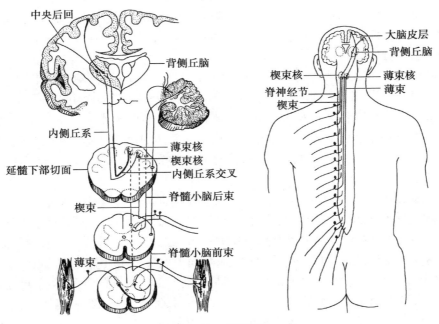

图 10-3　后索通路

换神经元,换元后的第二级神经元再发出纤维在中央管前方的前连合交叉至对侧,其中传导痛觉、温度觉的纤维进入脊髓的外侧索组成脊髓丘脑侧束;传导轻触觉的纤维进入脊髓前索组成脊髓丘脑前束;两束分别在脊髓对侧的外侧索和前索上行,经延髓、脑桥、中脑止于背侧丘脑,然后发出的纤维组成丘脑皮层束,投射到大脑皮层中央后回,与此处皮层的第Ⅳ层细胞形成突触,产生痛觉、温度觉和轻触觉(图 10-4)。

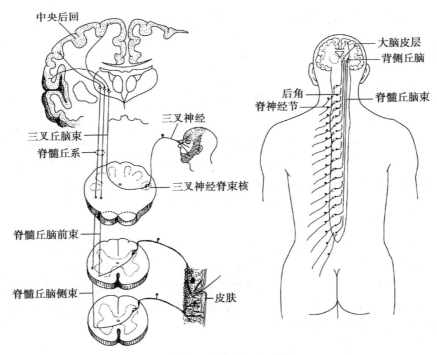

图 10-4　脊髓丘脑束通路

脊髓空洞症的病损部位涉及脊髓前连合,侵犯经前连合交叉的痛温觉纤维时,临床表现为节段性的痛温觉障碍。在这种患者身上针刺患区的腧穴,针感和针下肌电活动明显减弱并和病变的严重程度平行。针刺痛温觉完全消失区的腧穴无针感,但只要存在较轻微的痛觉,就有迟而轻的针感。

脊髓肿瘤引起布郎-塞卡综合征(Brawn Sequard's syndrome),又称脊髓半切综合征。由于脊髓丘脑束的损伤,在病变水平以下病灶对侧出现浅感觉障碍,而由于脊髓后索的损伤,在病变水平以下病灶同侧出现深感觉障碍。针刺这种患者病损水平以下躯体两侧腧穴,痛温觉减退区的腧穴针感远比锥体束受害与深感觉减退区的腧穴针感迟钝,后者针感与病损水平以上躯体腧穴针感大致相同,这提示针感冲动的脊髓通路与痛温觉传导路径有密切关系。

3. 针感的传出通路　针感的传出通路与神经反射性通路、神经-体液通路有关。

(1) 神经反射性通路:由外周传入神经通路传入的针刺信息,通过各级中枢作用后转换为传出神经冲动。其神经冲动可沿脊髓背外侧索(皮层脊髓束)下行至各节段的前角细胞,通过前角的 γ 运动神经元,引起梭内肌的收缩,从而牵拉肌梭和肌电发放,同时通过 I_a 类传入纤维,兴奋脊髓前角 α 运动神经元,引起局部肌紧张,形成沉紧的手下感;也可通过脊髓侧角细胞与副交感神经元发出交感与副交感神经冲动,引起相应的内脏功能活动,如针刺腧穴引起的心率减慢、血压降低、胃肠运动和分泌增强等效应可能与副交感神经兴奋有关;针刺腧穴产生的心率加快、血压升高、胃肠运动及分泌减弱等效应可能与交感神经兴奋有关。

(2) 神经-体液通路:在针感的传出途径中,经过神经反射性通路引起内分泌腺功能的变化,由此产生的激素等物质经血液循环到达全身各部,对相应的脏器和组织发生影响。如针刺有关腧穴可引起白细胞总数增加、机体免疫机能提高等效应,而切除肾上腺、垂体后,可明显影响针刺效应,此类反应大都范围广泛、缓慢、持久。针刺对机体各组织器官的调整作用大多与调节多种内分泌腺的分泌功能相关。

(三) 反映病证

临床实践观察到当脏腑有病变时,可在相应的经穴表现出压痛、痛觉过敏、皮下结节或条索状物等变化。

第三节　经络的神经生理基础

经络,是经脉和络脉的统称。"经"尤如直行的径路,是经络系统的主干。"络"则有网络的含义,是经脉的细小分支。经络有一定的循行路线,具有联系脏腑、沟通内外,运行气血、营养全身、抗御病邪、保卫机体等功能,是维持人体整体统一的重要因素。

一、经络现象

临床实践及实验研究客观地描述了多种经络现象,如循经感传、循经皮肤病、循经感觉障碍。采用放射性同位素示踪法,用 γ 照相机能拍摄到同位素循经脉路线运动的轨迹;用电学方法,以皮肤电阻抗为指标,可清楚地发现人体体表存在 26 条低电阻连线,称为良导络。采用在腧穴上注入 ^{32}P 可观察到所测 12 条示踪轨迹与古典经脉线基本一致。而"循经感传"是针灸临床中最为常见的一种经络现象。

(一) 循经感传现象

循经感传(propagated sensation along channel,PSC)现象是指用毫针、脉冲电、按压等方

法刺激人体腧穴时,产生的一种酸、麻、胀、重等感觉沿着古典经脉路线传导的现象,一直被人们认为是古人创立经络学说的主要依据。

（二）循经感传特征

循经感传特征与神经纤维的传导与传递特征有很多相似之处。

1. 感传循环性　感传通常多与古典经络主干循行路线基本相符,但在不同个体、不同经脉、不同线段常发生偏离。总体来说,四肢部基本一致,躯干部常有偏离,而在头面部则差异较大。环境、体质、体位等因素会影响感传路线和出现率。

2. 感传感觉　针刺得气时,大多数受试者可有以酸、胀、麻为主的混合性感觉循经传导;少数受试者可出现流水感、蚁行感、冷感及热感等。感觉的多样性常与刺激方法、部位、个体的差异有关:①艾灸时多出现温热感沿经传导;电刺激时则出现麻感沿经传导;毫针刺激时多以酸胀感沿经传导;指压刺激多以胀感为主;手法运针时"烧山火"产生热感;"透天凉"产生凉感。②针尖到达皮内时常引起痛感,且定位明确,多无感传现象;针尖深入皮下及肌层的时候,常以胀感为主,针尖进入更深的部位时,则出现酸、麻、重、胀或这几种感觉的混合感,并有明显的感觉传导。

3. 感传速度　循经感传的速度大多数远较周围神经传导速度慢,每秒数毫米至数厘米不等。另外循经感传的速度个体差异很大,不同经脉或同一经脉不同部位的感传速度也各不相同,如前臂、小腿部位比上臂、大腿、躯干、头面部为快。经过肘、肩、膝、髋等大关节或主要腧穴时,可出现速度减慢或停顿。有的受试者经过一定时间刺激后,才感知感传的出现,一般潜伏期为几秒至十几秒,此期的长短与传导速度呈正比,即传导的速度越快其潜伏期就越短。

循经感传的速度常受各种因素的影响,其中与刺激腧穴的方法、强度及温度三种因素关系较大:①刺激方法引起的循经感传速度依次为:手法运针快于电针;电针快于压迫腧穴;艾灸的感传较慢。②在受试者能耐受的范围内,加大刺激强度或增加艾灸壮数可以增加传导速度。③感传线上局部加温,能加快其感传速度,降温则相反。

4. 感传宽度　循经感传路线的宽度因人而异,在大多数人感传路线不是一条线而是一条带。带的宽与窄也有部位差别,如在四肢多呈细线状,而在躯干则呈宽带状。感传带有中心部和边缘部之分,中心部较细,感觉强烈、清晰,边缘部分感觉模糊。感觉带的宽度范围在0.5~3cm 之间。

5. 感传深度　感传路线所处的深度随机体部位而有不同,在肌肉丰厚的地方位置较深,在肌肉浅薄的地方则较浅。

6. 感传方向　循经感传的传导方向与经脉循行方向一致,但由于刺激的腧穴不同,其传导分单向及双向。如刺激井穴、原穴时,感传向四肢躯干方向传导;刺激头面部或躯干部的腧穴时,感传向四肢传导;刺激经脉中途的腧穴,则感传呈离心性和向心性传导即双向传导。局部机械压迫能改变其传导方向。在刺激足三阴经每一井穴时,感传沿经脉线均交会于三阴交穴,而后又分支按本经循行向上传导。刺激停止后感觉不再向远端传导,但又不立刻停止而向井穴回行,在回行过程中感觉缓慢消失。

7. 感传阻滞　感传在双向性传导时一般是匀速行走,但有的经关节部稍有停顿,经行针后感传继续上行。若在局部机械压迫,或局部注射生理盐水及盐酸普鲁卡因,或局部冷冻降温,或局部注射 M 受体拮抗剂、α 受体拮抗剂等均可使感传有不同程度的阻滞。

8. 感传效应　感传不仅可循体表经脉线传导,还能引起相关脏腑的内脏效应,如针刺足三里穴,当感传到达上腹部时,受试者就觉得胃部灼热或抽动,剧烈的胃痛立即消失;针刺商阳穴时,受试者出现肠蠕动增强等;针刺内关穴可使心律不齐患者心律恢复。

9. 感传激发　人群中循经感传出现率仅20%左右,适当采用一些方法,可激发感传:①反复轻微捻针,伴以小幅度快速提插或辅以沿经撮、提、循、按,可使90%的患者出现感传,其中感传通达经脉全程者占30%以上。②某些药物,如ATP、辅酶A、细胞色素C、活血化瘀中药等,经肌内注射、口服或静脉给药,发现这些药物都可在一定程度上提高循经感传的显著程度。

二、经络实质的研究

经络的实质是什么,至今没有定论。很多学者采用多学科合作的思路,从不同角度、不同领域、不同层次对经络现象和经络实质进行了研究,提出了很多假说,如外周动因激发假说、中枢兴奋扩散假说、外周中枢综合假说、脊髓α运动神经元兴奋传递假说、轴索反射接力联动假说、二重反射假说、第三平衡系统假说、大脑皮层感觉中枢反射假说、经络的间隙维假说、筋膜假说、线粒体-腺三磷假说、经络控制论假说、经络基因控制结构假说、经络的信息系统假说、免疫调节网络假说。在众多假说中,经络实质的生理学基础仍是以神经和体液调节系统为主,且与结缔组织有关。

（一）经络的神经基础

神经调节是指在中枢神经系统的参与下,通过神经纤维来实现对所支配的器官、组织的调控。在各种经络假说中,经络的走行都与神经走行有密切的关系。

1. 与周围神经的关系　全身大多数腧穴或其附近均有神经干或较大的神经分支,显微镜下也显示出腧穴处从表皮至肌肉各层组织中具有丰富的神经束、神经丛和神经末梢;古典的经络循行分布与周围神经的分布基本一致,针感的反射传导与周围神经分布及其感觉区基本趋于一致。如手太阴肺经行于上肢内侧前线上,实际上是沿肌皮神经、前臂外侧皮神经的走向分布的;手厥阴心包经行于上肢内侧正中线上,实际是沿正中神经分布的;而胸腹部的任脉、肾经、胃经腧穴分布点及循行路线,恰好与肋间神经及两侧胸神经皮支的分布相重叠。以上事实证明,经络与周围神经关系密切,因此周围神经就是经络在外周的物质基础。循经感传的产生是,当针刺腧穴时,可能刺中外周神经干或神经纤维末梢形成的特殊感受器或肌肉、肌腱及血管壁上的自主神经等,由此产生的神经冲动经躯体和自主神经传入中枢,引起躯体、内脏反射活动的结果。

2. 与大脑皮层的关系　有人认为,在体表发生的感传线并非就是体表存在这种感传线,而是发生在中枢神经系统的一种过程。幻肢现象是支持这一说法的有力证据。如截肢病人有时仍会感到已经不存在的肢体发生疼痛,而在其肢体残端上方针刺,仍有针感传到已经不存在的肢体末端。从生理学角度来讲,循经感传现象、循经感传的发生、其循行路线的定位、感觉的性质及传导的快慢以及其他许多经络现象等都与感觉有关。而感觉的产生在生理上已确定是通过特异和非特异投射系统,投射到大脑皮层的感觉功能区而产生的。当刺激体表可在大脑皮层相应的代表区引起诱发电位形成感觉;刺激大脑皮层感觉功能区也可引起相应躯体部位出现某种感觉。从而推断,经络是大脑皮层各部位之间特有的机能联系,腧穴在大脑皮层上各有相应的点,针刺某一腧穴可引起大脑皮层相应点的兴奋,这一兴奋就按其特有的功能联系有规律地扩散到同一经上有关腧穴的相应点,引起该经的兴奋,在主观上形成了体表的循经传导感觉。如果感觉功能丧失,则上述的各种经络现象就不可能发生,也无法确认其是否存在或进行客观的描述。这说明循经感传、循经性疼痛或循经性感觉异常这些以感觉为基础的经络活动现象,其实质都是大脑皮层感觉功能区相应部位兴奋的结果,这种兴奋的传导路线在体表的投射,可能就是循经感传现象发生的机制和物质基础。

3. 与自主神经关系　从解剖学角度观察,在躯干部,经络主要呈纵行分布,而神经则呈横向节段性分布,但从生理学角度发现,经络所属的腧穴的作用在纵行联系之中还含有横向的前后关系,而且与自主神经节后纤维分布有一致性,特别是背俞穴、腹募穴、任脉穴与其所主治的内脏疾患在自主神经所属节段上有相当的一致性。如肺俞、中府都受 T_{1-5} 节段的自主神经支配,而支配肺组织的神经也出入于该节段;膻中属 T_4,主治呼吸系统($C_2 \sim T_4$)的疾患;中脘属 T_8,主治消化系统(T_{8-9})的疾患;关元属 T_{12},主治泌尿系统(T_{10-12})的疾患。通过对十四经穴的综合对比,发现各经穴的主治证候绝大部分同自主神经节段支配一致。从针刺的效应来看,对于只保留股动、静脉与躯体联系的动物肢体,针刺其足三里穴引起肠蠕动变化的效应与正常动物类似,而当用石炭酸在血管壁外侧进行环状涂抹损毁血管壁上的自主神经后,上述针刺效应消失。说明股动、静脉在实现这一针刺效应中具有重要作用,针刺信号是通过动、静脉壁上的自主神经传入中枢的,这与中医学中气血与经络密不可分的理论是一致的。支配动脉壁平滑肌的神经纤维的兴奋传导速度为 10cm/s,也与循经感传速度颇为相近。另外,经络感传中有时伴有循经出汗、循经汗毛竖立、循经皮丘带等现象,这与体内血管、汗腺、立毛肌、肝脾肾等内脏器官都有自主神经分布也一致。因此,自主神经是经络实质的重要组成部分。

（二）经络的体液基础

体液调节是指来自内分泌腺或组织细胞的激素、免疫活性物质以及代谢物等化学物质,通过血液循环或其他体液途径运输到体内各处,影响各个相应器官的活动,很多经络假说都认为其本质与体内化学物质在体内实现体液调节有关。

1. 体液调节的途径　研究发现下肢足三阴经和上肢手三阳经循行路线和方向同淋巴管系统的分布与回流方向恰好一致。在胸部见到表浅淋巴管收集管丛密集分布处又正是腧穴所在部位。将染料或放射性同位素注入新鲜尸体腧穴后,发现其是沿淋巴管或小静脉扩散的,最后进入所属淋巴结。

2. 体液的物质基础

（1）三磷酸腺苷:经络是含线粒体 ATP 较多的细胞组成的线路,腧穴是线粒体较多的细胞组成的点。当人体经穴受到针刺后,细胞内的线粒体被激发,产生大量的 ATP,向细胞间隙冲击,使电流量增高,产生电位差、低电阻,这些能量激发其他细胞的能量,引起连锁反应,特别是经线上含线粒体较多的细胞,产生经络的感传现象"得气"。

（2）神经肽:循经电针诱导可激发同经线上的 P 物质释放,而抑制神经肽 Y 释放,这种激发和抑制作用具有明显的循经特征,说明神经肽类物质参与了针感针效的活动过程。将微量 P 物质或组胺注入足太阳膀胱经肝俞至胆俞一段的皮下部位,可引起外周感觉神经末梢传入放电增多,说明 P 物质和组胺可能是经脉线上传递信息的化学物质,并可能与循经感传的慢传导有关。

（3）无机离子:脏腑发生病变时,相应经络线上的组织液中的 Ca^{2+}、Na^+、K^+、H^+ 浓度也会出现一些特异性变化。若阻断细胞膜上的 Ca^{2+}、Na^+、K^+ 等离子通道,则可以阻断针刺效应,影响经络的功能。这提示离子也参与了经络活动。

3. 神经-体液调节途径　在针刺治疗内分泌疾病中发现,针刺可通过下丘脑-腺垂体-肾上腺皮质、甲状腺、性腺轴这三条途径,引起血液中多种激素含量变化,从而产生针刺效应。研究发现针刺能够激活下丘脑-腺垂体-肾上腺皮质轴,释放促肾上腺皮质激素,从而加强肾上腺皮质的功能,使血液中的肾上腺皮质激素含量升高;针刺能够激活下丘脑-腺垂体-性腺轴,促进促性腺激素释放激素、卵泡刺激激素、黄体生成素、催乳素分泌。另外,针刺还可通过交感神经-肾上腺髓质系统、迷走神经-胰岛系统,引起血液中多种物质含量变化,产生针刺效应。上述研究表明经络的调节效应也可通过神经-体液的综合调节来实现。

（三）经络与结缔组织

研究者对人体全身筋膜汇集区进行了选择性标记和三维重建，发现筋膜与古典经络所记载的走行有相似的线性结构。如在上臂的上中与大腿下1/3处均见到皮肤与肌肉、骨骼之间有着不规则的多角套管复合立体的筋膜间隙，这种间隙结构与手太阴肺经等经脉分布循行路线是基本一致的。某些经络的循行感传带状分布区与某些肌肉间隙中结缔组织的分布连接相一致，结缔组织发达处呈带状，不发达处呈线状。目前较为一致的观点认为，经络系统的重要组成部分之一的十二经筋，其实质就是沿经络循行路线分布，且呈纵向连接延续走行的肌肉、肌腱部分。

第四节　经穴-脏腑相关神经生理基础

中医典籍《灵枢·海论》认为"夫十二经脉者，内属于腑脏，外络于肢节"。经穴与脏腑相关，是一种双向联系，即脏腑病理或生理改变可反映到体表的相应经脉或腧穴，表现出特定的症状和体征；刺激体表一定的经脉或腧穴，又可对相应的脏腑生理功能和病理改变起到调节作用。它是脏腑经络学说的核心内容之一，是指导中医诊断和治疗的重要理论基础。

一、经穴-脏腑相关现象

大量事实表明，经脉腧穴与脏腑之间确实存在着相互联系。

（一）脏腑病变在经穴的表现

1. 压痛与硬结　当脏腑有病变时，在相应的经穴处可表现出压痛、痛觉过敏、皮下结节或条索状物等变化。如胃部疾患可在足三里、中脘、阳陵泉等穴处出现压痛和条索状物；胃癌时，胃俞出现结节状反应物，中脘出现结节和压痛；十二指肠溃疡病患者，其中脘、右梁门和右胃仓旁开2寸处均有明显压痛；肝病时在足三里、肝俞、曲泉、太冲等穴处出现压痛和条索状物；当电刺激输尿管近肾端，肾经走行的部位脐部水平沿直肠边缘的肌肉可出现疼痛；当刺激肾脏时，在背部脊柱与肋骨联合相当于肾俞的部位出现疼痛。内脏疾患时在耳郭一定部位出现压痛点、低电阻点甚至变形等反应。

2. 导电量变化　应用电生理的测定方法发现脏腑有病变时，可在相应的经穴表现出导电量的变化。如正常人进餐后胃经有关腧穴的导电量明显增高，其中以足三里穴最为显著；在膀胱经原穴京骨及膀胱俞、太溪、三阴交、照海、太冲、关元、中极等穴上测定排尿前后导电量，发现在排尿后导电量下降；妇女妊娠过程中任脉的中脘、气海、关元、中极穴以及冲脉的肓俞穴、带脉的带脉穴等导电量升高；有心血管系统和神经、意识方面疾患时，患者的心经和心包经电阻有异常变化；有呼吸系统疾病时，电阻变化多见于肺经腧穴；有胃溃疡病的患者，胃经腧穴皮肤电阻变化显著，其次是脾经腧穴。

（二）刺激经穴对脏腑功能的调节

脏腑病理变化均能反映到躯体体表的相关部位。反之，经脉或腧穴刺激也可以对脏腑功能进行调节。针刺心经、心包经和小肠经的相关腧穴能够改善心肌缺血，保护心脏。针刺胃经和大肠经的相关经穴，能够调整胃、小肠和结肠运动，保护胃黏膜。

二、经穴-脏腑相关机制的研究

（一）经穴-脏腑相关的神经机制

1. 神经节段性支配　人类脊神经或脑神经的分布，还都保存着不同程度节段性支配的

笔记栏

特征。随着胚胎生长分化,体节各部发生很大移位,肌节和皮节的节段性变得难以辨认,但支配它们的神经系统与体躯(包括肌肉及皮肤)和内脏之间,仍保持着原始的节段性关系。如睾丸发生于 T_{10} 节段,胚胎时期存在于腹腔内,出生后虽然已转入阴囊,但支配它的神经仍来自 T_{10} 节段。

在个体发生的早期,交感神经干上神经节的数目与脊神经的数目相似,但以后由于相互融合,故有的部位(如颈部)节段也就不明显。但无论是皮肤、血管内平滑肌和皮肤内腺体或是内脏器官交感神经支配,其节前纤维都来自固定的脊髓节段交感神经细胞胞体,而经交感神经节后,又随着有固定关系的脊神经相伴而行。因此,交感神经传出纤维支配器官,有清楚的节段分布关系。体表和内脏之间这种固定的神经节段联系是经穴-脏腑相关的物质基础。对 $T_{1~12}$ 神经节段支配区内的十四经穴功效主治进行分析,结果显示经穴的主治功效以神经节段为中心,完成经穴对脏腑功能的调节作用。如 $T_{1~5}$ 区内的穴位主治大多以肺系疾病、肩背部不适和心脏等疾病为主,$T_{6~10}$ 神经节段的穴位主要治疗脾胃疾病和肝胆疾病,$T_{10~12}$ 节段的穴位主要治疗大小肠疾病及肾与膀胱疾病。

2. 中枢汇聚　在脊髓、脑干网状结构、丘脑以及大脑皮层等各级中枢,都存在着既受来自内脏传入信息的影响又受到自体表(皮肤和肌肉)传入信息的影响,或两方面传入的信息投射在同一部位的汇聚现象。

(1) 脊髓汇聚:应用辣根过氧化物酶(HRP)法或其他神经追踪法对胃与足三里穴、心脏与内关穴、肝脏与期门穴、胆囊与日月穴及子宫与次髎穴等器官和腧穴进行神经逆向追踪标记,结果发现在各腧穴区与相应的内脏初级传入神经在脊髓若干神经节段有汇聚,即在交汇脊髓节段的后根神经节内,出现来自穴区与相关内脏注入的标记物质所标记的神经细胞。采用荧光双标技术进行追踪观察发现,用真蓝(true blue,TB)和双苯酰亚胺(bisbenzimide,Bb)分别标记心交感神经和第 2 肋间神经,在 $T_{2~5}$ 节段出现了双标细胞;用快蓝(fast blue,FB)和核黄(nuclear yellow,NY)分别标记膀胱壁和胫神经,在 L_6 后根节出现了快蓝和核黄双标细胞。

(2) 脑干汇聚:用电灼损毁三叉神经尾侧脊束核或切断三叉神经眶下支,针刺颜面穴位(四白、颊车)的镇痛效应减弱或消失。用溃变的方法切断猫和家兔的单侧结状神经节和损毁一侧三叉神经半月板,观察到三叉神经(头面部感觉)和迷走神经的部分溃变纤维共同投射到三叉神经脊束核、孤束核、迷走神经运动背核,证明在头面部的感觉传入与支配内脏感觉有关的迷走神经孤束核和与内脏运动有关的迷走神经运动背核有关。而针刺颜面、躯干、四肢的穴位调整迷走性内脏功能可能与针刺信息在这些核团的汇聚有关。

(3) 下丘脑汇聚:在急性心肌缺血(AMI)的动物模型上以微电极记录细胞外单位放电方法,发现视前区-下丘脑前部(PO/AH)和下丘脑后区(PHA)神经元的电活动都能被来自内脏性的 AMI 刺激和电针内关穴以及各种躯体刺激激活或抑制。即 AMI 的信息和电针内关穴的信息在下丘脑有关部位发生汇聚,AMI 对下丘脑电活动的影响可被电针内关穴信息逆转。毁损 PO-AH 后,电针内关穴效应则大为减弱,提示电针内关穴缓解心脏疾患的效应有赖于下丘脑的完整性。

(4) 大脑皮层汇聚:进一步研究还发现体表和内脏的传入冲动在大脑皮层神经元有共同汇聚的现象。用 3~5V 强度的电脉冲刺激腓浅神经,可以引起 A 类纤维兴奋;以 20~30V 强度的电脉冲刺激内脏大神经(波宽 0.1~0.2ms,每 1.3s/次,重复刺激),应用玻璃电极在对侧大脑皮层体表第一感觉区,可同时记录到刺激腓浅神经和刺激内脏大神经所产生的皮层诱发电位。

(二) 经穴-脏腑相关的体液机制
体液因素在内脏-耳穴反应中也有作用,研究发现当电刺激供血家兔的心脏后,耳穴平均导电量显著增加,同时发现受血家兔耳穴的平均导电量也增加,其程度和变化趋势与供血家兔呈一致和同步反应,而且摘除供血家兔的肾上腺后,再刺激内脏,此种内脏-耳穴反应现象明显减弱,提示这种反应与肾上腺有关。

第五节　针灸对神经-内分泌-免疫系统的调节作用

大量研究表明针灸对神经系统-内分泌系统-免疫系统有明显调节作用。

一、针灸对神经系统的调节作用

针灸对神经系统具有广泛而复杂的调节作用。针灸腧穴引起穴位所在部位的神经末梢兴奋,沿着传入神经抵达下丘脑及相应的感觉中枢等部位,产生"针感",并通过激活有关的传出通路引发肌紧张增强、肌肉收缩等反应。用毫针点刺神经干表面5~30次,可提高该神经的兴奋性,使其支配的肌肉收缩增强。此效应在停针后仍可持续数分钟,在兴奋性未恢复至原水平之前,若再针刺还可使兴奋性进一步提高。针灸还能平衡自主神经系统功能,如针灸可使单纯性肥胖患者交感神经功能增强,副交感神经功能减弱;针刺冠心病者的内关穴可相对抑制心交感神经的活性,加强心迷走神经活性。脑电图显示,针刺合谷、外关等穴,可使脑电图的α节律增强,慢波增加;针刺合谷或足三里穴均呈现α波压抑,β波增强现象;学习和记忆是大脑的重要的生理功能,电针承浆、人中、百会、大椎、命门等穴均可提高正常小鼠的学习记忆能力;肾俞、足三里埋线能改善大鼠的学习记忆能力。此外,针灸不同的腧穴可影响中枢核团神经递质的释放,如电针刺激足三里穴可使垂体合成和释放SP、血管活性肠肽(VIP)、β-EP增多。

二、针灸对内分泌系统的调节作用

针灸通过影响内分泌腺或内分泌细胞激素的合成与分泌,实现其对内分泌系统的调节作用。针刺三阴交穴,可改善胰岛β细胞的分泌功能,使血浆胰岛素含量显著增加;针刺合谷、足三里穴,可使外周血中肾上腺素含量增加,尿中17-羟皮质类固醇和17-酮类固醇排出量增加,肾上腺髓质内嗜铬细胞的数量增加;针刺百会穴可显著升高卵泡早期的孕酮水平;针刺少泽穴可使产后缺乳妇女血中由垂体前叶分泌的催乳素含量升高;针刺足三里穴可使家兔垂体后叶缩宫素分泌增加;针刺和艾灸关元穴均能使雄性小鼠血浆睾酮含量升高,睾丸重量明显增加。电针百会、印堂穴可有效改善抑郁症大鼠下丘脑-腺垂体-肾上腺皮质轴的亢进状态,降低促肾上腺皮质激素释放激素(CRH)、促肾上腺皮质激素(ACTH)、皮质醇(CORT)水平。针刺抑郁大鼠后,下丘脑-腺垂体-甲状腺轴的功能受到调节,血清甲状腺激素水平均有显著升高。针刺肝俞、肾俞、心俞、足三里、三阴交等穴明显增高女性更年期抑郁症患者血清雌激素(E_2)含量,可以改善下丘脑-腺垂体-性腺轴功能。

三、针灸对免疫系统的调节作用

针灸对免疫系统的调节广泛而复杂,具有双向调整作用。通过细胞免疫和体液免疫,既能增强免疫,又可以抑制过度的免疫反应。

1. 针灸对细胞免疫的调节　包括:①能促进T细胞的增殖,改善CD_4^+T细胞/CD_8^+T细胞比值,提高NK细胞数量和生物活性。②能促进辅助性T淋巴细胞分泌细胞因子,调节细胞免疫应答。如电针足三里、阑尾穴能够提高正常大鼠脾淋巴细胞内IL-2含量,升高血液中

IL-2 水平；针灸大椎、膈俞、肾俞、足三里等穴还能促进 IL-5、IL-4、IL-6、IL-12、肿瘤坏死因子等的合成、分泌及其生物学活性，诱导干扰素产生。③提高白细胞的数量和吞噬能力。电针双侧足三里穴，可使中性粒细胞增多，艾灸大椎穴能提高内毒素致热家兔白细胞总数及中性粒细胞百分比；针刺足三里、合谷等穴可使白细胞对金黄色葡萄球菌、鼠疫杆菌的吞噬指数明显提高，艾灸足三里、内关穴也有类似的效应；针刺腹腔注射环磷酰胺造成的免疫抑制大鼠的足三里穴，6 天后发现其腹腔巨噬细胞吞噬百分比和吞噬指数显著升高。④提高巨噬细胞的数量及吞噬功能。针刺老年大鼠双侧足三里和关元穴区后，肝内巨噬细胞的数量增多、体积增大、吞噬功能增强，从而提高肝脏内免疫细胞的功能。⑤增强红细胞免疫黏附的能力。艾灸双侧足三里穴可使健康人红细胞免疫黏附活性显著增强。悬灸命门穴同样可增强红细胞免疫黏附的能力。平补平泻法分别针刺涌泉、太溪及复溜穴，也可使红细胞免疫黏附功能增强，其中以复溜穴作用最强。

2. 针灸对体液免疫的调节　促进 B 细胞的活化、增殖及分化，调节各种免疫球蛋白的合成、分泌。如艾灸关元、足三里穴后衰老小鼠淋巴细胞转化率、脾脏指数明显升高；艾灸关元、神阙穴可升高免疫球蛋白 IgG、IgA、IgM 的含量。

针灸信息可从外周传至中枢神经系统，经过中枢的整合，一方面调控内分泌系统的功能，使垂体释放诸如 ACTH、生长激素等激素，调节免疫功能；另一方面又通过中枢下行通路引起自主神经系统释放递质，通过免疫器官或淋巴细胞受体产生调节作用。而淋巴细胞等又可释放具有免疫活性的多肽物质影响外周神经，进而影响中枢神经系统及内分泌系统的活动，形成调节网络，实现反馈性调控，共同维持机体的稳态。

（朱大诚　甘贤兵）

复习思考题

1. 电针三阴交穴能缓解自然分娩过程中的分娩痛，试分析其镇痛作用的神经机制。

2. 针刺单（左）侧或双侧足三里穴对胃动力障碍患者胃动力的恢复有促进作用，试分析其神经作用机制。

<h1 style="text-align:center">◇◇◇ 第十一章 ◇◇◇</h1>

<h1 style="text-align:center">神经再生与脑老化</h1>

学习目标

掌握周围神经变性与再生、中枢神经损伤与再生的相关基础知识;熟悉脑老化的生物学特征;了解干预脑老化进程的策略和途径。

早在 1928 年,神经解剖学家 Cajal 就观察到,周围神经被切断后,损伤神经近端形成生长锥,发生新芽,并沿残存的神经膜管向神经终末方向生长,最终形成新的神经末梢,并与靶结构重新形成突触,恢复其功能,这种神经的恢复性变化被称之为**神经再生**(nerve regeneration)。人们一直认为,周围神经损伤后可以再生,而成年哺乳动物的中枢神经不具备再生能力。1958 年 Liu 和 Chambers 首次发现,成年哺乳动物中枢神经系统(central nervous system,CNS)损伤后依然具有可塑性。1965 年,Altman 发现成年大鼠海马齿状回存在**神经发生**(neurogenesis),使出生后神经元不能再生的观点受到挑战。1992 年,Reynolds 首次成功地从成年小鼠纹状体中分离出**神经干细胞**(neural stem cell,NSC),从而打破了神经细胞不能再生的传统理论。目前研究发现,成年脑内侧脑室外侧壁的**脑室下区**(subventricular zone,SVZ)和海马齿状回的**颗粒下区**(subgranular zone,SGZ)存在能自我复制,并具有向神经元、星形胶质细胞和少突胶质细胞分化潜能的神经干细胞。尽管如此,中枢神经的再生能力弱及修复困难一直是神经科学研究的难题之一。如何促进中枢神经再生,提高损伤修复效果是迫切需要解决的问题。

在人类生命活动中,脑经历了发育、成熟和老化三个生理阶段。脑老化是生命活动必然经过的自然阶段,在这一过程中机体的生理功能发生了一系列改变。了解脑老化发生及调控机制,探索脑老化的规律,有利于掌握干预脑老化进程的策略和途径。

第一节　周围神经变性与再生

周围神经系统(peripheral nervous system,PNS)是神经系统的外周部分,包括脑神经和脊神经。PNS 可根据功能的不同,分为传入神经和传出神经两种。周围神经损伤包括神经纤维损伤与结缔组织鞘膜损伤两部分。周围神经损伤后,其支配的靶组织不但丧失功能,还会失去神经的营养作用,发生萎缩、变性等病理改变。

一、周围神经变性

(一)损伤远侧段神经纤维变性

当周围神经轴突被切断后,因损伤处远侧段与神经元胞体分离,导致远侧段神经纤维终末全长发生溃变。该现象为英国人华勒（Waller）在 1850 年首次报道,故称为 Waller 变性（图 11-1）。

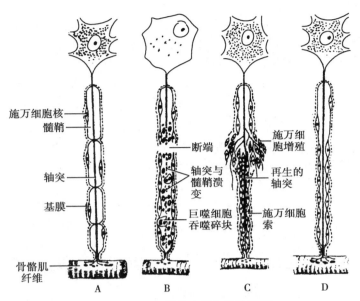

图 11-1　周围神经变性与再生图解

A. 正常神经纤维;B. 神经纤维断离处远端及近端的部分髓鞘和
轴突溃变,胞体尼氏体溶解,胞核移向边缘;C. 施万细胞增殖,轴
突生长;D. 多余的轴突消失,神经纤维再生完成。

在神经损伤后,轴突迅速发生变化,首先是线粒体局部堆积在郎飞结和断端处,这不是线粒体增生,而是因线粒体重新分布所致。随后轴突肿胀,其中的线粒体、神经丝和微管等细胞器均发生崩解,轴突的外形粗细不均,如串珠状。神经损伤 6~10 天,轴突断裂成许多碎片,最后由附近的吞噬细胞吞噬清除。

髓鞘崩解见于损伤后数小时内,郎飞结两端髓鞘发生收缩,郎飞结的间隙明显增宽,髓鞘切迹扩大。而后髓鞘呈现不规则的梭形肿胀,并在缩窄处断裂,最后裂解为卵圆形或球形的颗粒,髓鞘的髓磷脂被分解为脂滴,被吞噬细胞所清除。

Waller 变性最早不是发生在损伤附近,而是出现在轴突终末,也称为终末溃变。轴突终末的溃变过程较轴突的溃变过程更快。当轴突的溃变还在明显进行时,其轴突终末的溃变已消失。在电镜下先观察到轴突终末发生肿胀,其内部的突触囊泡数减少,神经丝增多,线粒体变致密和破裂,轴质电子密度增加,随后轴突终末萎缩变形,与突触后膜分离,逐渐被邻近的星形胶质细胞包围、吞噬,最后完全消失。

（二）损伤近侧段神经纤维变性

损伤近侧段神经纤维变性与远侧段有相同之处,但溃变的方向是由损伤处向胞体方向进行,称为**逆行性变性**（retrograde degeneration）。溃变的程度和范围取决于神经元的类型、损伤的性质和位置。一般只累及 1~2 个结间体。较大的有髓鞘轴突损伤、轴质流出较多,细小的无髓鞘轴突、几乎无轴质流出。由于轴质损失而使轴突缩短,使原来包裹轴突断端的髓鞘成为一个中空（无轴质）的圆筒。不久,轴突断端的开口被轴膜封盖,从而阻止轴质外流。在断端处的轴突由于轴质流的压力增高而逐渐肿大膨胀,其内堆积有各种细胞器,如神经丝、囊泡和线粒体等,此膨大称为回缩球。回缩球与周围神经轴突的再生密切相关。如果神经元的胞体发生变性死亡,则近侧段轴突全部发生溃变。如果与变性轴突相连的胞体没有死亡,则近端神经纤维可出现再生。

（三）神经元胞体变性

实验研究发现,在切断家兔面神经后,家兔脑干的面神经核神经元出现胞体肿胀、核偏位和尼氏体消失等现象(图11-1B)。这些变化是由于神经元轴突损伤时逆行引起神经元胞体变性的结果。神经元轴突被切断后,胞体都会发生染色质溶解现象,但最后结局不同。有的神经元经过一定时间可以恢复到原来的状态,有的神经元则趋于缩小、崩解,最终消失。神经细胞发生逆行变性时,神经胶质细胞也发生相应的变化。神经元变性后的残片被其周围迅速增生的胶质细胞吞噬,发生胶质化,形成胶质瘢痕,占据了变性神经元原来的位置。

机体内的神经元不是孤立存在的,所有神经元之间都以突触互相连接,形成网络。神经元受损变性时,如损伤特别严重还可影响与此神经元连接的上一级或下一级神经元发生溃变,这种溃变称为**跨突触变性**(transsynaptic degeneration),也称为跨神经元变性(图11-2)。

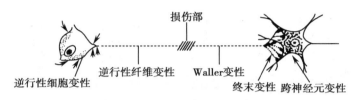

图 11-2　跨神经元变性示意图

二、周围神经再生

周围神经再生是指神经轴突损伤后,如果损伤未导致神经元完全变性,则在发生溃变的同时,也进行着近侧段轴突断端的再生活动。因此,神经元的溃变与再生在时间上是彼此重叠的。

周围神经被切断后,大量巨噬细胞侵入,清除轴突和髓鞘的碎屑。虽然周围神经被切断处的远侧段轴突与包裹在其外周的髓鞘一起发生溃变,但构成髓鞘的施万细胞不会死亡,反而出现核糖体和线粒体增加,细胞核变大,染色体密度增加,并通过有丝分裂产生大量的施万细胞填充在基膜管内,形成一条由增殖的施万细胞构成的实心细胞索,沿神经纤维长轴排列,称施万细胞索或 Bungner 带(图11-1C)。在轴突的切断处,靠近断端处增生的施万细胞不断迁移到两断端之间的间隙内,也形成实心的细胞索,起桥接作用。如果受损伤轴突的神经元能够存活,其胞体的结构约在第3周开始恢复,胞体肿胀逐渐减轻,胞质内尼氏体逐渐出现,并恢复到常态分布,细胞核恢复到中央的位置。与此同时,恢复中的胞体不断合成新的蛋白质及其他产物沿轴突运送,使近侧段轴突末端的回缩球长出许多的新生小芽(丝足)。这些新生小芽穿过两断端之间的施万细胞索,进入基膜管的施万细胞索内。它们沿着施万细胞索向原轴突终末支配的靶细胞不断生长,并且逐渐长粗为轴突。通常只有其中一条轴突能延伸到原来所支配的靶细胞,建立原有的联系,修复其功能,其余轴突都逐渐消失。这是受损伤神经系统进行修复的最好方式(图11-1D)。

第二节　中枢神经损伤与再生

中枢神经损伤主要表现为轴突变性和神经元胞体变性。中枢神经轴突变性主要见于大脑半球内囊部位的病变造成的偏瘫和脊髓损伤造成的截瘫。当中枢神经系统受到外伤、放射性照射、中毒、严重的缺氧缺血以及炎症等作用时,都可导致中枢神经系统内某些神经元变性。因此,促进损伤后神经恢复必须考虑轴突再生和神经元存活两个方面。

一、中枢神经轴突变性与再生

由于脊髓结构比较单纯,脊髓损伤造成横贯损伤的概率比较大,因此,一般都以脊髓横贯性损伤为例,探讨中枢神经纤维变性和再生问题。

(一)脊髓横贯性损伤

当外力打击到脊柱某一部分时,其局部的椎骨发生骨折或向前方移位,直接压迫脊髓造成程度不同的脊髓损伤。如为严重的横贯性脊髓损伤,将引起损伤平面以下感觉丧失和运动功能障碍,称为**截瘫**(paraplegia)。脊髓损伤后,损伤部位的脊髓白质神经纤维束被横断,导致其尾侧段神经纤维变性。脊髓神经变性过程和周围神经的 Waller 变性过程并无本质差异,只是其变性过程较周围神经慢,中枢神经纤维周围无施万细胞,取而代之的是少突胶质细胞,微环境不同,再生能力不同。

脊髓完全性损伤后表现为组织出血、水肿、变性和坏死。损伤后脊髓变化的进程是:①从脊髓灰质中心出血发展到白质坏死,即从出现灰质坏死到白质坏死大约需要 24 小时。②损伤远端轴突发生溃变,近端轴突发芽,局部的星形胶质细胞出现增殖和肥大,称为**反应性星形胶质细胞增生**(reactive astrocytes proliferation)。肥大的胞体和突起内含有大量的**胶质细胞原纤维酸性蛋白**(glial fibrillary acidic protein,GFAP),其中糖原、脂滴和溶酶体也增多,细胞具有活跃的吞噬功能;小胶质细胞被激活,与巨噬细胞一起向损伤处迁移,清除坏死组织。由星形胶质细胞的突起填充留下的空隙,形成损伤区的胶质瘢痕,胶质瘢痕主要由星形胶质细胞、小胶质细胞、少突胶质细胞和浸润的巨噬细胞组成,将损伤区两侧的正常神经组织分开。③虽有轴突的延伸生长,并有新生小芽,但因有胶质瘢痕阻挡,轴突并不能穿过损伤处形成功能性连接,神经元胞体亦相继发生死亡。不同于周围神经系统损伤后由施万细胞构成的 Bungner 带引导新生轴突的生长,大量巨噬细胞可以及时清除轴突和髓鞘的碎屑。中枢神经系统损伤后由星形胶质细胞增生形成的胶质瘢痕则是阻碍再生神经纤维通过的物理屏障,而且激活小胶质细胞是一个缓慢的过程,导致损伤部位髓鞘和轴突的崩解产物不能被及时清除。

(二)脊髓神经轴突再生

与周围神经相比,损伤后的中枢神经轴突再生能力很差。损伤后轴突近侧残端可以形成短芽,但很快脱落,形成肿胀的末端,称为"回缩球",不能进行再生。因此,寻找中枢神经系统损伤后轴突不能再生的原因很有必要。

1. 髓鞘成分抑制轴突再生　首先发现中枢髓鞘碎片抑制轴突再生,随后在髓鞘碎片中发现三种抑制轴突再生的蛋白:①**勿动蛋白**(Nogo),一种作为抑制中枢神经系统再生的最重要的物质;②**髓鞘相关糖蛋白**(myelin associated glycoprotein,MAG),一种与髓鞘形成相关的蛋白,位于直接和轴突相接触的髓鞘膜的最里层,介导细胞间髓磷脂与神经元的相互作用,是髓鞘来源的神经生长抑制因子的主要成分;③**少突胶质细胞髓鞘糖蛋白**(oligodendrocyte myelin glycoprotein,OMgp)是髓鞘膜和少突胶质细胞表面最外层膜蛋白,具有较高免疫原性。三者与共同的膜受体 NogoR 和 PirB 结合,抑制轴突生长。

2. 胶质瘢痕阻碍轴突再生　中枢神经系统损伤后,星形胶质细胞反应性增殖形成胶质瘢痕。瘢痕形成是一个适应性反应过程,可以限制损伤大小,重建血-脑屏障并减少炎症。但形成的胶质瘢痕又通过以下途径阻碍轴突生长:①构成机械屏障阻碍轴突生长;②瘢痕内细胞产生抑制轴突生长的效应蛋白,其中**硫酸软骨素蛋白多糖**(chondroitin sulfate proteogly-

cans,CSPGs)是最主要的抑制因子。CSPGs 主要由反应性星形胶质细胞产生,通过与轴突上酪氨酸磷酸酶受体相互作用抑制轴突延伸。

3. 神经营养因子的缺乏　补充外源性神经营养因子可促进损伤后脊髓神经元的再生。神经营养素-3(NT-3)能促进皮层脊髓束的再生,但延伸距离仅限在 1mm 左右,如联合使用 NT-3 和抗 IN-1 抗体(**轴突生长抑制蛋白抗体**,axonal growth inhibiting protein antibody),部分纤维就能延伸至更远的距离。另外,NT-3 也能促进受损的成年大鼠感觉神经纤维上行至脊髓背索。因此,营养因子可作为促进轴突再生的一项辅助手段。

4. 成熟神经元再生能力下降　胚胎哺乳动物中枢神经系统的神经轴突在体内及体外都有自发性再生能力,但出生后的哺乳动物神经轴突却不能再生。即使将一段坐骨神经移植到中枢神经系统损伤部位,也很少有轴突能够再生。因此,成熟神经元的再生能力下降是中枢神经系统损伤后再生困难的另一主要原因。轴突生长能力随着机体发育而逐渐降低,可能与机体 cAMP 水平的下降有关。如在背根神经节中注射双环磷酸腺苷(db-cAMP),能够明显促进神经元上行纤维的再生。

二、脑内神经元再生

中枢神经损伤除了轴突损伤外,更严重的结局是神经元死亡。中风和神经退行性疾病导致大量神经元死亡。过去认为,出生后神经元再生停止。因此,对于这类疾病的治疗主要集中在挽救濒临死亡的神经元。自从发现成年脑内存在神经发生后,调控神经干细胞增殖、迁移、分化等过程的分子机制,以及如何利用神经干细胞替代死亡的神经细胞一直是科学家们研究的热点。

（一）内源性神经发生及其调控机制

如前所述,成年哺乳动物脑内神经发生主要位于脑室下区(SVZ)和颗粒下区(SGZ)。神经发生是一个非常复杂的过程,包括神经干细胞增殖、迁移、分化和功能整合等一系列步骤。SVZ 内**成神经细胞**(neuroblast)沿着**喙侧迁移流**(rostral migratory stream)迁移到嗅球,分化为颗粒细胞和球周细胞,30% 的球周细胞属于 γ-氨基丁酸能神经元,70% 的球周细胞为多巴胺能神经元。在 SGZ 中,表达胚胎干细胞关键蛋白(Sox2)的神经前体细胞不仅可以分化为神经元,还可分化为星形胶质细胞。SGZ 的成神经细胞通过短距离迁移到达齿状回的颗粒细胞层,发育成熟为谷氨酸能颗粒细胞,通过苔状纤维投射到海马 CA3 区的锥体细胞,并接受内嗅皮层的 γ-氨基丁酸能神经纤维投射。

内源性神经发生受到多种细胞外和细胞内的信号分子调控。如神经营养因子、生长因子、趋化因子、神经递质、激素和转录因子等。调节神经干细胞增殖的有**表皮生长因子**(epidermal growth factor,EGF)、**成纤维细胞生长因子-2**(fibroblast growth factor2,FGF2)、**转化生长因子-β**(transforming growth factor-β,TGF-β)、**脑源性神经营养因子**(brain-derived neurotrophic factor,BDNF)、**胰岛素样生长因子-1**(insulin-like growth factor-1,IGF-1)、**睫状神经营养因子**(ciliary neurotrophic factor,CNTF)等。调控神经干细胞定向迁移的有**多唾液酸-神经细胞黏附分子**(polysialyated neural cell adhesion molecule,PSA-NCAM)、**基质细胞衍生因子-1**(stromal cell-derived factor-1,SDF-1)和神经轴突导向因子 Slit 蛋白等。

（二）脑卒中与神经发生

脑损伤(如创伤、缺氧、缺血等)和神经系统变性疾病(如阿尔茨海默病、帕金森病等)能增强神经发生,而在抑郁症和慢性应激损伤中,神经发生减少。缺血性脑损伤是脑卒中最常见的临床类型,可显著增加 SVZ 和 SGZ 内神经发生。在大脑中动脉阻塞模型中,缺血可激活 SVZ 内神经干细胞,缺血后 7 天左右神经干细胞增殖达到高峰。成神经细胞在局部血管、星形胶质细胞和趋化因子等共同作用下，从 SVZ 向损伤的纹状体和皮层迁移，然后分化为成熟的神经元并整合到神经环路中。在没有任何干预情况下，脑卒中后死亡的神经元中仅有0.2% 被新生的神经元取代，不足以改善缺损的神经功能。丰富的环境刺激或体育训练能促进脑卒中后神经发生和神经功能恢复。

三、促进神经再生的策略

要实现中枢神经系统损伤后的再生，可通过神经干细胞移植的方法补充损伤中心区域因坏死或凋亡而缺失的神经元和胶质细胞；还要引导损伤周边区域结构中尚完整或仅有突起断裂的神经元突起再生，并应用神经营养因子促进轴突再生；还要解决再生突起穿越胶质瘢痕的问题和消除胶质瘢痕区域的抑制性问题，使神经元突起能向着特定方向、特定目标生长。

（一）神经营养因子的应用

神经营养因子（neurotrophic factor，NTF）对神经退行性病变、神经系统损伤再生、神经系统急慢性病变及缺血性神经疾病等有一定疗效。NTFs 包括 BDNF、NT-3、胶质细胞源性神经营养因子（GDNF）、IGF 和碱性成纤维细胞生长因子（bFGF）等，它们沿轴突逆行运输到胞体，在不同程度上促进了神经突起的生长、神经元的存活和分化，较好地提供了再生神经生长所需要的微环境。

1. NTF 的作用　包括：①直接促进突起再生。NTF 通过受体介导，激活各种趋化分子，发挥神经趋化作用，引导和加快神经突起的生长。②加强炎症细胞趋化作用和促进再生神经的血管形成；③促进再生神经的生芽作用。④在周围神经中，促进施万细胞再生。通过调控施万细胞增殖和分化，促进施万细胞生长而支持神经损伤后的轴突再生。

2. NTF 的给予途径　NTF 给予的途径已由最初的局部灌流法发展到转基因技术：①离体靶细胞基因治疗，即向中枢内植入转染了 NTFs 基因的修饰细胞；②在体靶细胞基因治疗，即直接以 NTF 基因转染宿主原位组织细胞。

（二）阻断抑制因子，改善再生微环境

中枢神经系统损伤后形成的胶质瘢痕物和胶质细胞产生的轴突生长抑制蛋白分子如MAG、CSPGs 以及 Nogo 等阻碍了中枢神经系统的轴突再生。阻断这些轴突生长抑制因子，有利于改善神经再生微环境，促进神经再生。有研究显示，直接阻断 Nogo 能促进轴突再生，但不能消除髓磷脂中其他抑制因子的作用。而阻断对髓磷脂抑制因子有着高度亲和力和神经元特异性的 Nogo 受体，可同时阻断 MAG、Nogo、少突细胞髓磷脂糖蛋白（OMgp）等抑制因子，在胶质瘢痕形成前可显著促进轴突再生。

（三）细胞移植

细胞移植是将包括神经干细胞、嗅鞘细胞、施万细胞、多潜能基质细胞和周围神经等神经细胞导入宿主神经受损伤或病变部位的技术。

1. 施万细胞移植　施万细胞的存在是周围神经损伤后能够再生的根本原因。其自身分泌的多种神经营养因子如 NGF、BDNF、CNTF 等，有促进神经元胞体存活和神经元轴突再生的作用；也能分泌各种细胞黏附分子和细胞外基质，支持和促进轴突生长。实验证实，在脊髓损伤部位移植施万细胞可以促进轴突再生，同时还可使损伤后残端结构连接，使脱髓鞘改变的轴突重新髓鞘化，从而恢复电传导能力。

2. 嗅鞘细胞移植　**嗅鞘细胞**（olfactory ensheathing cells）是一种特殊类型的胶质细胞，具有施万细胞和星形胶质细胞的双重性质，可伴随嗅神经轴突由周围神经系统进入中枢神经系统。嗅觉上皮里的嗅感受神经元终生具有更新能力，且其轴突也可以再生长入中枢部位的嗅球,这是嗅鞘细胞作用的结果。此外,嗅鞘细胞还能分泌大量不同种类的神经营养和支持因子,并能通过周围-中枢神经移行区而到达中枢环境中。这些特点使其被成功地用于脊髓损伤修复。在脊髓损伤修复过程,嗅鞘细胞不仅可促进切断的轴突再生长穿过损伤区,还可形成髓鞘包裹再生及脱髓鞘轴突,从而促进运动功能的恢复。

3. 神经干细胞移植　神经干细胞(NSC)是一类具有分裂潜能和自我更新能力的母细胞,可通过不对等分裂方式产生神经组织的各类细胞,在一定条件下分化为神经元和神经胶质细胞。通过体外培养使 NSC 增殖到一定数量后,再移植到中枢神经受损伤或病变部位,通过中枢神经的微环境诱导使之分化为神经元。

NSC 移植的优点:①NSC 在脑中能根据周围微环境的诱导,分化成相应的细胞类型,其形态和功能与附近宿主细胞非常类似。NSC 可诱导成损伤部位已坏死或凋亡的神经细胞;可诱导成星形胶质细胞,重建损伤区域的微环境;可诱导成少突胶质细胞,促进再生轴突的髓鞘化。②NSC 具备血-脑屏障的特殊结构,使得淋巴细胞很难进入,因此不同个体之间,甚至不同物种之间的 NSCs 移植没有排斥反应。③NSC 作为载体细胞,可根据不同需要在体外导入特定的基因,用于治疗相应的神经系统损伤性或退行性疾病。根据 NSC 能够向病变神经系统部位趋行、聚集的生物学特性,目前在动物实验及临床应用中使用的干细胞移植途径主要包括局部注射移植、经脑室注射移植、经血液循环注射移植等。此外,**骨髓间充质干细胞**(bone mesenchymal stem cell,BMSC)是一种间充质干细胞来源于骨髓基质细胞,具有多向分化潜能,在特定条件下可分化成多种组织谱系的细胞,如脂肪细胞、成骨细胞、内皮细胞、肝细胞、神经细胞、心肌细胞等,加之取材方便、扩增迅速,无免疫原性、可自体移植等特点,在脊髓损伤等中枢神经修复和细胞治疗等方面得到广泛应用。

第三节　脑　老　化

衰老(aging)是人类生命过程的必然现象,脑是受衰老影响最大的器官系统之一。伴随机体衰老过程出现的脑萎缩、脑代谢降低、突触传递减少、活动能力低下、认知功能减退等现象称为**脑老化**(brain aging)。脑老化是一种正常生理过程,是大脑三大生理阶段(发育、成熟和老化)的最后阶段,是继正常生命过程中生长发育、成熟之后的必然衰老过程。

一、脑老化的生物学特征

随着年龄的增长,脑的结构、代谢和功能发生改变,其中认知衰退是脑老化的重要标志,已成为影响老年人健康的重要因素之一。

(一)脑老化的结构改变

老年大脑体积和重量都有减少。正常人脑重量从 30~40 岁开始降低,到 70 岁平均降低5%~10%,到 80 岁平均降低 16%~18%。功能状态良好的老人,脑的体积萎缩在 10%~15% 之间。脑回缩小、脑沟增宽和脑室扩大是脑灰质和脑白质萎缩的形态学表现。人类大脑皮质厚度随增龄脑老化呈选择性减少。老年人大脑皮质神经细胞平均约减少 20%~25%,小脑皮质减少 25%。目前也有人认为,正常脑老化中不存在神经元大量丢失,而是神经元数量呈局部性减少,如海马、黑质神经元减少,呈脑区特异性;神经元树突退化,树突棘减少,沿着残余树突分支出现串珠状肿胀。伴随着一些树突的进行性破坏,神经细胞内线粒体肿胀,数量减少,尼氏体消失,核糖体减少,微管溶解和突触结构破坏以及星形胶质细胞、小胶质细胞增生活化等。

（二）脑老化的代谢改变

1. 糖代谢 老年人胰岛素分泌减少,糖利用减低,血浆葡萄糖浓度的调节能力降低。脑组织主要依赖葡萄糖供应能量。在脑老化过程中出现由顶叶向颞叶发展的糖利用减低。葡萄糖利用减低与老年人线粒体基因突变率增加和氧化损伤有关。

2. 脂类代谢 老年人脑组织的磷脂、总胆固醇和中性脂肪明显减少,同时大脑脂质、脂肪酸的组成也发生改变,髓鞘中磷脂酰乙醇胺和多不饱和脂肪酸比例降低,单不饱和脂肪酸增多,这种改变可影响髓鞘和其他膜功能。脑老化时神经元产生 β-淀粉样蛋白增多,抑制胆碱能神经元摄取胆碱,导致神经元结构和功能障碍,学习记忆功能减退。

脑老化的重要特征为神经元内**脂褐素**(lipofuscin)的沉积。脂褐素是一种脂肪代谢产物,由不饱和脂肪过氧化物形成,它被溶酶体包裹并将其液化为空泡排出细胞外。以此方式将细胞内的脂肪代谢产物排出,维持神经细胞的健康。老化的过程中,脂褐素不能被及时清除,堆积在细胞质内,破坏了神经细胞的正常功能。

3. 蛋白质代谢 在增龄过程中,神经元普遍出现代谢降低。神经系统的合成代谢比分解代谢降低得更明显。蛋白质选择性合成减少,如葡萄糖代谢需要的某些酶减少。老年时蛋白质降解受损,容易形成各种包涵体。线粒体基因突变,影响蛋白质功能。

（三）脑老化的功能改变

1. 神经内分泌功能改变 神经内分泌改变主要表现在性别和生物节律上。女性绝经后外周血雌激素水平下降,主要原因是卵巢丧失功能,也与血中 GH 和 PRL 分泌减少有关。男性老年人血中睾酮下降,男女老年人的促性腺激素(LH、FSH)浓度均会增加,女性更为显著,特别是 FSH。神经内分泌激素都具有独特的昼夜节律分泌特征,昼夜节律取决于视交叉上核的功能。老化过程中视交叉上核退化,激素分泌节律发生改变,表现为分泌峰的振幅降低,而不是频率的改变,从而改变外周血中一些激素的浓度。

2. 神经系统功能改变

（1）感觉功能减退:老年人视力逐渐减退,晶状体调节聚焦能力降低,形成老视眼。晶状体中非水溶性蛋白随增龄而增加,发生白内障的可能性增加。老年人辨别颜色能力降低,在高音频区听力丧失明显,语言理解能力降低。味觉和嗅觉能力随增龄而下降,味觉功能下降与味蕾减少有关。老年人痛觉减退,空间敏感度减低。

（2）运动系统和自主神经系统功能减退:老年人运动系统老化,肌肉失去神经营养作用,肌肉体积减小,肌纤维萎缩。肌萎缩的重要原因是脊髓前角神经元的退化,使一些运动单位失去神经支配作用。开始时这种功能减低可被邻近正常的神经终末代偿再支配,但这种作用随增龄而减少,最终肌纤维失去神经支配成为无功能的运动单位,出现行动笨拙、反应迟钝的老年体态特征。老年人常出现交感神经系统功能紊乱,神经递质减少,使神经元和靶器官相互联系减弱,反射弧的反应效力降低。

（3）认知功能下降:一系列脑结构和功能的变化导致老年人信息加工速度、工作记忆、情节记忆、注意力和执行能力等认知功能下降。人脑的脑区之间通过相互联系和相互作用实现高级认知功能。伴随衰老,这种协调激活效应减弱,脑整合功能衰退,导致多项认知功能改变。采用 fMRI 测试**任务绩效**(task performance)时发现,年轻成年人内侧前额叶皮层、后扣带回和外侧顶叶皮层同时激活,而老年人仅有内侧前额叶皮层的激活。这说明在执行相同任务时,年轻个体可激活更多的独立脑区,且把这些脑区彼此整合和联系起来,而老年脑这种脑区之间的协调活动减弱。随着年龄的增长,无论在脑区的激活、自发活动还是功能连接上,老年人均表现出特定的老龄化效应。

神经元数量的变化可能不是增龄性认知障碍的主要原因,而神经元的某些结构性变化,如树突的数量减少、长度缩短、树突棘和轴突减少、节段性脱髓鞘和突触脱失以及密度（尤其是额、枕叶及脑海马 CA3 区）减低可能与认知功能下降有关；髓磷脂碱性蛋白水平降低、中长联络纤维损伤可能促发神经元连接和高级整合功能变化，是造成增龄性认知功能下降的主要原因。某些蛋白质如**淀粉样蛋白**（amyloid-β，Aβ）、磷酸化 Tau 蛋白等的过度集聚以及清除能力的下降也介导了老年认知下降的发生。

二、脑老化的机制

衰老是一种多因素、多器官参与的综合现象，脑老化造成神经元退变，功能减退，并产生具有不同特征的神经退行性疾病。脑老化的分子机制可能与下列因素有关。

（一）细胞信号传递功能改变

Ca^{2+} 与脑老化的关系引人注目。当神经细胞内 Ca^{2+} 浓度长期增加时，可引起细胞骨架破坏，神经元轴突退化，最后导致神经元死亡。细胞内 Ca^{2+} 浓度的增加可能受兴奋性氨基酸和生长因子的影响。Ca^{2+} 稳态的失调可改变突触传递的阈值，易化突触抑制，可能与衰老和记忆障碍密切相关。

氧化应激是增龄性功能下降的重要机制。脑老化伴有线粒体功能降低，**活性氧**（reactive oxygen species，ROS）、超氧阴离子、羟自由基等过量产生，造成 DNA 和其他大分子的损伤，导致神经退行性病变及细胞死亡；自由基可导致 DNA 基因突变，使 DNA 转录、复制异常，产生异种蛋白，引起细胞变性，影响各种酶的结构及使某些酶失活，并与蛋白质、核酸及脂质交联，破坏质膜结构，导致脑老化，并增加神经元对增龄性疾病的敏感性。

（二）递质和受体代谢改变

在脑老化过程中，神经元萎缩，神经递质合成、转运、释放及降解等发生改变，破坏了脑内环境的相对平衡。纹状体多巴胺能神经元数量减少，DA 含量逐渐降低，D_2 受体的基因表达随年龄增长而明显减少。当纹状体 DA 含量降低 80% 以上，可能会导致帕金森病。老年人运动皮层内谷氨酸含量较年轻人减少。顶叶皮层、基底神经节内谷氨酸含量下降，其 NMDA 和 AMPA 受体数量也减少。NE 在蓝斑核的含量随增龄而减少，前额叶的 NE 能神经元也减少。神经元摄取胆碱减少，胆碱乙酰转移酶活性降低，葡萄糖利用减少，胆碱能神经元功能减退，这与老年认知、学习和记忆、感觉和运动等功能减退有关。

（三）神经营养因子活性改变

神经营养因子如神经生长因子（NGF）、BDNF、NT-3、胰岛素样生长因子-1、胰岛素和雌激素等因子通过各自的受体发挥作用，调节生物学功能并决定细胞存亡。神经营养因子的活性降低可导致神经元功能下降或神经元退变，影响这些因子活性的原因与脑局部自由基氧化应激和机体长期、复杂的应激有关。

（四）自噬功能减退

自噬（autophagy）是一种高度保守的细胞内机制，通过隔离膜包裹细胞内老化、损伤或变性的异常蛋白和细胞器，形成自噬体，再通过与溶酶体结合成自噬溶酶体。它可将异常蛋白和细胞器降解，维持细胞内环境稳定。自噬可以通过促进细胞内受损蛋白质和细胞器降解来防止有害物质在细胞内沉积。自噬功能会随着年龄增长而衰退，因此，在脑老化进程中细胞内受损的细胞器和大分子物质不能及时清除，导致这些物质的沉积和细胞功能衰退。自噬是衰老过程决定性的调节因素，自噬功能增强则致寿命延长，自噬功能降低则致寿命缩短。

（五）神经炎症与免疫失调

中枢神经系统和免疫系统通过复杂的双向联系维持机体稳态。脑老化过程中这种固有免疫的保护作用和可能的有害作用之间的平衡能力明显减弱,使得老年脑处于低度慢性炎症状态,对疾病易感性增加,易患与年龄相关的疾病如自身免疫性疾病、癌症和神经变性病等。小胶质细胞是中枢神经系统内的固有免疫细胞。在静息状态下,小胶质细胞呈分枝状,突起不断伸缩以监视脑内微环境,维持中枢神经系统稳态。而当中枢神经系统遭受炎症或损伤时,小胶质细胞被激活,胞体增大,突起缩短增粗,形态由分枝状转变成阿米巴样,具有迁移、吞噬、抗原加工、抗原呈递以及分泌抗炎细胞因子或促炎细胞因子等作用,对神经元产生损伤或保护效应。

老化的小胶质细胞突起变短、变粗、扭曲,甚至断裂,数量减少,胞体变大,突起变短。此外,老化的小胶质细胞端粒变短,端粒酶活性降低,可能是造成其清除功能下降和基础增殖活性降低的原因。老年脑小胶质细胞常呈活化状态,导致细胞内炎症性细胞因子和氧化产物的产生,如 IL-6、IL-1β、TNF-α 和 ROS 等。小胶质细胞功能障碍导致细胞毒性 Aβ 集聚、蛋白酶体功能障碍和蛋白异常折叠,是导致神经元功能受损和神经变性病发生的潜在原因。

(六)神经干细胞衰老

成年神经发生是通过神经干细胞产生新的神经元整合到神经环路的过程。脑室下区(SVZ)和颗粒下区(SGZ)内终生有神经发生。然而,老年脑内神经干细胞增殖能力下降,产生新的神经元减少,这可能是年龄相关的认知障碍和神经可塑性下降的原因。研究发现,老年大鼠的神经干细胞/祖细胞总数下降 75% 或更多,SVZ 和 SGZ 的微环境也经历了衰老相关的结构重构,如侧脑室变得狭窄或 SVZ 与侧脑室非生发区合并。

三、延缓脑老化

虽然脑老化是一个自然生理过程,但是不良的生活方式,如饮食不当、抽烟、酗酒等会加速脑老化和脑老化相关疾病的发生。**阿尔茨海默病**(Alzheimer's disease,AD)是最常见的与脑老化相关、进行性认知功能衰退的神经退行性病。有资料显示,85 岁以上的老年人本病的发病率高达 50%,且随着人口平均寿命的持续增长,其发病率也会继续攀升,将造成家庭和社会的沉重负担。随着对脑老化发生机制的认识的逐步深入,人们开展了许多针对脑老化发生过程的干预,期望能延缓脑老化。

(一)热量限制

热量限制(caloric restriction,CR)是已知延缓脑衰老的最有效方法。热量限制是指在提供生物体充分的营养成分,确保生物体不发生营养不良的情况下,通过减少食物中脂肪或糖类的摄入而减少食物总热量,即将每日摄入热量减少所需的 20%~40%。有研究发现,热量限制可阻止小鼠脑内多种增龄性基因的表达,减轻恒河猴增龄性脑萎缩。热量限制还可减少脑内 Aβ 沉积,改善增龄性学习和记忆障碍,从而增强机体耐受 AD 病变的能力。

热量限制延缓脑老化的分子机制复杂。热量限制可能与降低能量代谢率、减少氧化应激和抑制炎症反应等有关。热量限制可通过调控参与能量代谢的相关基因转录,降低能量代谢率,维持组织和细胞的完整性,避免老化相关的组织学改变。热量限制抑制线粒体中 ROS 的产生,提高机体的抗氧化能力,提高胰岛素敏感性。这些作用可能和 NAD$^+$ 依赖性组蛋白去乙酰酶 SIRT1 有关。适度的热量限制可使 SIRT1 活性增高,动员白色脂肪为组织所利用,促进肝糖原合成,减少糖异生,增加胰岛 β 细胞分泌胰岛素。热量限制还通过抑制炎症相关因子如 NF-κB、IL-1β、IL-6、TNF-α、COX-2、iNOS 等的表达,起到抗老年脑炎症反应的作用。

(二)抗氧化与清除自由基

抗氧化和清除自由基物质如维生素 E、辅酶 Q 等也被用于减缓脑老化发生的进程。褪黑素是由松果体分泌的激素,具有较强的清除自由基和抑制脂质过氧化反应等作用,它的抗衰老作用日益受到重视。从神经内分泌功能退化角度考虑,适当地应用激素替代,如补充雌激素、睾酮等,可延缓脑老化发生。

（三）健康的生活方式

健康的生活方式对老年认知有重要影响。运动对老龄脑具有神经保护作用,能增加衰老大脑容积,促进神经发生,增强突触可塑性,促进血管再生,增加脑血流量,调控神经营养因子,从而延缓衰老引起的学习记忆能力减退,调节情绪,改善认知功能。

（四）中医药的调理作用

中医理论认为,脑老化的基本病机是髓减脑消,神机失用。其证候特征是本虚标实,即精亏髓减,气血不足为本,痰凝血瘀为标。补肾填精、益气活血、化痰开窍类中药和针灸对延缓脑老化有一定的疗效。其机制可能与抗氧化损伤、抑制细胞凋亡、调整神经递质含量和促进神经发生等因素有关。

随着对脑老化机制研究的逐渐深入,越来越多的手段将用于延缓衰老,有助于提高人类生存质量,也对预防和治疗脑老化相关疾病有重要意义。

思政元素

关爱老人从脑健康开始

关爱老人既是中华民族的传统美德,也是人类进步科学发展的前提。关爱老人,从关注老年人脑健康开始。随着年龄的增长,大脑的衰老与萎缩是自然的生理现象。然而,阿尔茨海默病、脑卒中、帕金森病……,这些老年脑疾病给患者带来身心双重痛苦,甚至威胁到其生命,同时给家庭和社会带来沉重的负担。

重视脑老化及相关脑病的发生,早期评估与干预至关重要。作为医学专业人士可运用自己的专业知识在社区、家庭为老年人长期开展专业脑健康服务,包括脑健康知识科普、大脑训练培训、脑健康风险自测、开设健康沙龙等形式,融合宣教、筛查、预防、干预、照护等模式,希望每位老人都能享受高质量晚年生活。让我们一起关注老年人的脑健康,不再让脑疾病成为美好生活的终点。

（徐　颖）

复习思考题

1. 中枢神经损伤后轴突不能再生的原因及促进再生的策略。
2. 判断脑老化的生物学依据和分子机制。

◇◇◇ 主要参考书目 ◇◇◇

1. 赵铁建. 神经生理学［M］. 北京：人民卫生出版社,2018.
2. 罗自强. 生理学［M］. 10 版. 北京：人民卫生出版社,2024.
3. 韩济生. 神经科学［M］. 3 版. 北京：北京大学医学出版社,2009.
4. 杨雄里. 神经生物学［M］. 5 版. 北京：科学出版社,2014.
5. 寿天德. 神经生物学［M］. 4 版. 北京：高等教育出版社,2022.
6. 于龙川. 神经生物学［M］. 2 版. 北京：北京大学出版社,2022.

复习思考题
答案要点

模拟试卷